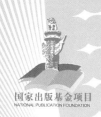

国家出版基金项目
NATIONAL PUBLICATION FOUNDATION

中药材外源污染物研究及标准制定丛书

中药材
二氧化硫研究及国际标准制定

主编／郭兰萍　黄璐琦　康传志

U0308098

全国百佳图书出版单位
中国中医药出版社
·北 京·

图书在版编目（CIP）数据

中药材二氧化硫研究及国际标准制定 / 郭兰萍，
黄璐琦，康传志主编 . —北京：中国中医药出版社，
2023.9

（中药材外源污染物研究及标准制定丛书）

ISBN 978-7-5132-7586-6

Ⅰ . ①中… Ⅱ . ①郭… ②黄… ③康… Ⅲ . ①中药材
—二氧化硫—国际标准—制定 Ⅳ . ① R284.1

中国版本图书馆 CIP 数据核字（2022）第 072610 号

中国中医药出版社出版

北京经济技术开发区科创十三街 31 号院二区 8 号楼
邮政编码 100176
传真 010-64405721
山东临沂新华印刷物流集团有限责任公司印刷
各地新华书店经销

开本 787×1092 1/16 印张 26 彩插 0.5 字数 429 千字
2023 年 9 月第 1 版 2023 年 9 月第 1 次印刷
书号 ISBN 978-7-5132-7586-6

定价 168.00 元
网址 www.cptcm.com

服 务 热 线 010-64405510
购 书 热 线 010-89535836
维 权 打 假 010-64405753

微信服务号 zgzyycbs
微商城网址 https://kdt.im/LIdUGr
官 方 微 博 http://e.weibo.com/cptcm
天猫旗舰店网址 https://zgzyycbs.tmall.com

丛书编委会

主　　编　郭兰萍　黄璐琦　杨　野

副 主 编　康传志　杨　健　王　晓　李　璇　康利平

　　　　　吕朝耕　张文晋　邓爱平

编　　委（按姓氏笔画排序）

丁　刚	万修福	马兆成	马宏亮	王　升	王　晓
王　凌	王　娟	王红阳	王铁霖	邓爱平	付海燕
白瑞斌	吕朝耕	朱志国	刘　伟	刘大会	刘汉伟
闫滨滨	李　璇	李　霞	杨　光	杨　健	杨　野
吴卫刚	何雅莉	张　燕	张小波	张文晋	陈亨业
周　利	周　洁	周　涛	周骏辉	赵　丹	郝庆秀
胡　玲	袁庆军	党　玥	高文远	郭　亮	郭兰萍
黄绍军	黄璐琦	崔秀明	康传志	康利平	蒋靖怡
韩邦兴	詹志来	熊　丰			

《中药材二氧化硫研究及国际标准制定》

编 委 会

主　编　郭兰萍　黄璐琦　康传志

副主编　高文远　杨　野　詹志来　杨　健　王　晓　邓爱平

编　委（按姓氏笔画排序）

丁　刚	万修福	马兆成	马宏亮	王　升	王　晓
王　凌	王　娟	王红阳	王铁霖	邓爱平	付海燕
白瑞斌	吕朝耕	朱志国	刘　伟	刘大会	刘汉伟
闫滨滨	李　璇	李　霞	杨　光	杨　健	杨　野
吴卫刚	何雅莉	张　燕	张小波	张文晋	陈亨业
周　利	周　洁	周　涛	周骏辉	赵　丹	郝庆秀
胡　玲	袁庆军	党　玥	高文远	郭　亮	郭兰萍
黄绍军	黄璐琦	崔秀明	康传志	康利平	蒋靖怡
韩邦兴	詹志来	熊　丰			

总　前　言

　　质量和安全是中药产业可持续发展的核心，因此，中药材重金属、农药残留和二氧化硫等外源化学污染物可能引起的安全隐患一直受到各界的高度重视。构建中药外源污染物监测、阻断及消减技术体系，建立科学的安全限量标准是从源头上解决中药质量安全问题的关键。

　　《中药材外源污染物研究及标准制定丛书》分为3本，分别为《中药材重金属研究及国际标准制定》《中药材农药残留研究及国际标准制定》和《中药材二氧化硫研究及国际标准制定》。本丛书以中药材和饮片为核心，分别介绍中药材生产中重金属含量现状，中药材对重金属胁迫的应对机制及阻断策略，中药重金属安全风险评估及ISO标准研制，基于产地加工的重金属消减技术体系与应用；中药材种植过程中农药使用现状，农药残留现状及ISO标准研制，基于农艺措施和生态种植的农药阻断技术体系和应用；中药材硫黄熏蒸的背景和使用现状，中药材二氧化硫监测和安全评估，中药材二氧化硫ISO标准研制，基于产地加工的二氧化硫阻断技术体系与应用等。

　　本丛书对我国当前中药材外源化学污染物的研究现状进行了系统的梳理，介绍了最新的研究方法和进展，为中药材农药残留、重金属和二氧化硫的科学研究提供了新思路和新方法，具有较高的参考价值。丛书不仅适合从事中药资源学、中药学、药用植物学等相关专业的科技工作者阅读，也可作为医药院校相关专业的师生及从事中药材农药残留、重金属和二氧化硫相关研究科研人员的参考书。

丛书编委会

2022年8月

前　言

二氧化硫是国内外允许使用的一种食品添加剂，通常情况下该物质以焦亚硫酸钾、焦亚硫酸钠、亚硫酸钠等亚硫酸盐的形式添加于食品中，发挥防腐、漂白和抗氧化作用。二氧化硫作为抗氧化剂，最早应用于制酒行业。在中医药领域，硫黄熏蒸加工方法作为传统的中药材养护方法，最早记载于《温县志》，具有快速干燥、漂白、防霉、防虫和延长贮藏期等作用。该方法最初只用于少数富含淀粉的不易干燥的中药材，但由于其能使药材色泽美观，延长贮藏期，提高药材含水量以获得更大利益，故该方法在中药材初加工和仓储等环节被广泛应用。

从硫黄熏蒸中药材中获益的同时，其危害性也被不断报道。过度熏硫产生的大量二氧化硫会影响药材质量，改变药材化学成分和药效，甚至危害人体健康。针对硫黄熏蒸及二氧化硫残留带来的质量安全问题，我国禁止以外观漂白为目的的硫黄熏蒸，允许以干燥、防虫、防霉为目的使用硫黄熏蒸中药材及饮片，但需要在规定的二氧化硫限量标准范围内。即便如此，中药材硫黄熏蒸问题依然严峻。

针对中药材二氧化硫残留超标问题，国内外虽然制定了二氧化硫限量标准，但各国标准不一致。空气中含有二氧化硫，植物本身也含有硫，甚至一些中药材本身就有含硫化合物，这就会导致某些中药材即使不经硫熏，也会出现二氧化硫超标的情况。故当前中药材二氧化硫限量标准的合理性还需进一步验证。据此，由郭兰萍研究团队牵头开展了中药材二氧化硫ISO标准的研究工作，通过大量的前期调研和实验数据分析，于2021年制定并发布了中药材二氧化硫

ISO 国际标准《ISO 22590:2020 TCM–*Determination of Sulfur Dioxide in natural products by titration*》。

本书共分为八章，首先概述了二氧化硫的性质、用途和相关检测方法，然后从中药材硫黄熏蒸的发展历史和使用现状、硫黄熏蒸对中药材质量和安全的影响等方面进行了较为系统和全面的阐述；并通过研究实例详细介绍了硫黄熏蒸对天麻、牛膝、牡丹皮、山药和浙贝母等5种中药材质量和安全的影响；最后基于大量研究数据和中药用药特点，介绍了中药材二氧化硫国际标准的制定过程。全书理论研究与实例分析有机结合，希望能够为从事中药材二氧化硫相关研究的广大师生和科研工作者提供有益的参考。

本书是一系列相关研究项目成果的总结，相关研究得到了国家自然科学基金重大项目（81891014）、国家自然科学基金青年项目（82104389）、中国中医科学院科技创新工程（CI2021A03905）、国家中医药管理局中医药创新团队及人才支持计划项目（ZYYCXTD-D-202005）、财政部和农业农村部国家现代农业产业技术体系（CARS-21）、中央本级重大增减支项目（2060302）的支持。

本书编委会

2023年5月

内容简介

　　本书是一部介绍中药材中二氧化硫问题的学术著作，旨在为中药材硫黄熏蒸和二氧化硫相关研究提供参考。本书从二氧化硫的应用和检测、硫黄熏蒸的背景和使用现状、硫黄熏蒸中药材质量和安全、中药材二氧化硫国际标准制定等方面进行了较为系统、全面的探讨，并通过对天麻、牛膝、牡丹皮、山药和浙贝母等5种中药材硫黄熏蒸情况进行研究，为中药材含二氧化硫情况的科学研究提供新思路和新方法。

　　本书不仅适合从事中药资源学、中药学、生药学方面相关专业的科技工作者阅读，也可作为医药院校相关专业的师生以及从事中药材二氧化硫相关研究的科研人员的参考书。

目 录

第一章 二氧化硫的概述

一、二氧化硫的理化性质..01

（一）二氧化硫的物理性质..01

（二）二氧化硫的化学性质..02

二、二氧化硫的应用..03

（一）二氧化硫作为漂白剂..04

（二）二氧化硫作为防腐剂..04

（三）二氧化硫作为抗氧化剂..05

三、二氧化硫的检测方法..05

（一）滴定法..05

（二）比色法..09

（三）色谱法..11

（四）荧光法..13

（五）其他检测方法..15

第二章 中药材硫黄熏蒸的发展历史和使用现状

一、中药材硫黄熏蒸历史..17

（一）中药材硫黄熏蒸史..17

（二）中药材硫黄熏蒸的目的、方法及使用原理................24

二、中药材硫黄熏蒸应用现状与二氧化硫残留情况................26

（一）中药材硫黄熏蒸应用现状......................................26

（二）中药材中二氧化硫残留情况 27

第三章　硫黄熏蒸对中药材质量和安全的影响

一、硫黄熏蒸对中药材化学成分的影响 30
　　（一）硫黄熏蒸对中药材中有机物的影响 30
　　（二）硫黄熏蒸对中药材中无机元素的影响 43
　　（三）硫黄熏蒸对中药材中酶活性的影响 44
二、硫黄熏蒸对中药材药理和毒理作用的影响 45
　　（一）硫黄熏蒸对中药材药理作用的影响 45
　　（二）硫黄熏蒸对中药材毒理作用的影响 47

第四章　硫黄熏蒸对天麻药材质量的影响

一、天麻研究概述 49
　　（一）本草考证及资源现状 49
　　（二）采收及产地加工现状 50
二、基于代谢组学的天麻硫熏标志物的鉴定 52
　　（一）基于UPLC–Q–TOF–MS/MS的天麻硫熏前后差异成分分析 52
　　（二）天麻硫黄熏蒸标志物p–HS的合成与制备 62
　　（三）天麻硫黄熏蒸标志物p–HS的定量分析及稳定性考察 65
三、硫黄熏蒸工艺对天麻药材质量的影响 73
　　（一）天麻药材有效化学成分检测方法的建立 73
　　（二）硫黄熏蒸和霉变对天麻药材质量的影响 78
　　（三）硫黄用量和硫熏时间对天麻药材质量的影响 81
　　（四）贮藏时间对硫黄熏蒸天麻药材质量的影响 88
　　（五）煎煮处理对硫熏天麻药材质量的影响 93
四、硫黄熏蒸天麻药材的细胞毒性评价 96
　　（一）天麻硫黄熏蒸标志物p–HS的细胞毒性评价 96
　　（二）基于最佳硫黄熏蒸工艺的天麻水提物的细胞毒性评价 98

第五章　硫黄熏蒸对牛膝药材质量的影响

一、牛膝研究概述 101

　　（一）本草考证及资源现状 101

　　（二）采收及产地加工现状 102

二、基于代谢组学的牛膝硫熏标志物的鉴定 103

　　（一）牛膝硫黄熏蒸前后化学成分差异分析 103

　　（二）牛膝药材硫熏标志物的定量分析 113

三、硫黄熏蒸工艺对牛膝药材质量的影响 113

　　（一）牛膝药材化学成分检测方法的建立 113

　　（二）硫黄用量和硫熏时间对牛膝药材质量的影响 118

四、基于最佳硫熏工艺的牛膝提取物的细胞毒性评价 125

　　（一）牛膝提取物细胞活力评价 125

　　（二）牛膝提取物细胞毒性评价 126

第六章　硫黄熏蒸对牡丹皮药材质量的影响

一、牡丹皮研究概述 128

　　（一）本草考证及资源现状 128

　　（二）产地加工变化 131

　　（三）市场硫熏现状 132

二、硫熏对牡丹皮药材化学成分影响研究 132

　　（一）基于UPLC-Q-TOF-MS的牡丹皮化学成分分析 132

　　（二）基于UPLC-Q-TRAP-MS-MS的牡丹皮化学成分定量分析 155

　　（三）硫熏对牡丹皮药材质量影响综合评价 159

第七章　硫黄熏蒸等干燥方法对山药粉及其淀粉质量的影响

一、山药研究概述 161

　　（一）本草考证及资源现状 161

（二）采收及产地加工现状 162

二、硫黄熏蒸等干燥方法对山药粉性质的影响 163

（一）硫黄熏蒸等干燥方法下干燥的山药 163

（二）硫黄熏蒸等干燥方法对山药粉不同性质的影响 164

三、硫黄熏蒸等干燥方法对山药淀粉性质的影响 173

（一）硫黄熏蒸等干燥方法干燥山药样品的制备及淀粉的提取 173

（二）硫黄熏蒸等干燥方法对山药淀粉不同性质的影响 174

第八章　硫黄熏蒸等干燥方法对浙贝母粉质量的影响

一、浙贝母研究概述 182

（一）本草考证及资源现状 182

（二）采收及产地加工现状 183

二、硫黄熏蒸等干燥方法干燥的浙贝母 184

三、硫黄熏蒸等干燥方法对浙贝母粉指标成分和性质的影响 184

（一）不同干燥方法对浙贝母粉指标成分含量的影响 184

（二）不同干燥方法对浙贝母粉性质的影响 186

第九章　中药材无硫加工替代技术研究

一、中药材常用无硫加工替代技术 195

二、天麻无硫产地加工替代技术研究 198

（一）不同干燥工艺对天麻药效成分、营养成分与抗营养因子的影响 198

（二）昭通乌天麻的变温干燥工艺研究 199

（二）蒸制断生后真空冷冻干燥对天麻质量影响研究 206

（三）鲜天麻保存工艺研究 211

三、脱硫处理对熏硫牡丹皮化学成分的影响 222

（一）脱硫前后牡丹皮化学成分分析 222

（二）熏硫与脱硫样品中 SO_2 残留量变化 224

（三）SO_2 残留量与次生代谢产物相关性分析 224

第十章　中药材二氧化硫 ISO 标准的制定

一、中药材风险评估概述 226

（一）风险分析相关概念 226

（二）风险评估的组成及方法 227

（三）中药材二氧化硫风险评估模型 231

二、中药材二氧化硫 ISO 标准的制定 231

（一）中药材二氧化硫 ISO 标准的研究背景 231

（二）中药材中二氧化硫 ISO 标准的制定 237

（三）制定中药材中二氧化硫 ISO 标准的意义 245

参考文献 246

附录 1　CXS 192–1995 食品添加剂通用法典标准（2019 版）中二氧化硫的

限量值 257

附录 2　国内现行二氧化硫相关标准 261

第一章
二氧化硫的概述

一、二氧化硫的理化性质

（一）二氧化硫的物理性质

二氧化硫（SO_2）的自然来源是硫化物的氧化及火山爆发，在自然环境中微量存在于大气中。然而，目前人为活动（主要是大量化石燃料的使用）向大气排放的SO_2已超过自然来源。SO_2主要用作制造硫酸和亚硫酸盐等，还大量用于制造合成洗涤剂、食物和果品的防腐剂及住所和用品的消毒剂。

SO_2在室温下为无色有刺激性气味的气体，中等毒性，不自燃也不助燃。沸点 $-10.01\,℃$，熔点 $-75.5\,℃$。当温度低于 $-10\,℃$ 时，SO_2 即液化为无色液体。SO_2 不仅易溶于水，更易溶于有机溶剂。

1. SO_2在水中的分子形态与性质

SO_2易溶于水，若在 $20\,℃$、气压 $101.325kPa$ 时，$1L$ 水能溶解约 $39L\,SO_2$，如果按质量百分浓度计，在 $20\,℃$ 下，$100g$ 水中可以溶解 $11.28g\,SO_2$，即 11.28%（表1-1）。

表1-1　SO_2在水中的溶解度（$101.325kPa$时）

温度（℃）	V（L）	g（SO_2）/100g（水）
0	79.789	22.83
5	67.485	19.31
10	56.647	16.21
20	39.374	11.28

温度（℃）	V（L）	g（SO_2）/100g（水）
25	32.786	9.41
32	18 766	5.41

虽然人们习惯地认为SO_2溶于水以后生成亚硫酸，但SO_2水溶液并不是亚硫酸，而且从来也没能够分离出纯亚硫酸。Falk和Giguere（1958年）应用激光拉曼光谱技术对SO_2在水中的化学形态进行研究，发现SO_2虽然非常易溶于水，但在水溶液中仍然是以其未变的分子形态即SO_2或$SO_2 \cdot n H_2O$存在，他们在SO_2水溶液中从来没有发现过亚硫酸根离子（SO_3^{2-}），只发现存在极少量的HSO_3^-。

2. SO_2在有机溶剂中的溶解度及分子形态

SO_2易溶于正辛醇等有机溶剂，且SO_2在有机溶剂中的溶解度比在水中更大（表1-2）。SO_2易溶于有机相（脂相），且是一种物理性溶解，SO_2并未与正辛醇发生化学反应生成新的化合物，而仍以一种可以被惰性气体吹出的自由分子状态存在。这使它易于以简单扩散的方式透过生物膜，从而很容易在细胞和细胞间的膜系统或脂相系统迅速弥散到靶细胞或靶部位，发挥其信号分子的作用及其他生物学功能。此外，SO_2也能溶于甲醇、乙醇、丙酮、苯、四氯化碳等有机溶剂。

表1-2　SO_2在水和有机溶剂中的溶解度

溶剂	25℃（g/L）	37℃（g/L）
水	111.25 ± 1.12	85.08 ± 1.23
正辛醇	119.23 ± 4.02	88.70 ± 1.33

（二）二氧化硫的化学性质

1. SO_2与水的反应

SO_2与H_2O生成亚硫酸的反应极不稳定，在SO_2水溶液中，SO_2被水分子所缔合，化学反应方程式如下：

$$SO_2（气体）\longrightarrow SO_2（aq）或 SO_2 \cdot n H_2O$$

SO_2水溶液中大部分为$SO_2 \cdot n H_2O$，SO_3^{2-}浓度极小。SO_2溶液是一种中强酸，即使存在极少的亚硫酸分子，也不稳定，易发生分解，生成SO_2。

水溶液中的$SO_2 \cdot nH_2O$存在如下平衡。从平衡反应式也可以看到，其溶液酸度越大（如加酸），平衡越向左移，溶液中SO_2就越多；相反，其溶液碱度越高（如加碱），平衡越向右移，生成亚硫酸氢盐或亚硫酸盐越多。

$$SO_2（气体）+ nH_2O（液体）\rightleftharpoons SO_2 \cdot nH_2O$$

$$SO_2 \cdot nH_2O \rightleftharpoons H^+（aq）+ HSO_3^-（aq）\quad K_{a_1}=1.3 \times 10^{-2}$$

$$HSO_3^-（aq）\rightleftharpoons 2H^+（aq）+ SO_3^{2-}（aq）\quad K_{a_2}=5.6 \times 10^{-8}$$

2. SO_2与碱性物质的反应

SO_2是一种酸性氧化物，故容易与碱性溶液中的氨、碱、金属等碱性物质发生反应生成亚硫酸盐和亚硫酸氢盐，在高温和高浓度下可以生成焦亚硫酸盐。

SO_2与$NaOH（aq）$的反应比与水的反应更快，化学反应方程式如下：

$$NaOH（aq）+ SO_2（气体）\longrightarrow NaHSO_3（aq）$$

$$SO_2（气体）+ H_2O + NH_3（aq）\longrightarrow NH_4HSO_3（aq）$$

$$NaOH（aq）+ SO_2（气体）\xrightarrow{高温} Na_2S_2O_5（焦亚硫酸钠）$$

3. SO_2的氧化还原反应

SO_2具有还原性，易被氧化。在一般情况下，SO_2与空气混合不燃烧也不爆炸，但在高温或催化剂存在的情况下，SO_2能与空气中的氧反应生成三氧化硫（SO_3）。此外，空气和生物体内的SO_2也可在亚铁、锰等金属离子和自由基的催化下氧化形成SO_3。SO_3化学性质活泼，比SO_2的毒性更大且易溶于水而生成硫酸。

二、二氧化硫的应用

二氧化硫广泛地用于食品加工领域，是国内外食品加工工业中允许使用的食品添加剂，在生产中起到漂白、防腐、脱色和抗氧化的作用，常来源于亚硫酸钠、亚硫酸氢钠、低亚硫酸钠和焦亚硫酸钠盐等硫黄熏制过程，主要应用于干制蔬菜、腌渍蔬菜、蔬菜罐头、干制食用菌等加工食品中。

在古罗马时代，人们就已经开始将亚硫酸盐类物质用于食品加工。在食品加工过程中，利用二氧化硫、亚硫酸盐类的还原性，硫酸盐、焦亚硫酸盐可以抑制酚氧化酶活性，从而抑制食品加工过程中的酶促褐变，在马铃薯、红薯等加工中作用显著。而对发生在乳制品、发酵酿造制品、淀粉糖浆等食品中的非酶促褐变，由于亚硫酸盐可以与糖中的羰基结合，中断羰氨反应，从而抑制由羰氨反应造成的非酶促褐变。同时，二氧化硫还可以作为防腐剂，抑制部分霉菌和细菌的生长。在蘑菇、香菇、笋干等干制食品加工时利用二氧化硫气体熏蒸，可抑制原料中氧化酶的活性，使制品色泽明亮美观。下面主要介绍二氧化硫作为漂白剂、防腐剂和抗氧化剂的应用情况。

（一）二氧化硫作为漂白剂

漂白剂是破坏、抑制食品发色的因素，使其退色或使食品免于褐变，分氧化漂白及还原漂白两类。氧化漂白剂是通过其本身强烈的氧化作用使着色物质被氧化破坏，从而达到漂白的目的；还原性漂白剂能使着色物质还原而起漂白作用。生活中使用的还原漂白剂，大多属于亚硫酸及其盐类化合物。还原漂白剂只有当其存在于食品中时方能发挥作用，一旦消失，则食品可因空气中氧的存在被氧化而再次显色。

二氧化硫的还原作用可使果蔬退色（对花色素苷作用明显，类胡萝卜素次之，而叶绿素则几乎不退色）。我国从古至今所用"硫熏"漂白，亦是利用硫黄所产生的二氧化硫的漂白作用。经二氧化硫漂白的物质可因二氧化硫的消失而变色，所以通常只有食品中残留一定量的二氧化硫，才能保持其漂白功效。但过高的二氧化硫残留会使制品带有二氧化硫气味，对所添加的香料、色素等均有不良影响，并对人体有害，故使用时必须严格控制其残留量。

（二）二氧化硫作为防腐剂

由于食品长期贮存、长途运输及密封包装的需要，食品防腐已成为食品工业发展中的重要问题。防腐剂的使用，不仅可以延长食品的贮存期和货架期，而且还可以防止食品产生有毒微生物，因而对食品工业的发展发挥了巨大作用。防腐剂按来源和性质可分为两类：有机化学防腐剂和无机化学防腐剂。

二氧化硫是无机化学防腐剂中很重要的一位成员，其还原作用可阻断微生物的正常生理氧化过程，抑制微生物繁殖，从而起到防腐作用。二氧化硫作为防腐剂应用广泛，例如在葡萄的防腐保藏中有两种用法：

二氧化硫药包贮藏。在葡萄果箱内放入亚硫酸氢钠和吸湿硅胶混合粉剂，亚硫酸氢钠的用量为果穗重量的0.3%，硅胶为0.6%。二者在应用时混合分装成5包，按对角线法放在箱内的果穗上，利用其吸湿反应时生成的二氧化硫保鲜贮藏。一般每20～30天换1次药包，在0℃的条件下葡萄可贮藏到春节以后。

二氧化硫熏蒸防腐。用它对窖内进行熏蒸，对贮藏期引起腐烂的灰霉病菌有较好的抑制效果。一入窖后随即用$4g/m^3$二氧化硫，燃烧熏蒸30～60分钟。以后每隔10天熏1次，气温0～11℃时，每隔1个月熏1次即可。要注意的是在温度过高时，二氧化硫释放速度太快，容易产生中毒现象和漂白作用，在果面上形成白色斑块，影响果品外观。因此有条件时尽量采用第一种方法较为安全可靠。

（三）二氧化硫作为抗氧化剂

抗氧化剂的抗氧化能力，实质是指其捕捉自由基或抑制自由基产生的能力。抗氧化剂可以从天然蔬菜或水果中获取，也可由化学合成。亚硫酸盐与酸反应产生二氧化硫，后者遇水形成亚硫酸。亚硫酸是较强的还原剂，可消耗果蔬组织中的氧，破坏其氧化酶系统，故有抗氧化作用。

二氧化硫由于其自身的特性，在食品生产中可作为漂白剂、防腐剂、抗氧化剂，发挥多种作用，可使果干、果脯等具有好看的外观，所以有人称它为化妆品性的添加剂。二氧化硫在发挥"化妆性"作用的同时，对保持食品的营养价值和质量也是很有必要的，是食品生产中是不可或缺的添加剂。

三、二氧化硫的检测方法

（一）滴定法

利用滴定法检测二氧化硫常见的有直接滴定碘量法、蒸馏－碘量法和蒸馏－酸碱滴定法。直接滴定碘量法是利用氧化还原反应检测游离态亚硫酸盐及亚硫酸盐总量；蒸馏－碘量法是蒸馏后吸收氧化还原反应检测亚硫酸盐总量；蒸馏－酸碱滴定法的原理是蒸馏后进行酸碱滴定，检测亚硫酸盐总量。

1. 直接滴定碘量法

碘量法是一种氧化还原滴定法，以碘作为氧化剂，或以碘化物（如碘化钾）作为还原剂进行滴定的方法。极微量的碘与多羟基化合物淀粉相遇，也能立即形成深蓝色的配合物，这一性质在碘量法中得到应用。直接碘量法是用碘滴定液直接滴定还原性物质的方法。直接滴定碘量法操作简便、快速，特别适用于测定葡萄酒中的亚硫酸盐。而脱水大蒜、姜制品等含有较多挥发性芳香物质的样品，滴定终点的颜色不稳定，易退色，不能保持30秒不消失，因此终点难以判定。

（1）原理：在滴定过程中，I_2被还原为I^-：

$$I_2 + 2e \rightleftharpoons 2I^-$$

（2）滴定条件：弱酸（HAc，pH=5）弱碱（Na_2CO_3，pH=8）溶液中进行；如果溶液pH>9，可发生副反应使测定结果不准确。

强酸中：$4I^- + O_2（空气中）+ 4H^+ \rightleftharpoons 2I_2 + H_2O$

强碱中：$3I_2 + 6OH^- \rightleftharpoons IO_3^- + 5I^- + 3H_2O$

（3）指示剂：①淀粉，淀粉遇碘显蓝色，反应极为灵敏。化学计量点稍后，溶液中有过量的碘，碘与淀粉结合显蓝色而指示终点到达。②碘自身的颜色指示终点，化学计量点后，溶液中稍过量的碘显黄色而指示终点。

（4）可滴定物：I_2是较弱的氧化剂，可滴定S^{2-}、$S_2O_3^{2-}$、SO_3^{2-}、As_2O_3、Vc等。

（5）操作方法：移取50mL碘标准溶液，置于碘量瓶中。称取约2.0g试样，精确至0.0002g，加入碘量瓶中，加塞、水封，在暗处放置5分钟。用硫代硫酸钠标准滴定溶液，近终点时，加入2mL可溶性淀粉溶液，继续滴定至溶液蓝色消失为终点。同时进行空白试验。空白试验除不加试样外，其他操作及加入试剂的种类和量（标准滴定溶液除外）与测定试样相同。计算二氧化硫（SO_2）含量的质量分数W_2，按式1-1计算：

$$W_2 = \frac{(V_1 - V_2) \times c \times M}{m_1 \times 1000} \times 100\% \cdots\cdots\cdots\cdots\cdots 式1-1$$

式1-1中，V_1为空白试验所消耗的硫代硫酸钠标准滴定溶液的体积，单位为mL；V_2为滴定试验溶液所消耗的硫代硫酸钠标准滴定溶液的体积，单位为mL；c为硫代硫酸钠标准滴定溶液的浓度，单位为mol/L；M为二氧化硫的摩尔质量，单位为g/mol［M（$1/2SO_2$）=32.03］；m_1为试样的质量，单位为g；换算因子为1000。

试验结果以平行测定结果的算术平均值为准。在重复性条件下获得的两次独立测定结果的绝对差值不大于0.2%（GB 1886.213—2016）。

2. 蒸馏–碘量法

蒸馏–碘量法是对试样进行酸化并加以蒸馏，用乙酸铅溶液吸收释放出的二氧化硫，经浓盐酸酸化后，再用碘标准溶液滴定。日常工作中发现该方法适合所有食品中二氧化硫残留量的测定，特别适合有色物质中二氧硫残留量的测定。主要用于果脯、干菜、米粉类、粉条、砂糖、食用菌和葡萄酒等食品中总二氧化硫的测定。蒸馏－碘量法需要的时间较长，一般蒸馏一份样品需1个多小时，不适合大批量样品检测。

（1）原理：氧化还原反应，在滴定过程中，I_2被还原为I^-。

$$I^2+2e \rightleftharpoons 2I^-$$

（2）操作方法

①样品蒸馏：称取5g均匀样品（精确至0.001g，取样量可视含量高低而定），液体样品可直接吸取5.00～10.00mL样品，置于蒸馏烧瓶中。加入250mL水，装上冷凝装置，冷凝管下端插入预先备有25mL乙酸铅吸收液的碘量瓶的液面下，然后在蒸馏瓶中加入10mL盐酸溶液，立即盖塞，加热蒸馏。当蒸馏液约200mL时，使冷凝管下端离开液面，再蒸馏1分钟。用少量蒸馏水冲洗插入乙酸铅溶液的装置部分。同时做空白试验。

②滴定：向取下的碘量瓶中依次加入10mL盐酸、1mL淀粉指示液，摇匀后用碘标准溶液滴定至溶液颜色变蓝且30秒钟不退色为止，记录消耗的碘标准滴定溶液体积（GB5009.34—2016）。

（3）计算：试样中二氧化硫的含量按式1-2计算：

$$X = \frac{(V-V_0) \times 0.032 \times c \times 1000}{m} \quad\cdots\cdots\cdots\cdots\cdots 式1-2$$

式1-2中，X为试样中的二氧化硫总含量（以SO_2计），单位为g/kg或g/L；V为滴定样品所用的碘标准溶液体积，单位为mL；V_0为空白试验所用的碘标准溶液体积，单位为mL；0.032为1mL碘标准溶液 [$c(1/2I_2)$=1.0mol/L] 相当于二氧化硫的质量，单位为g；c为碘标准溶液浓度，单位为mol/L；m为试样质量或体积，单位为g或mL。

计算结果以重复性条件下获得的两次独立测定结果的算术平均值表示，当二氧化硫含量≥1g/(kg·L)时，结果保留三位有效数字；当二氧化硫含量<1g/(kg·L)时，结果保留两位有效数字。

3. 蒸馏－酸碱滴定法

蒸馏－酸碱滴定法是将样品以蒸馏法进行处理，样品中的亚硫酸盐系列物质经酸处理后转化为二氧化硫，再随氮气流带入含有双氧水的吸收瓶中，双氧水将其氧化为硫酸根离子，然后采用酸碱滴定法测定。该方法主要用于食品及中药材中二氧化硫残留量的测定。

（1）原理：主要是酸碱反应。

（2）操作方法：取药材或饮片细粉约10g（如二氧化硫残留量较高，超过1000mg/kg，可适当减少取样量，但应不少于5g），精密称定，置两颈圆底烧瓶中，加水300～400mL。打开回流冷凝管开关给水，将冷凝管的上端E口处连接一橡胶导气管，置于100mL锥形瓶底部。锥形瓶内加入3%过氧化氢溶液50mL作为吸收液（橡胶导气管的末端应在吸收液液面以下）。使用前，在吸收液中加入3滴甲基红乙醇溶液指示剂（2.5mg/mL），并用0.01mol/L氢氧化钠滴定液滴定至黄色（即终点），如果超过终点，则应舍弃该吸收溶液。开通氮气，使用流量计调节气体流量至约0.2L/min；打开分液漏斗C的活塞，使盐酸溶液（6mol/L）10mL流入蒸馏瓶，立即加热两颈烧瓶内的溶液至沸，并保持微沸；烧瓶内的水沸腾1.5小时后，停止加热。吸收液放冷后，置于磁力搅拌器上不断搅拌，用氢氧化钠滴定液（0.01mol/L）滴定，至黄色持续时间20秒不退，并将滴定的结果用空白实验校正。仪器装置如图1-1。

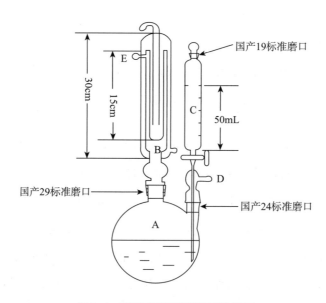

图1-1 酸碱滴定法蒸馏仪器装置图

注：A为1000mL两颈圆底烧瓶；B为竖式回流冷凝管；C为（带刻度）分液漏斗；D为连接氮气流入口；E为二氧化硫气体导出口；另配磁力搅拌器、电热套、氮气源及气体流量计。

（3）计算：照式1-3计算。

$$X=\frac{(A-B)\times C\times 0.032\times 10^{6}}{W}\cdots\cdots\cdots\cdots\cdots\cdots\text{式1-3}$$

式1-3中，X为供试品中二氧化硫残留量（μg/g），A为供试品溶液消耗氢氧化钠滴定液的体积，单位为mL；B为空白消耗氢氧化钠滴定液的体积，单位为mL；C为氢氧化钠滴定液摩尔浓度，单位为mol/L；0.032为1mL氢氧化钠滴定液（1mol/L）相当的二氧化硫的质量，单位为g；W为供试品的质量，单位为g。

蒸馏-酸碱滴定法取样量在10～100g范围内灵活掌握，检测范围宽，可以避免样品中因亚硫酸盐分布不均所致结果重复性差的现象；此法蒸馏时间短，终点易判断。但此法需要特殊全玻璃蒸馏装置，操作中需用脱气水，充入的氮气也需高纯度；由于有机酸含量高的样品，产生挥发性有机酸，测定时会产生误差，氮气流量应严格控制在0.5～0.6mL/min，过低则回收率低，过高则样品中有机酸的影响较大，致使二氧化硫检测结果偏高。

（二）比色法

1.盐酸副玫瑰苯胺法

盐酸副玫瑰苯胺法又叫对品红比色法或副玫瑰苯胺比色法，是一种利用颜色反应测定二氧化硫残留量的化学方法。该法主要用于食品中二氧化硫残留量的测定，也是测定大气中二氧化硫最常用的化学方法。该法灵敏度高，选择性好，可用于短时间采样（20～30分钟）或长时间采样（24小时）；缺点是原方法含汞吸收液毒性大，污染环境。现多已改用甲醛溶液吸收。

（1）原理：是利用亚硫酸盐与EDTA-2Na反应生成稳定的络合物，再与甲醛及盐酸副玫瑰苯胺作用生成紫红色络合物，在波长550nm处测定溶液吸光度，与标准系列比较定量。

（2）操作方法：称取于5g试样（精确至0.01g）于50mL比色管，加入EDTA-2Na吸收工作液，用超声波仪超声处理90分钟后，加入2.5mL亚铁氰化钾溶液和2.5mL乙酸锌溶液，用水转移100mL容量瓶，水定容至刻度。吸取系列二氧化硫标准使用液置于25mL带塞比色管中，加入试剂量参见表1-3。另吸取5mL样品滤液加入25mL带塞比色管中，于试样及标准管中各加入5mL EDTA-2Na吸收工作液、

0.5mL氨基磺酸铵溶液，放置5分钟后加入1mL氢氧化钠溶液及0.5mL盐酸副玫瑰苯胺使用液，混匀，放置20分钟，待用。于波长550nm处测吸光度，绘制标准曲线比较（DB22/T1842—2013）。

（3）计算：可按式1-4计算：

$$X=\frac{A}{m\times(v\div100)\times1000}\cdots\cdots\cdots\cdots式1\text{-}4$$

式1-4中，X为试样中二氧化硫的含量，单位为mg/kg；A为测定用样品液中二氧化硫的含量，单位为μg；m为样品的质量，单位为g；v为测定用样液的体积，单位为mL。结果保留两位有效数字。

表1-3　标准曲线的试剂用量

试管编号	0	1	2	3	4	5	6
二氧化硫标准使用液（mL）	0.0	0.2	0.4	0.6	0.8	1.0	2.0
EDTA-2Na吸收工作液（mL）	10.0	9.8	9.6	9.4	9.2	9.0	8.0
氨基磺酸铵溶液（mL）	0.5	0.5	0.5	0.5	0.5	0.5	0.5
氢氧化钠溶液（mL）	1.0	1.0	1.0	1.0	1.0	1.0	1.0
盐酸副玫瑰苯胺（mL）	0.5	0.5	0.5	0.5	0.5	0.5	0.5

2.快速检测方法

（1）邻苯二甲醛乙酸铵法：在一定条件下，亚硫酸钠与邻苯二甲醛、乙酸铵溶液反应生成带有紫色的物质，且随着加入的亚硫酸钠量的增加，颜色逐步加深，推测亚硫酸钠的量与溶液色度存在一定线性关系。因人肉眼对色彩的敏感程度有限，主观性较强，研究采用柯尼卡美能达CM-5型分光测色计对溶液颜色进行测定，以确定亚硫酸钠的加入量。该法简便、快速，灵敏度较高，可为中药材二氧化硫的快速检测提供参考。

根据亚硫酸钠、邻苯二甲醛和乙酸铵反应呈紫色，且颜色强度与亚硫酸钠的量成正比关系，建立了显色反应对中药材二氧化硫残留快速定性的方法。采用分光测色分析溶液色度，结果亚硫酸钠加入量与溶液颜色色度在0～25.23μg范围内线性关系良好，可作为中药材二氧化硫残留的初步定量方法。

（2）乙酸铅试纸法：硫黄熏蒸药材后以二氧化硫及各价态的硫酸盐形式残留。

亚硫酸盐、亚硫酸氢盐、二氧化硫等均能在稀盐酸、金属锌共同存在的条件下释放出硫化氢，硫化氢与乙酸铅反应生成硫化铅，使乙酸铅试纸变为棕黑色。因此，可根据乙酸铅试纸反应色斑的颜色深浅和色斑大小来定性或半定量药材中二氧化硫的残留量。经过反复试验证实，乙酸铅试纸显色的深浅与二氧化硫含量的高低呈线性关系，因此只需按试验步骤同时测定不同质量浓度的二氧化硫对照溶液与待测样品，根据反应颜色的深浅比较即可判断二氧化硫残留量是否超出规定范围。

（三）色谱法

目前，用于二氧化硫残留量检测的色谱法主要有气相色谱法和离子色谱法。

1. 气相色谱法

气相色谱测定亚硝酸盐具有方法简便、线性范围宽、检测限低、适用范围广等特点。主要用于食品中肉制品及中药材二氧化硫残留量的测定。

（1）原理：在硫酸介质中，亚硝酸与环己基氨基磺酸钠反应生成环己醇亚硝酸酯，环己醇亚硝酸酯在常温下呈气态，非常适合用气相色谱仪进行定量测定。

（2）色谱条件与系统适用性试验：采用GS-Gas Pro键合硅胶多孔层开口管色谱柱（如GS-Gas Pro，柱长30m，柱内径0.32mm）或等效柱，热导检测器，检测器温度为250℃。程序升温，初始50℃，保持2分钟，以每分钟20℃升至200℃，保持2分钟。进样口温度为200℃，载气为氦气，流速为每分钟2.0mL。顶空进样，采用气密针模式（气密针温度为105℃）的顶空进样，顶空瓶的平衡温度为80℃，平衡时间均为10分钟。系统适用性试验应符合气相色谱法要求。

（2）操作方法

①对照品溶液的制备：精密称取亚硫酸钠对照品500mg，置10mL量瓶中，加入含0.5%甘露醇和0.1%乙二胺四乙酸二钠的混合溶液溶解，并稀释至刻度，摇匀，制成每1mL含亚硫酸钠50.0mg的对照品贮备溶液。分别精密量取对照品贮备溶液0.1mL、0.2mL、0.4mL、1mL、2mL，置10mL量瓶中，用含0.5%甘露醇和0.1%乙二胺四乙酸二钠的溶液分别稀释成每1mL含亚硫酸钠0.5mg、1mg、2mg、5mg、10mg的对照品溶液。

分别准确称取1g氯化钠和1g固体石蜡（熔点52～56℃）于20mL顶空进样瓶中，精密加入2mol/L盐酸溶液2mL，将顶空瓶置于60℃水浴中，待固体石蜡全部溶解后取出，放冷至室温使固体石蜡凝固密封于酸液层之上（必要时用空气吹去瓶壁上冷凝的酸雾）；分别精密量取上述0.5mg/mL、1mg/mL、2mg/mL、5mg/mL、10mg/mL的对照品溶液各100μL置于石蜡层上方，密封，即得。

②供试品溶液的制备：分别准确称取1g氯化钠和1g固体石蜡（熔点52～56℃）于20mL顶空进样瓶中，精密加入2mol/L盐酸溶液2mL，将顶空瓶置于60℃水浴中，待固体石蜡全部溶解后取出，放冷至室温使固体石蜡重新凝固，取样品细粉约0.2g，精密称定，置于石蜡层上方，加入含0.5%甘露醇和0.1%乙二胺四乙酸二钠的混合溶液100μL，密封，即得。

③测定法：分别精密吸取经平衡后的对照品溶液和供试品溶液顶空瓶气体1mL，注入气相色谱仪，记录色谱图。按外标工作曲线法定量，计算样品中亚硫酸根含量，测得结果乘以0.5079，即为二氧化硫含量。

2. 离子色谱法

离子色谱法适用于食品中残留亚硫酸盐和天然亚硫酸盐的测定，以及药材和饮片中的二氧化硫残留量的测定。

（1）原理：中药材以水蒸气蒸馏法进行处理，样品中的亚硫酸盐系列物质加酸处理后转化为二氧化硫，随水蒸气蒸馏，并被双氧水吸收、氧化为硫酸根离子后，采用离子色谱法（《中国药典》2015年版通则0513）检测，并计算药材及饮片中的二氧化硫残留量。装置见图1-2。

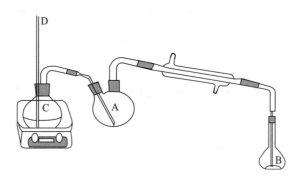

图1-2 离子色谱法水蒸气蒸馏装置

注：A为两颈烧瓶；B为接收瓶；C为圆底烧瓶；D为直形长玻璃管。

（2）仪器装置：离子色谱法水蒸气蒸馏装置如图1-2。蒸馏部分装置需订做，另配电热套。

（3）色谱条件与系统适用性试验：色谱柱采用以烷醇季铵为功能基的乙基乙烯基苯－二乙烯基苯聚合物树脂作为填料的阴离子交换柱（如AS11-HC，250mm×4mm）或等效柱，保护柱使用相同填料的阴离子交换柱（如AG11-HC，50mm×4mm），洗脱液为20mmol/L氢氧化钾溶液（由自动洗脱液发生器产生）；若无自动洗脱液发生器，洗脱液采用终浓度为3.2mmol/L Na_2CO_3－1.0mmol/L $NaHCO_3$的混合溶液；流速为1mL/min，柱温为30℃。阴离子抑制器和电导检测器。系统适用性试验应符合离子色谱法要求。

（4）操作方法

①对照品溶液的制备：取硫酸根标准溶液，加水制成每1mL分别含硫酸根1μg/mL、5μg/mL、20μg/mL、50μg/mL、100μg/mL、200μg/mL的溶液，各进样10μL，绘制标准曲线。

②供试品溶液的制备：取供试品粗粉5～10g（不少于5g），精密称定，置瓶A（两颈烧瓶）中，加水50mL，振摇，使分散均匀，接通水蒸气蒸馏瓶C。吸收瓶B（100mL纳氏比色管或量瓶）中加入3%过氧化氢溶液20mL作为吸收液，吸收管下端插入吸收液液面以下。A瓶中沿瓶壁加入5mL盐酸，迅速密塞，开始蒸馏，保持C瓶沸腾并调整蒸馏火力，使吸收管端的馏出液的流出速率约为2mL/min。蒸馏至瓶B中溶液总体积约为95mL（时间30～40分钟），用水洗涤尾接管并将其转移至吸收瓶中，并稀释至刻度，摇匀，放置1小时后，以微孔滤膜滤过，即得。

③测定法：分别精密吸取相应的对照品溶液和供试品溶液各10μL，进样，测定，计算样品中硫酸根含量，按照SO_2/SO_4^{2-}=0.6669计算样品中二氧化硫的含量。

（四）荧光法

1.荧光衍生法

荧光衍生法操作过程可控，人为误差小，具有简便、快速、灵敏度和准确度高等特点。目前荧光衍生法主要用于药材及饮片中二氧化硫残留量的测定。

（1）原理：亚硫酸钠－邻苯二甲醛－铵盐在中性或弱酸性条件下反应生成具有强烈荧光的化合物1－磺酸基－异吲哚。

（2）操作方法

①试剂配制

亚硫酸钠对照品储备液：精密称取亚硫酸钠对照品适量，加水溶解制成1mmol/L亚硫酸钠对照品储备液，避光冷藏，使用时用水稀释至所需浓度。

邻苯二甲醛溶液：准确称取0.1341g邻苯二甲醛，无水乙醇溶解后定容至100mL棕色量瓶中作为储备液，避光冷藏，使用时移取10.0mL定容至100mL配成1mmol/L的邻苯二甲醛工作液。

乙酸铵溶液：准确称取7.7080g乙酸铵（AR），用水溶解后定容至1000mL棕色量瓶中作为储备液，避光冷藏，使用时移取5.0mL定容至100mL配成5mmol/L乙酸铵工作液。

磷酸氢二钠-磷酸二氢钾缓冲溶液：将浓度为0.3mol/L的磷酸氢二钠和磷酸二氢钾溶液按照不同体积比混合，配成一系列不同pH值的缓冲溶液。

②供试品溶液的制备：取中药细粉约1g精密称定，精密加入0.5%氢氧化钠溶液25mL，摇匀，振荡提取（200r/min，40℃）30分钟，滤过，取1.0mL稀释至25mL即得。

（3）荧光衍生法测定：准确移取2.0mL磷酸氢二钠-磷酸二氢钾缓冲溶液（pH值6.44），适量样品溶液于10mL量瓶中，依次加入1mmol/L邻苯二甲醛溶液2.5mL及5mmol/L乙酸铵溶液1.5mL，混匀，用水定容，于50℃水浴中恒温5分钟，取出，立即放入冰水中冷却，终止反应，静置40分钟，以试剂空白为参比，于1cm的石英比色皿中测定激发波长为321nm，发射波长为384nm时样品的相对荧光强度。

2. 滴定-荧光光谱法

滴定-荧光光谱法是将滴定法和荧光衍生法结合起来的一种方法，通过某种手段使本来不发荧光的待分析物质，转变为另一种发荧光的化合物，再通过测定该化合物的荧光强度，可间接测定待分析物质。该方法具有操作简单、检测时间短、专属性强、对环境无污染等特点，实用性强。目前滴定-荧光光谱法主要用于中药材二氧化硫残留量的测定。

（1）原理：亚硫酸钠、邻苯二甲醛和乙酸铵反应生产蓝色荧光物质1-磺酸基-异吲哚，且亚硫酸钠含量与荧光强度成正比。

（2）操作方法：在反应池中分别加入浓度为0.125mol/L的氢氧化钠溶液3mL，

然后分别精密注入1.0mmol/L对照品亚硫酸钠溶液0mL、0.1mL、0.3mL、0.5mL、0.7mL、0.9mL、1.1mL、1.3mL，同时分别依次精密注入5.0mmol/L乙酸铵溶液2mL，并用纯净水稀释至10mL后70℃下超声搅拌，分别依次缓慢滴加1.0mmol/L邻苯二甲醛溶液，至荧光强度不再变化，搅拌时间为20分钟，冷却至室温，加纯净水定容至25mL。分别过膜后注入1cm比色皿中，于354nm处测定荧光最大荧光强度（A）。绘制亚硫酸钠量和荧光强度（A）的标准曲线，得回归方程为：

$$A = 87.03 + 517.32x，R^2 = 0.9996$$

表明亚硫酸钠对照品量处于12.6～163.0μg范围内时线性关系良好。按回归方程计算二氧化硫残留量。

（五）其他检测方法

1. 电化学法及传感器

将涂有石墨、环氧树脂、固化剂的铜或金电极浸泡在饱和4-甲基哌啶二硫代氨基甲酸钾水溶液和饱和硝酸汞水溶液中各1小时。然后用此电极来测定SO_3^{2-}，其线性范围为5×10^{-6}~0.1mol/L。用恒流库仑计产生的碘来氧化SO_3^{2-}，通过检测过量的碘来测定SO_3^{2-}，其线性范围为0.015～25mg/L。电化学方法具有较高的灵敏度，二氧化硫传感器主要用电化学方法。还有用压电晶体传感器同时测定二氧化硫及相对湿度，用表面声波传感器测定二氧化硫等。电化学传感器具有灵敏度高、使用方便等优点。

2. 化学发光法

化学发光法因其灵敏度高、操作简便，受到了重视，二氧化硫的化学发光分析早有报道。有人提出了SO_3^{2-}化学发光反应机制，在酸性介质中，某些氧化剂可氧化SO_3^{2-}而发光，当某些化合物存在时，可使化学发光增强。因此，将化学发光法用于测定亚硫酸盐。还有学者发明了一种简便、灵敏的萃取光度法，即用甲醛溶液固定二氧化硫，在pH值为4.76的乙酸盐介质中，二氧化硫与碘酸盐反应生成I_2，I_2与过量Cl^-形成稳定的ICl_2^-后，与2,7-二氯荧光素反应，生成易被有机溶剂萃取的碘代二氯荧光素。

3. 快速检测试剂盒

目前市场上还出现了用于食品二氧化硫现场快速检测的试剂盒、仪器，其工作原理为食品中的二氧化硫与显色剂反应生成有色化合物，采用目视比色分析方法直接在二氧化硫快速检测色阶卡上读出食品中二氧化硫的含量。仪器操作简单，使用方便，可随身携带，即时现场检测。其测定下限为10.0mg/kg，测定范围为10.0～1000.0mg/kg。快速检测试剂盒检测速度快，样品和试剂用量少，无污染，具有广阔的应用前景。

第二章
中药材硫黄熏蒸的发展历史和使用现状

一、中药材硫黄熏蒸历史

（一）中药材硫黄熏蒸史

1.硫黄的种类及临床应用

（1）硫黄的种类：硫（S）广泛分布在自然界中，主要以富含硫元素的硫黄天然矿（单质硫）、硫铁矿（化合物形态），以及含硫元素相对较少的石油、天然气等方式存在。硫黄是一种黄色或淡黄色粒（粉）状或片状物，易燃烧；溶于水，略溶于乙醇和乙醚，溶于二硫化碳、四氯化碳和苯；其对白粉菌科的真菌孢子及螨类具有选择毒性，因此常用来杀虫、杀菌、防腐，有利于中药材的干燥与储存。硫黄的分类方式较多：按样式可分为块、片、颗粒、粉及液体硫黄；按加工方法的不同，可分为升华硫、精制硫及沉降硫等；按用途可分为食品级、工业级硫、农业级、试剂纯及分析纯硫黄，其中最常见的为食品级和工业级硫黄。

工业硫黄由石油炼厂气、天然气、焦炉气等回收，或者硫铁矿、天然硫黄等制得。食品级硫黄（食品添加剂硫黄）则是以工业硫黄经加工、处理、提纯制得。两者的区别主要在于其各项技术指标中有毒物质含量的不同。中华人民共和国国家标准 GB 3150—2010《食品安全国家标准　食品添加剂　硫磺》和 GB/T 2449—2006《工业硫磺》分别对食品添加剂硫黄和工业硫黄制定了国家标准，两者的主要差别体现在硫的纯度上，食品添加剂硫黄的硫元素质量分数≥99.9%，而工业硫黄只要求≥99.00%。如按照 GB 3150—2010《食品安全国家标准　食品添加剂　硫磺》规定，食品添加剂硫黄中砷（As）不得超过0.0001%，而GB/T 2449—2006《工业硫磺》标准中，工业级硫黄合格品中As的限量为0.05%。显然，等级过低的工业硫黄若用于食品，纯度远远不够，天然硫黄亦然。食品添加剂硫黄和工业硫黄比较见表2-1。

表2-1 食品添加剂硫黄和工业硫黄比较

指标	项目		食品添加剂硫黄	工业硫黄		
				优等品	一等品	合格
水分（%）	硫的纯度（%）	≥	99.9	99.95	99.50	99.00
	固体硫黄	≤	0.1	2.0	2.0	2.0
	液体硫黄	≤	0.1	0.10	0.50	1.00
灰分（%）		≤	0.03	0.03	0.10	0.20
酸度（以 H_2SO_4，%）		≤	0.003	0.003	0.005	0.02
有机物		≤	0.03	0.03	0.30	0.80
砷（%）		≤	0.0001	0.0001	0.01	0.05
铁（%）		≤		0.003	0.005	—
筛余物（%）	粒径大于150μm	≤		0	0	3.0
	粒径为75～150μm	≤		0.5	1.0	4.0

（2）硫黄在中医药领域的用途：硫黄的应用最早记载于东汉《神农本草经》，书中描述了硫黄的特性和功效等，曰："酸，温；有毒；归肾、大肠经。"其功效应用主要有两个方面：一是外用杀虫止痒，用于疥癣、湿疹、皮肤瘙痒；二是内服补火助阳，用于肾火虚微，下元虚冷诸证。

硫黄在《本草纲目》中被称作"石硫黄""将军""阳侯"等，李时珍认为："硫黄秉纯阳火石之精气而结成，性质流通，色赋中黄，故名硫黄。含猛毒，为七十二石之将，故药品中号为将军。外家谓之阳侯。"此书记载硫黄"味酸，性温，有毒"，可主治：妇人阴蚀、疽痔恶血，坚筋骨，除头秃；疗心腹积聚，邪气冷癖在胁，咳逆上气；壮阳道，补筋骨劳损，风劳气，止嗽，杀脏虫邪魅；长肌肤益气力，老人风秘，并宜炼服等。

清代医学家张锡纯著有《医学衷中参西录》，他在此著作中十分推崇硫黄，且冲破了历代本草硫黄有毒说的认识，"自家徐徐尝验确知其功效甚奇，又甚稳妥，然后敢以治病"。通过多年的品验和实践，张锡纯对硫黄的使用有一套独特的理论，他认为硫黄无毒，大热，功胜桂、附；提倡生用，小量渐加，以服后移时觉微为度。并总结了服生硫黄的反应，除了消肿、胃和、痢停、泻止、喘平、痛定、溲利等作用外，还包括饮食增加、肌肉顿长、面有红色、不畏寒冷、身体强壮等。

未经炮制的天然硫黄含砷量较高，不宜内服，内服需用炮制过的硫黄，且不宜过量或久服，以免引起砷中毒。因此，历代医书都有描述硫黄的炮制方法，如《太平圣惠方》云："细研，水飞过。"《博济方》曰："以柳木槌研三二日。"《孙尚药方》谓："（用）牛角研令极细。"《普济方》曰："去沙石，细研如飞尘。"《医方集解》中的猪大肠制："石硫黄一斤，猪大肠二尺，将硫黄为末，实猪大肠中，烂煮三时，取出去皮。"李时珍描述了硫黄的萝卜制法："凡用硫黄，入丸散用须以萝卜剜空，入硫在内，合定，稻糠火煨熟，去其臭气；以紫背浮萍同煮过，消其火毒；以皂荚汤淘之，去其黑浆。一法，打碎以绢袋盛，用无灰酒煮三伏时用。又消石能化硫为水，以竹筒盛硫埋马粪中一月，亦成水，名硫黄液。"

在这些众多的炮制方法中，豆腐制硫黄是最普及的。《医学纲目》记载："入豆腐中煮三五沸。"《本经逢原》云："入豆腐中煮七次。"现代的研究结果表明，炮制可降低硫黄中砷的含量，并且以豆腐炮制品效果最为显著。因此，1985年版《中国药典》详细记载了豆腐制硫黄的方法，即取拣净的硫黄块，按1∶2的比例与豆腐同煮，至豆腐现黑绿色为度，取出，漂去豆腐，阴干。

硫黄在现代临床中同样得到广泛应用。从古至今，硫黄在治疗一些皮肤病上具有独特的疗效，这在现代医学上具有重要的作用。当硫黄与皮肤分泌液接触，可形成硫化氢及五硫黄酸，具有杀灭真菌及疥虫的作用。硫黄烟熏法治疗顽固性皮肤瘙痒症，有迅速祛风止痒的效果，并且疗效好、见效快。

硫黄能有效治疗痱疖。该疗法使用简便，直接将药膏敷抹于患处，疗效确切，且无毒副作用，患儿易接受。硫黄也可以内服，内服后可在肠中形成硫化钾或硫化氢，刺激胃肠黏膜而促肠蠕动，使粪便软化缓泻而具有致泻的作用；另外一部分经吸收从肺及皮肤排出，有祛痰发汗之效。硫黄可用于治疗肾炎。每日服生硫黄末1.5～2.0g，加服加味苓桂术甘汤每日一剂及强的松40～60mg，治疗脾肾阳虚型肾炎，且可以消除长期服用激素所致的不良反应。此外，硫黄还可用于治疗慢性结肠炎、寒性病证、高血压、顽固性网球肘、神经性皮炎、疥疮、面部痤疮、头皮脂溢性皮炎、溃疡不收口和内痔出血等。

2. 硫黄熏蒸的历史沿革

（1）不同时期硫黄熏蒸的发展：中药采用硫黄熏蒸，商家习称"打硫"，即将硫黄燃烧，以其产生的烟雾熏蒸中药材，以养护、漂白等为目的。中药材硫黄熏蒸这一传统产地加工养护方法的源远流长。

硫黄在我国古代是炼丹的重要原料，始于战国时期的炼丹术有2000多年的历史，通过炼丹术中原始的化学实践，我国民间很早就对硫黄的化学性质和作用有丰富的认识。据文献记载，把硫黄应用于对物品增白和杀虫在16～17世纪的明代万历年间就已经出现。据万历年间周履靖所著《群物奇制》（明万历刻夷门广牍本）中"衣服"条记载，"杨梅及苏木污衣，以硫黄烟熏之，然后洗，其红自落"。这是说不慎被杨梅等深色汁液染色的衣服，用硫黄烟熏过后再水洗，就能起到漂白的作用。此外，明万历年间周文华所撰《汝南圃史》（明万历书带斋刻本）中的"移植"条引《稼圃奇书》的记载："花果树木有虫蠹者，务宜去之。其法用铁线作钩取之，一法用硫黄、雄黄作烟熏之即死，或用桐油纸捻条塞之亦验。"这说明用硫黄烟熏可以为花果树木杀虫。

在中药材的硫黄熏蒸使用上，明代李时珍《本草纲目》曰："牡丹，惟取红白单瓣者入药。其千叶异品，皆人巧所致，气味不纯，不可用……凡栽花者，根下着白蔹末辟虫，穴中点硫黄杀虫，以乌贼骨针其树必枯，此物性，亦不可不知也。"这里提到中药牡丹在栽培过程中使用硫黄熏蒸以杀虫，也是采用硫黄熏蒸杀虫的最早文献，但是书中对药材的加工、贮藏没有使用硫黄的记载。

清代《温县志》首次记载中药材产地加工使用硫黄熏蒸，该书比较明确地记载了山药产地加工使用硫黄熏蒸。山药"净水浸泡、熏、靠晾、搓拨成形，切头打光，即为成品药材（也称成货或光货）。"民国《药物出产辨》中记载当时有山药、百合、平贝母、花粉、桔梗、葛根等中药材使用硫黄熏蒸。1936年出版的《鉴选国药常识》首次明确中药白及、党参、黄芪、紫草、贝母、平贝母、象贝、银耳，为使"防蛀、佳色"，用硫黄熏蒸。另外，该书在最后明确提出"灵学会盛德堂药号"专门出售无硫中药，描述"郑重声明：本堂发售饮片只求道地，不尚美观，使保全国药天然性质，凡经硫黄熏过之药一概不用，以免贻害病家，特此郑重声明，诸希公鉴。"

新中国成立后，《仓储商品养护技术研究会刊（仅供研究参考）》明确提到硫黄熏蒸法适用药材类商品的范围，除胶类、鹿胶类、杭菊花、陈皮、鹿茸、枸杞子等怕变色、怕溶化的品种外，其他一般均能使用。外贸部的《仓储保管工作经验参考资料》在"天津土产分公司甘草保管方法"内提到国内有部分地区使用硫黄熏蒸甘草用于仓储养护。1957年，《中药材养护工作手册》成为目前见到最早的地方官版中药硫熏文献，书中明确提到在目前熏治药材害虫尚无更好的科学方法前，用硫黄熏治仍有一定的作用。采用此法熏治药材虫害，虽是多年来沿用的方法，但对药效是否有影响尚待进一步研究。该书中记载适合硫黄熏蒸的药材有川芎、泽泻、白芷、当归、前胡、蛤蚧、刺猬皮、独活、沙参、园参、胡莲子、明党参、川乌、草乌、贝母、白术、南星、赤芍、木瓜、桑皮、黄芪、粉葛根、郁金、白芍、雅黄连、仙茅根、三棱、山豆根、香附、槟榔、千年健、牙皂、祁土元（土鳖虫）、桔梗、於术、升麻、甘遂、银柴胡、黄槐米、槐角、柿蒂、豆衣、郁李仁、葳蕤仁、益智仁、天麻、藁本、板蓝根、荔枝核、花术。1959年《中药材手册》作为行业标准，记载了山药、牛膝、天冬、天麻、天花粉、白及、甘遂、粉葛8种药材采用硫黄熏蒸加工，见表2-2。

表2-2 《中药材手册》中硫黄熏蒸中药材

中药材	加工方法
山药	毛山药：1.去皮，烘干或晒干即可；2.去皮，硫黄熏蒸至山药全身发汗，以微火烘干或晒干即可。 光山药：1.毛山药水泡，反复晾晒，去皮，搓直，晾干，用硫黄再熏1次，打光；2.去皮，明矾水浸泡，熏制，晒干
牛膝	鲜品晾晒至抽皱，硫黄熏数次，捆把，晒干
天冬	1.煮或蒸，去皮，硫黄熏2次，烘干；2.与明矾揉搓均匀，翻动至晒干；3.或去皮后明矾水浸，捞出晾晒或烘干
天麻	鲜品去皮，清水或明矾水微浸，蒸或煮透，日晒或文火烘至九成干时，以硫黄熏之使其洁白并可防虫，再晾至足干
天花粉	鲜品去粗皮，切段或瓣，晒干，也可用无烟的微火烘干，再用硫黄熏过
白及	1.不去皮：鲜品洗净，晒干。或用硫黄熏软，再晒干；2.去皮：鲜品蒸或煮，捞出去皮，硫黄熏1晚，晒干或烘干
甘遂	鲜品去外皮，以硫黄熏后晒干
粉葛	1.鲜品刮去外皮，切成薄片晒干或烘干；2.鲜品去皮切片，盐水（或白矾、淘米水）浸泡，再用硫黄熏后晒干，色较白

《河北药材》收载了300多种药材，其中只有山药、牛膝在产地加工中采用硫黄熏蒸。山药描述为"晒至十成干，再用硫黄熏制，以保色泽，即为光条。毛条仅刮去外皮，用硫黄熏制即得"。牛膝的描述为"去掉土及须根，晒至八九成干，用硫黄熏制，随后按规格分等，分别捆成直径1至5寸的小把，再晒至足干即可"。《安徽药材》记载了山药、牛膝产地加工中采用硫黄熏蒸，天花粉产地加工中视情况变化可采用硫黄熏蒸。《中药材生产技术》记载了党参、白菊花、平贝母产地加工过程中不使用硫黄熏蒸，在存储过程中才会熏蒸；安徽产的白芍加工过程中不熏蒸，只在存储过程中熏蒸；天麻、山药、牛膝、附子、天花粉等药材在产地加工中会使用硫黄熏蒸。《中药材养护知识》为中药材行业指导性书籍，收载337种养护药材，其有168种药材使用硫黄熏蒸养护，约占总药材数目的50%，说明中药硫黄熏蒸已达到了空前状况。《武汉中药制用规范》在中药保管为了防止虫霉变质的"以物制物"方法中提及"利用仓库墙角僻静处堆放硫黄、雄黄矿石药"，但是没有采用硫黄熏蒸之法。1964年中国药材公司编印的《中药材收购手册》记载贵州地区只有山药可采用硫黄熏蒸，"鲜品去外皮，再用布擦去黏液，如有条件的地区则用硫黄熏12小时，然后用无烟微火烘干即可"，其他中药材不采用硫黄熏蒸加工方法。《湖北中药材手册》记载了中药天麻、天花粉、白及、葛根产地加工硫熏。《广西中药志》记载了山药、牛膝、天冬、白及中药材在产地加工中要进行硫熏。

中药材硫黄熏蒸进入泛滥期。1975年《中药材商品养护》一书中涉及457种药材养护，其中使用硫黄养护的有130种。与《中药材养护知识》相比，《中药材商品养护》新增21个品种，即豹骨、茯菇、芙蓉花、干蟾皮、干姜、干姜皮、厚朴花、橘络、苦楝子、驴皮、牛肾、桑白皮、山药、升麻、柿蒂、手橘片、香菜子、玄参、燕窝、鱼膘、苎麻根。至此，截至1975年，官方文献共收录193种中药在仓储养护过程中可使用硫黄熏蒸。与《中药材商品养护》比较，《中药材贮藏保管》（1982年）又新增95种硫黄熏蒸中药材。《中药保管技术》收录了92种硫熏养护中药，其中在前面提到的文献基础上新增品种9个，包括白药子、百合、萆薢片、大皂角、姜黄、生半夏、手橘花、羊乳、浙贝母。其中萆薢片、姜黄等重复。至此，经过初步考证，20世纪80年代硫熏品种文献记载约304种。由于当时的中药名称不是十分规范，存在同名异物、同物异名的情况。《医药仓储技术》一书，一方面认为硫黄熏蒸养护有害，但也承认该法曾为主要的养护方法，其后依然收载硫黄熏蒸养护的操作方法。

1990年出版的《中药材手册（第二版）》未提及中药使用硫黄熏蒸的弊端，表明这一时期中药采用硫黄熏蒸还是被管理部门接受的，收载山奈、山药、天花粉、川贝母、怀牛膝、甘遂、白及、禹白附、百部、广防己、白附片、泽泻、南沙参、黄连、葛根、金银花、菊花17个品种在生产加工中可以采用硫黄熏蒸。1993年版《湖南省中药材标准》收载山药、金银花在生产加工中采用硫黄熏蒸。

（2）历版药典对硫黄熏蒸的记载：1953年版《中国药典》中并没有收载硫黄熏蒸中药材品种。1963年版《中国药典》首次收录中药材硫黄熏蒸加工方法，并一直沿用到2000年版。1963年版《中国药典》收载天门冬、天麻、牛膝、天花粉、甘遂、白附片在生产加工中使用硫黄熏蒸，虽然未记载山药加工采用硫熏，但是其描述的"表面光滑、微酸"的性状却是硫熏品的性状。1977年版《中国药典》收载山药、牛膝、白附子、附子中的白附片、金银花、葛根中的甘葛藤6个中药材品种在生产加工中采用硫黄熏蒸。1985年、1990年、1995年版《中国药典》收载山药、牛膝、白附子、附子中的白附片、金银花、葛根中的甘葛藤、菊花（或熏）7个中药材品种在生产加工中采用硫黄熏蒸，与1977年版《中国药典》比较，增加了菊花。2000年版《中国药典》收载硫黄熏蒸的中药材有山药、葛根中的甘葛藤、湖北贝母3个品种。

2004年《关于对中药材采用硫黄熏蒸问题的批复》明确规定，对于在市场流通领域的部分中药材和中药饮片，通过硫黄熏蒸或浸泡达到外观漂白的行为，应按违反《药品管理法》第四十九条、第七十五条的规定进行查处。2005年版《中国药典》取消了山药、葛根中的甘葛藤、湖北贝母的硫黄熏蒸生产加工工艺。历版《中国药典》中硫黄熏蒸加工的中药品种变化见表2-3。

表2-3 历版《中国药典》中硫黄熏蒸加工的中药品种

编号	《中国药典》版本	硫熏加工药材品种
1	1953	无
2	1963	牛膝
3	1977、1985、1990、1995	牛膝、山药、葛根、白附子、金银花
4	2000	山药、葛根、湖北贝母
5	2005、2010、2015	无

使用硫黄熏蒸是一些中药材产地加工的习用方法，目的在于防霉、防腐和干燥等。目前尚无简便易行且有效的替代方法，为防止中药材加工过程中滥用或者过度使用硫黄熏蒸，保证中药质量和安全有效，对中药材及其饮片中二氧化硫残留量控制宜分级限定。2005年版《中国药典》一部中取消了所有中药材品种的硫黄熏蒸方法。2010年版《中国药典》附录中专门增加了二氧化硫含量的检测方法，并在其增补本中修订了检测方法。2015年版《中国药典》在取消硫黄熏蒸加工方法的同时，对二氧化硫残留检测方法做了进一步完善。

（二）中药材硫黄熏蒸的目的、方法及使用原理

1.硫黄熏蒸的目的

硫黄熏蒸作为常见的炮制加工方法，在中药材产地加工中已有很长的历史，曾一度受到药工的青睐，并对药材和饮片的养护和储藏起到了一定的积极作用。目前使用硫黄熏蒸的目的主要有以下5个方面：

一是利于产地加工，可以使鲜品药材迅速脱水干燥，避免长久不干导致的腐败霉变，同时可以保持如桔梗、山药、牛膝、天花粉、白芍、白术、水半夏等药材较好的性状。

二是治虫防霉，利于贮藏。例如白芍、川芎、柴胡、防风、泽泻、当归、前胡、蛤蚧、乌蛇、羌活、沙参、玄参、独活、天南星、赤芍、木瓜等药经过硫黄熏蒸后，可以杀虫防霉，防止如黄曲霉毒素、赭曲霉毒素等的产生。

三是改变色泽，漂白鲜。硫黄熏蒸后的药材色泽或洁白，或鲜艳，比较美观，贮藏时色泽变暗或者轻微霉变的可加熏多次，以保障色泽，如天麻、百合、当归、贝母、丹参、丹皮等。

四是锁水增重。硫熏后的中药即使水分含量较高也会不发霉变质，如用硫熏党参后，可以让药材含水量达20%～30%而不发霉，当归打湿后熏硫，最高能使水分增加近70%，大大增加了药材的重量，潮湿的金银花硫熏后可以在水分较高的情况下保存而不发生霉变。

五是利于切片。将中药湿润后，使用硫黄熏蒸，可以使水分快速在中药内部均匀扩散，便于切片，同时硫熏后的中药切片，片形完整不碎，整体性状较好。

2.硫黄熏蒸的原理

硫黄极易燃烧，燃烧过程中可与氧结合生成SO_2，再与水分子结合形成亚硫酸。

硫黄熏蒸法就是通过加热或燃烧，使硫升华释放出硫黄分子，在中药表面形成一层保护膜，起到防霉变、防虫蛀等作用，另外硫黄燃烧的产物可以起到以下作用：

（1）硫黄燃烧生成的 SO_2 气体可直接杀死药材中的成虫、卵、蛹、幼虫等，同时抑制霉菌等各种真菌的活性，起到防虫防霉的作用。

（2）二氧化硫能软化植物组织，使细胞膜透水性增加，促进药材干燥。

（3）二氧化硫与药材中的水分子结合形成亚硫酸，具有还原性，可起到脱水、漂白等作用。

（4）亚硫酸具有还原作用，可抑制氧化酶活性，防止酶促褐变，使单宁类物质不致被氧化而变成褐色，达到保色、增色等作用。

（5）硫黄燃烧产生的二氧化硫气体与药材中的水分结合生成具有还原性的亚硫酸，亚硫酸在被氧化时将呈色物质还原，发挥漂白作用。

（6）亚硫酸与葡萄糖能进行加成反应，其加成物不酮化，阻断了含羰基的化合物与氨基酸的缩合反应，从而防止由糖氨反应所造成的非酶性褐变。

可见硫黄熏蒸对中药材的加工、贮藏具有一定的积极作用，能够保持药材的外观性状，便于晾晒、贮藏，延长保质期。而且硫黄熏蒸法成本低廉，设施简单，所以作为一种粗放而有效的药材产地加工方式，应用非常广泛。

3. 硫黄熏蒸的方法

中药材加工过程中，常在一个封闭的空间，用架子或其他器具隔开中药材和硫黄，将中药材密封处理之后点燃硫黄，以此进行硫黄熏蒸。目前，产地加工或仓储过程中，常见的中药材硫黄熏蒸方法有以下3种。

（1）容器硫黄熏蒸法：中药材置于熏制器具（烘灶、熏灶、熏箱）内，顶部留几个小孔，下部放少量硫黄粉，使其燃烧，散发烟雾，连续熏蒸10～12小时，直至熏透。每100kg中药材使用硫黄0.5kg。此法应用最为普遍，是一般基层加工的常用方法。

（2）简便硫黄熏蒸法：中药材置于简易容器内，硫黄粉用较小器皿（小碗、小铁盒等）放入容器底部，待烟雾充满，用湿布盖住容器外部，并用塑料膜封好，放置过夜后打开封盖，挥尽硫烟。每100kg中药材使用硫黄1.2kg。此法操作简便，硫烟易挥散，对中药材的质量无显著影响。

（3）库房硫黄熏蒸法：此法常用于中药材库房存储的杀虫、防腐，可依据需要熏制面积，按照一定的比例（每平米150~250g硫黄）在密闭熏房内进行。分次于2~3天内烧完，每日烧1~2次，熏后再闷3天，可以充分发挥作用。

二、中药材硫黄熏蒸应用现状与二氧化硫残留情况

（一）中药材硫黄熏蒸应用现状

多数中药材是在初加工时就使用硫黄熏蒸，如白芷、白术、白芍、丹皮、毛知母、菊花等。这些药材含水量大，直接晾晒时间长，如果遇到阴雨天，没有晒干的药材容易腐烂变质。市场经营户在中药材储藏过程中，仍需继续使用硫黄，尤其夏季气温高，空气湿度大，药材容易霉变和生虫。

硫黄熏蒸的药材品种相对较多。据统计，产地加工中使用硫黄熏蒸的中药材品种至少有29种，包括百部、白附子、百合、白及、半夏、川贝母、甘遂、葛根、海马、怀牛膝、黄连、菊花、明党参、木防己、南沙参、山奈、山药、天冬、天花粉、天麻、天南星、豆蔻、防己、附子、人参、白术、泽泻、金银花和浙贝母。常用硫黄熏蒸法加工的中药材分类如下：

①富含淀粉等多糖类物质的肥大根和根茎，如粉葛、山药、天花粉、防己、贝母等。

②富含蛋白质、脂肪、氨基酸等营养物质的动物类药材，如海龙、海马、海狗肾、土鳖虫、水蛭等。

③富含香味及营养成分的易吸引昆虫而霉变或褐变的花类药材，如菊花、金银花等。

近年来，有些药商一味追求药材的品相，以及为防腐、防虫和延长贮藏时间，使用硫黄来熏制中药材，已严重违背了中药熏制的理念和宗旨。"十一五"国家重大专项课题"中药有害残留检测技术标准平台"调研及样品普查数据表明，目前市场约有150种药材（饮片）存在硫黄熏蒸情况，其中近20种药材普遍采用硫黄熏蒸，处于无序状态。

2013年，中国食品药品检定研究院中药民族药检定所天然药物室课题组共抽检白芍、党参、花粉、山药、牛膝、粉葛、天冬、天麻、白及、白芍、白术等10个品种，完成了896批样品的检验，以《中国药典》2010年版第一增补本附录为检验依

据，采用蒸馏－氧化还原滴定法进行检测，《中国药典》的400mg/kg为限量标准，结果整体合格率为46.9%，不合格率为53.1%，总体质量不容乐观。

虽然国家已经禁止使用硫熏中药材，但市场上硫熏的中药材并没有得到有效监管，河北安国、安徽亳州、四川荷花池等药市均发现大量硫熏药材。此外，从市场了解到，硫熏中药材主要有2种情况：一是直接在新鲜药材采收加工时进行熏蒸，流通进入市场；二是将干药材或饮片润湿后再硫熏，甚至反复多次熏蒸，如金荞麦在加工饮片前先把干货用水浸泡几个小时，取出堆起来用硫黄熏。

（二）中药材中二氧化硫残留情况

以"二氧化硫"和"硫黄熏蒸"为关键词，在中国知网中查找近10年的文献资料，对其中关于中药材二氧化硫检测数据进行汇总整理。对文献中检测的所有二氧化硫原始数据（批次、检测结果）按照药材种类和入药部位进行初筛和统计分析。并参照国内外二氧化硫限量值，对所有原始数据进行超标率计算。

125种中药材，共计1054批次中药材中，根据每种药材检验批次≥6的原则，共筛选得到35种共计862批中药材二氧化硫残留量的平均值、最大值、超标率等信息（表2-4）。按药材的入药部位统计，当前市场上根和根茎类药材所占比重较大，在统计的35种中药材中，根和根茎类药材共有19种，占54.29%，并且该类药材的二氧化硫超标率（按《中国药典》标准）高达55.35%。其原因可能是根和根茎中含有较多的淀粉、糖分等物质易引起虫蛀，且根和根茎类药材炮制时多去除外皮，失去一定保护作用，较易发生虫蛀现象。

表2-4 不同品种中药材中二氧化硫残留量统计信息

编号	品种	入药部位	检验批次	超标批次（《中国药典》标准）	平均值（mg/kg）	最大值（mg/kg）	标准差	超标率（%）（《中国药典》标准计）
1	山药	根茎	95	35	520.76	3046.40	656.98	36.84
2	白芍	根	75	19	289.08	1870.00	311.05	25.33
3	党参	根	58	43	1011.79	3580.00	782.38	74.14
4	天花粉	根	28	21	608.59	1661.00	402.37	75.00
5	天麻	块茎	27	4	191.09	1112.80	237.84	14.81
6	天冬	块根	24	6	377.11	960.00	278.30	25.00

续表

编号	品种	入药部位	检验批次	超标批次 （《中国药典》 标准）	平均值 （mg/kg）	最大值 （mg/kg）	标准差	超标率（%） （《中国药典》 标准计）
7	白术	根茎	24	3	242.92	1140.00	231.15	12.50
8	牛膝	根	24	17	925.48	4064.00	856.56	70.83
9	粉葛	根	6	2	341.83	620.00	193.60	33.33
10	白及	块茎	15	8	596.59	1741.99	499.26	53.33
11	当归	根	71	54	560.82	3372.00	692.53	76.06
12	枸杞	果实	47	18	487.10	4202.67	1009.98	38.30
13	菊花	花	38	22	544.12	5722.00	1051.80	57.89
14	川贝母	鳞茎	38	27	635.20	3115.30	681.91	73.81
15	百合	鳞叶	28	17	569.82	2733.00	735.34	60.71
16	黄芪	根	25	14	469.82	4453.00	916.39	56.00
17	葛根	根	23	20	644.46	1794.00	500.55	86.96
18	白芷	根	21	15	377.95	1141.00	289.39	71.43
19	桔梗	根	19	14	495.42	2410.00	580.21	73.68
20	金银花	花	18	7	119.66	368.00	129.95	38.89
21	麦冬	块根	16	13	504.16	1122.00	293.66	81.25
22	玉竹	根茎	16	10	334.34	902.20	267.25	62.50
23	茯苓	菌核	16	1	60.24	223.50	60.73	6.25
24	南沙参	根	15	8	391.14	2000.00	536.43	53.33
25	牡丹皮	根皮	16	13	304.04	658.00	167.15	81.25
26	丹参	根和根茎	11	8	278.55	490.00	172.03	72.73
27	山银花	花	10	10	543.90	806.00	140.21	100.00
28	川明参	根	10	6	384.20	1175.00	398.84	60.00
29	人参	根和根茎	9	5	229.68	713.00	204.53	55.56
30	薏苡仁	种仁	8	4	311.68	678.40	296.35	50.00
31	泽泻	块茎	7	1	60.89	244.00	86.27	14.29
32	半夏	块茎	6	2	161.01	591.00	240.27	33.33
33	厚朴	干皮、根皮和枝皮	6	0	68.12	110.71	33.22	0.00

续表

编号	品种	入药部位	检验批次	超标批次 （《中国药典》 标准）	平均值 （mg/kg）	最大值 （mg/kg）	标准差	超标率（%） （《中国药典》 标准计）
34	射干	根茎	6	2	139.73	301.70	96.72	33.33
35	板蓝根	根	6	4	245.82	699.00	241.52	66.67
	平均超标率							52.43

按照《中国药典》2015年版中规定的二氧化硫残留限量值，在统计的所有批次中，平均超标率达到52.43%。这表明目前市场上中药材二氧化硫残留超标现象非常严重，如山银花、知母、百部、川贝母等药材中二氧化硫超标率高达100%，此外菊花中的二氧化硫残留量最大值可高达5722mg/kg，是《中国药典》规定限量值的38倍。若按照WHO所规定的草药中二氧化硫残留限量值150mg/kg计算，《中国药典》中特别规定的10种中药材的二氧化硫超标率将更高，分别为山药（71.58%）、白芍（56.00%）、党参（74.14%）、天花粉（82.14%）、天麻（44.44%）、天冬（83.33%）、白术（54.17%）、牛膝（95.83%）、粉葛（100.00%）、白及（80.00%）。

第三章
硫黄熏蒸对中药材质量和安全的影响

一、硫黄熏蒸对中药材化学成分的影响

（一）硫黄熏蒸对中药材中有机物的影响

1. 糖类

硫黄熏蒸过程中，二氧化硫与水及药材中所含钠盐可结合形成亚硫酸氢钠。亚硫酸氢钠和糖的反应可看成是和开链糖上的醛基发生加成反应，或与环式糖上的半缩醛羟基发生取代反应，从而导致糖含量降低（图3-1）。另外，糖含量的检测特别是还原糖含量的检测多利用糖上所含的醛基，糖与亚硫酸氢钠反应后，醛基消失，不能再以糖的形式被检测到。

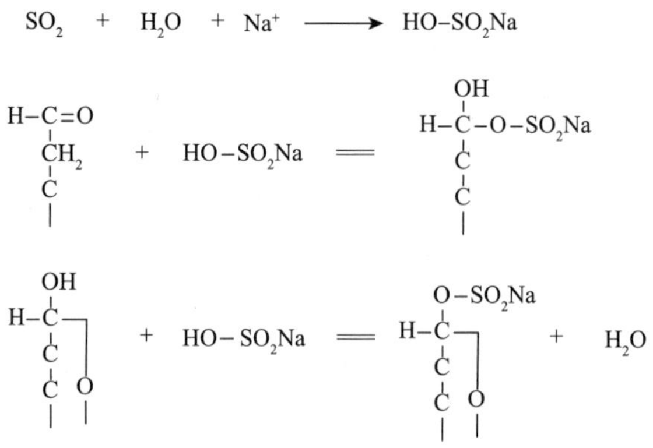

$$SO_2 \ + \ H_2O \ + \ Na^+ \ \longrightarrow \ HO\text{-}SO_2Na$$

图3-1　糖与亚硫酸氢钠的反应

二氧化硫还可与饮片中的醛、α-酮戊二酸、丙酮酸、葡萄糖、甘露糖和果糖

等形成可逆结合的亚硫酸盐（赵锦燕，2015）。康传志等（2017）也在此基础上推断了天麻中一种二糖（3-*O*-*β*-D-galactopyranosyl-*β*-D-glucopyranose）被硫黄熏蒸后产生的含硫衍生物可能的结构。经硫黄熏蒸处理后，百合中的还原糖、总糖及总多糖的含量均降低。其中还原糖含量约降低一半，总糖含量与硫黄使用剂量呈现一定的负相关性，硫黄熏蒸时所用剂量越大，样品中的总糖含量越低。适量的硫黄熏蒸可使山药中的多糖含量升高，但在继续加大硫黄用量时，多糖含量反而下降。多糖在中药中较为常见，特别是在根茎类药材中含量较高。在根茎类药材打粉的过程中可明显感觉到硫熏药材更易磨成细粉，且磨成的细粉不容易粘连、结块。此外，亚硫酸盐与糖上的醛基结合可抑制中药材褐变，因此硫黄熏蒸后的药材不易变黑。

2.香豆素及其苷类

芳环上连有醚键的香豆素类成分在硫黄熏蒸的过程中醚键易断开，形成相应的酚，代表性中药有白芷。研究发现未硫熏白芷和硫熏白芷的指纹图谱存在显著差异，硫熏后白芷中极性较大的成分的种类及含量显著降低，通过HCA和PCA分析发现其中降低最明显的成分是氧化前胡素（oxypeucedanin）和欧前胡素（imperatorin）。随着硫黄用量的增加和硫熏时间的延长，白芷中氧化前胡素和欧前胡素的含量总体呈下降趋势。另有研究表明白芷硫熏前后差异最大的成分为氧化前胡素和花椒毒酚。Wang等（2009）发现硫熏可导致白芷中香豆素类成分含量显著改变，其中花椒毒酚（xanthotoxol）的含量随着硫熏量的增加而增加，但欧前胡素（imporatorin）、异欧前胡素（isoimporatorin）和异珊瑚菜素（cnidilin）的含量随着硫熏量的增加而降低；氧化前胡素（oxypeucedanin）和水和氧化前胡素（oxypeucedanin hydrate）的含量变化趋势相反，因此其推断白芷中香豆素类成分存在图3-2中转化关系。

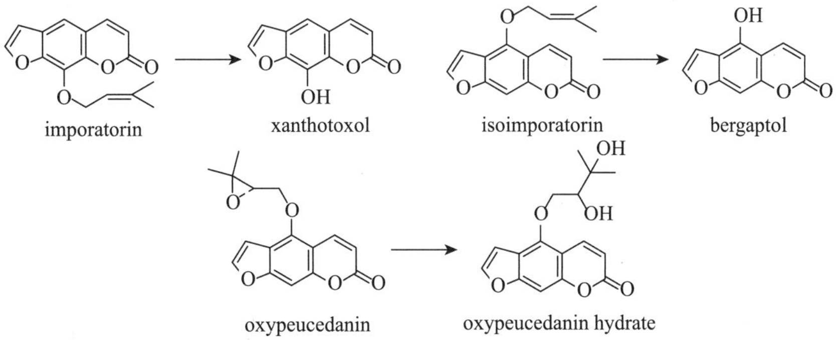

imporatorin   xanthotoxol   isoimporatorin   bergaptol

oxypeucedanin   oxypeucedanin hydrate

图3-2　硫黄熏蒸过程中白芷香豆素类成分可能存在的转化关系

3.黄酮及其苷类

中药中所含的黄酮类成分易与糖成苷，在硫熏的过程中苷键易断裂形成相应的苷元。另外，黄酮A环和B环上所连的羟基可与亚硫酸发生酯化反应，形成亚硫酸酯类成分。硫熏后，菊花中的黄酮苷类成分含量明显降低，而黄酮苷元类成分的含量明显升高。其中木犀草苷可能脱去葡萄糖而转化为木犀草素（图3-3）。硫熏后，葛根中葛根素的含量显著下降，可能是由于其转化为相应的亚硫酸酯类，果德安等（2015）证实了这一猜想，其在硫熏葛根中发现了12种含硫化合物，并认为这12种含硫化合物均为黄酮苷类成分通过酯化反应转化而来（图3-4）。该反应在黄芪硫熏

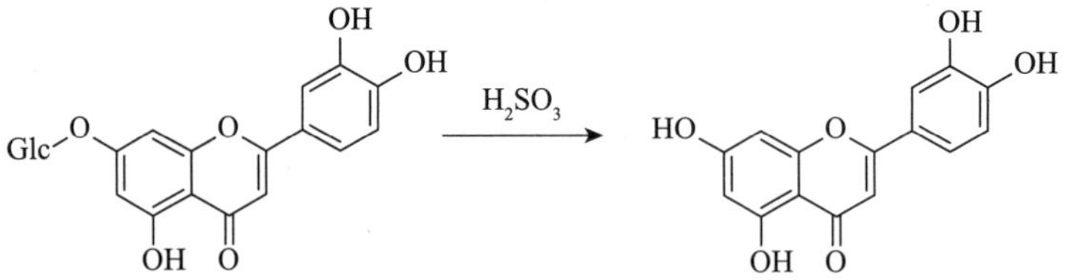

图3-3　硫熏过程中菊花中木犀草苷可能发生的化学成分转化

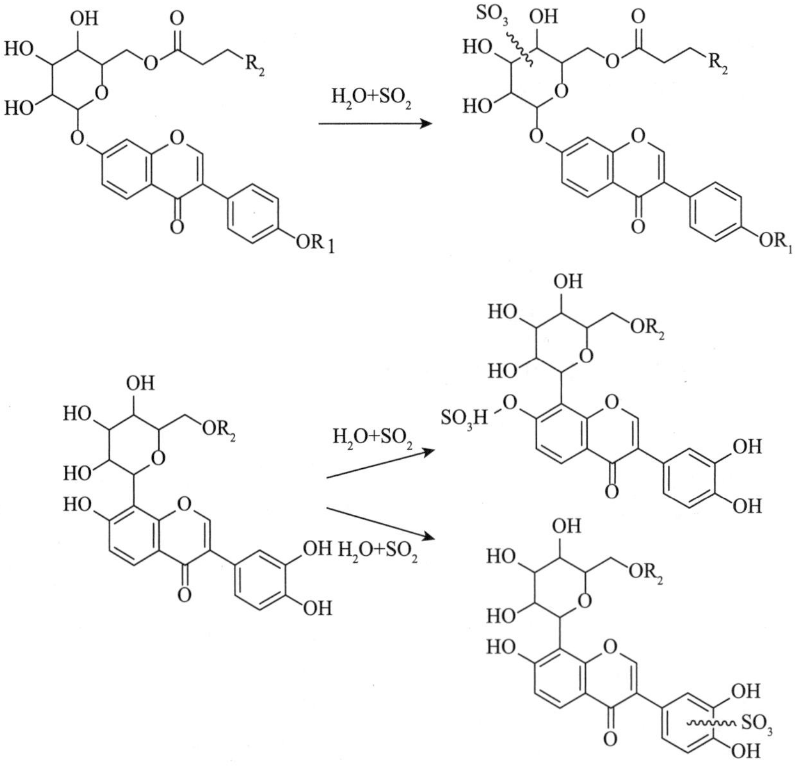

图3-4　硫熏过程中葛根黄酮类成分可能发生的化学成分转化

的过程中可能也同样存在，与晒干和阴干相比，硫熏后黄芪中毛蕊异黄酮苷的含量表现为晒干<硫熏<阴干。且随着硫黄用量的增加及硫熏次数的增多，毛蕊异黄酮苷含量呈下降趋势。翟宇瑶等（2014）的研究则表明，硫黄熏蒸过的黄芪药材中毛蕊异黄酮苷、芒柄花苷含量降低，毛蕊异黄酮、芒柄花素含量无明显变化。

4.苯乙醇苷类

在硫熏的过程中苯乙醇苷类成分的糖基团容易丢失，形成相应的苯乙醇类化合物，而其中含对位羟基或巯基的苯乙醇类化合物可与亚硫酸发生酯化反应（图3-5）。通过测定硫熏前后天麻中六种化合物的含量发现，天麻中的天麻素、对羟基苯甲醇、巴利森苷、巴利森苷B、巴利森苷C、巴利森苷E的含量均不同程度降低。有研究亦表明，硫熏后天麻中的腺苷、天麻素、对羟基苯乙醇和对羟基苯甲醛的含量显著降低，但巴利森苷的含量略有升高。康传志等（2018）研究也表明硫熏后除了巴利森苷E含量升高外，天麻素、巴利森苷、巴利森苷B、巴利森苷C的含量均降低。同时其研究团队在硫熏天麻中发现了两种苯乙醇类含硫化合物，并推测其分别为对羟基苯乙醇亚硫酸酯、对巯基苯乙醇亚硫酸酯，因此推断对羟基苯乙醇、对巯基苯乙醇可以被亚硫酸酯化，转化为相应的亚硫酸酯。

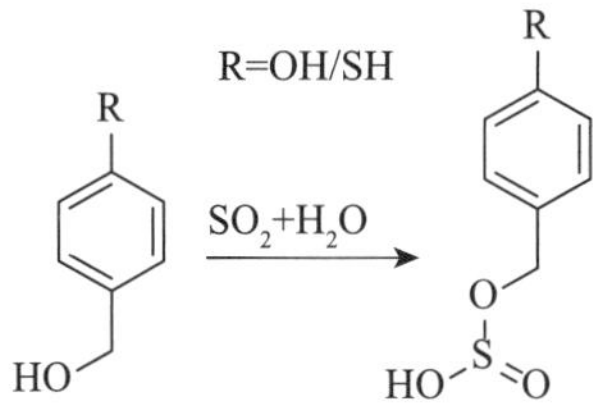

图3-5　硫熏过程中天麻苯乙醇苷类成分可能发生的化学成分转化

5. 萜类

中药中萜类成分主要是由异戊二烯或异戊烷以各种方式连结而成的一类天然化合物。其连接方式较多，因此种类也较为复杂。在硫熏过程中，受光、热、pH值的影响，其容易产生电子转移，发生分子内重排反应，以及加成、取代、脱水等反应。其中，受影响较大的萜类主要有单萜类、倍半萜类及相应的苷类成分。

（1）单萜类：金银花中萜烯类成分含量在硫熏的过程中显著降低。其中断马钱子酸是一种分子结构中具有半缩醛羟基的环烯醚萜类成分，曾经从忍冬科金银花Lonicera. japonica Thunb.、蓝果忍冬 L. coerulea Linn.和长白忍冬 L. ruprechtiana

Regel等植物中分离得到，其含量变化有可能引起金银花与环烯醚萜类成分相关的药理活性的改变，如抗炎、抗病毒、保肝利胆等。新鲜的金银花含水量较大，经过硫黄熏蒸而富含亚硫酸，环烯醚萜类成分断马钱子酸在酸性环境中不稳定，主要是断马钱子酸类成分上的环状半缩醛羟基与亚硫酸反应生成相应的衍生物（图3-6）。

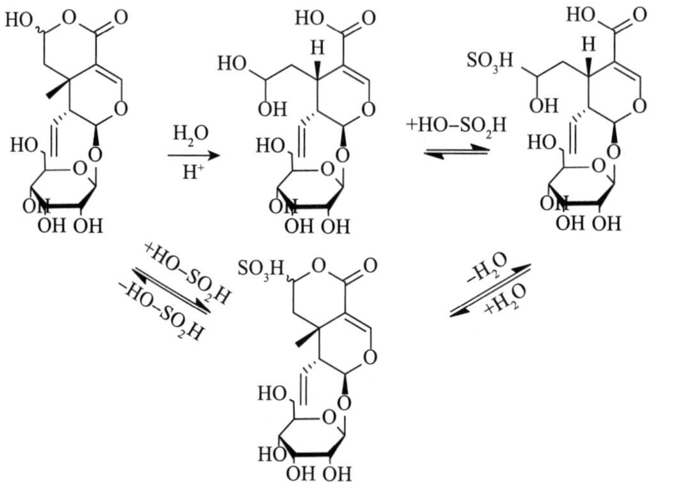

图3-6 硫熏过程中金银花环烯醚萜类成分可能发生的化学成分转化

王亚君等（2007）运用GC-MS法发现，单萜类化合物中，与晾干相比，硫黄熏制菊花中2,4（10）–侧柏二烯、异麝香草酚、伞形花酮、桉叶素、左旋–4–萜品烯醇和（*E*）–2–莰烯–4–醇分别降低了7.5、6.5、3.4、2.0、1.6、1.2倍；而（1R）–樟脑、龙脑、乙酸龙脑酯、对位伞花烯、α–蒎烯、乙酸马鞭草烯酯、α–松油醇和麝香草酚分别增加了18.1、5.3、4.3、4.2、3.7、3.5、1.5、1.3倍，增幅最高者为（1R）–樟脑。根据化合物的结构特征和含量的增减，推测可能有以下转化过程，多数反应可能是游离基反应（图3-7）。

白芍和丹皮同属芍药科植物，均含有芍药苷类成分，其在硫熏的过程中很容易转化为芍药苷亚硫酸酯类。硫熏前后白芍中芍药苷亚硫酸酯及芍药苷的含量具有极显著差异（*P*<0.001），主要是硫黄熏制可降低芍药苷含量，而产生新成分芍药苷亚硫酸酯，该成分是由芍药苷在有水条件下和SO_2的反应产物，而且这种转化是不可逆的。Zhang等（2013）运用高分辨质谱技术，解析出硫熏白芍中5种含硫衍生物。李松林等（2009）从硫熏丹皮中解析出6种含硫衍生物，随后从硫熏丹皮中解析出13种含硫衍生物，并推导了其可能存在的转化机制（图3-8）。

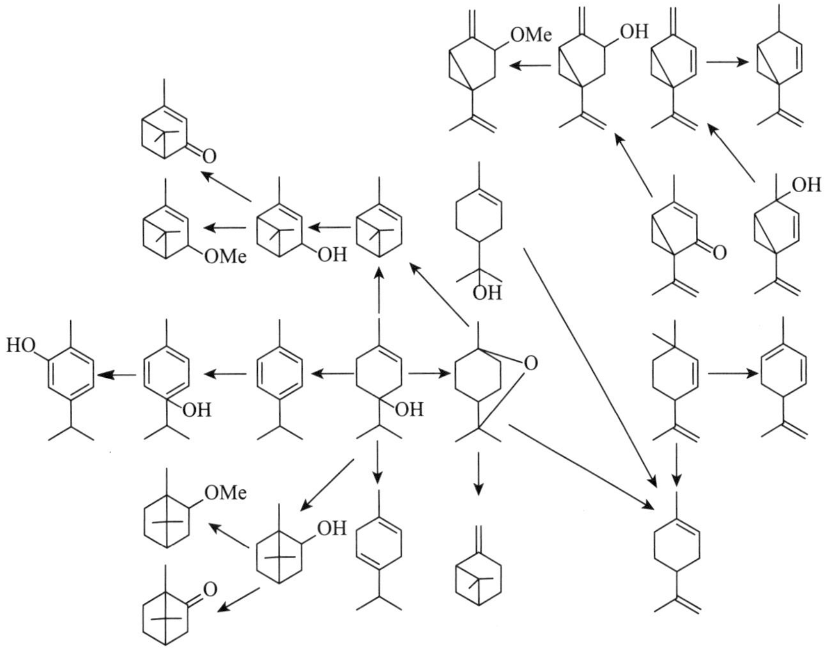

图3-7 硫熏过程中小亳菊单萜类成分可能发生的化学成分转化

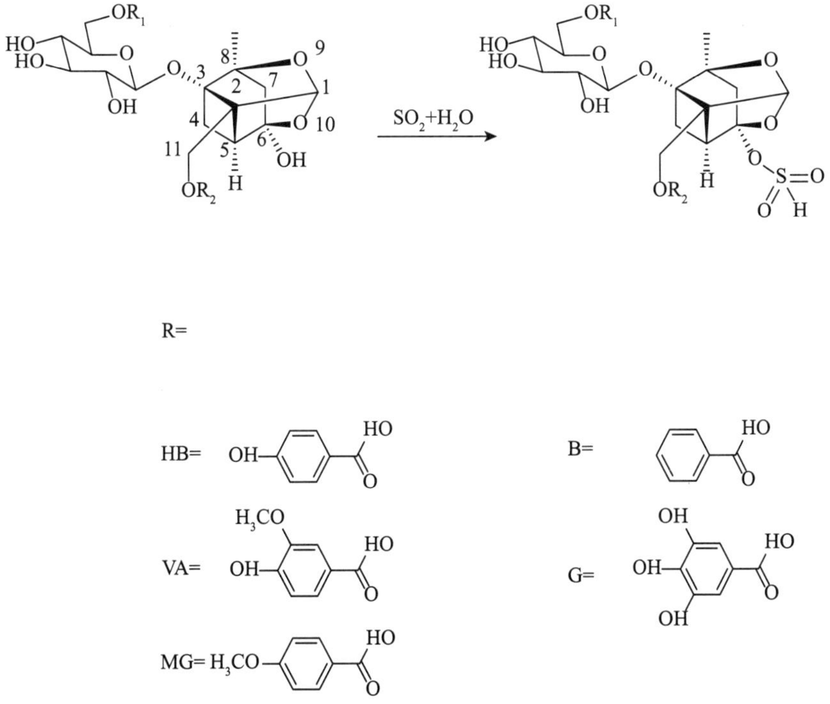

图3-8 硫熏过程中牡丹皮单萜苷类成分可能发生的化学成分转化

（2）倍半萜及其苷类：党参中的倍半萜类成分主要为炔苷，该类成分最显著的特点是含有多个共轭的不饱和键，故化学性质较为活泼。硫熏加工造成其较大的损失，其中甘肃临洮县党参中炔苷含量下降16.49%，甘肃首阳县党参中炔苷含量下降56.30%，重庆市城口县党参中炔苷含量下降44.71%。中药硫熏的过程中SO_2与水反应可生成H_2SO_3，H_2SO_3在氧气充足的环境中会被空气中的氧气氧化为H_2SO_4。党参炔苷中所含的羟基较为活泼，可与H_2SO_4反应生成相应的硫酸酯。另外，硫熏造成的酸性环境亦可能导致其中的高级苷，如lobetyolinin和lobetyolin脱去一分子糖，生成对应的次级苷（图3-9）。

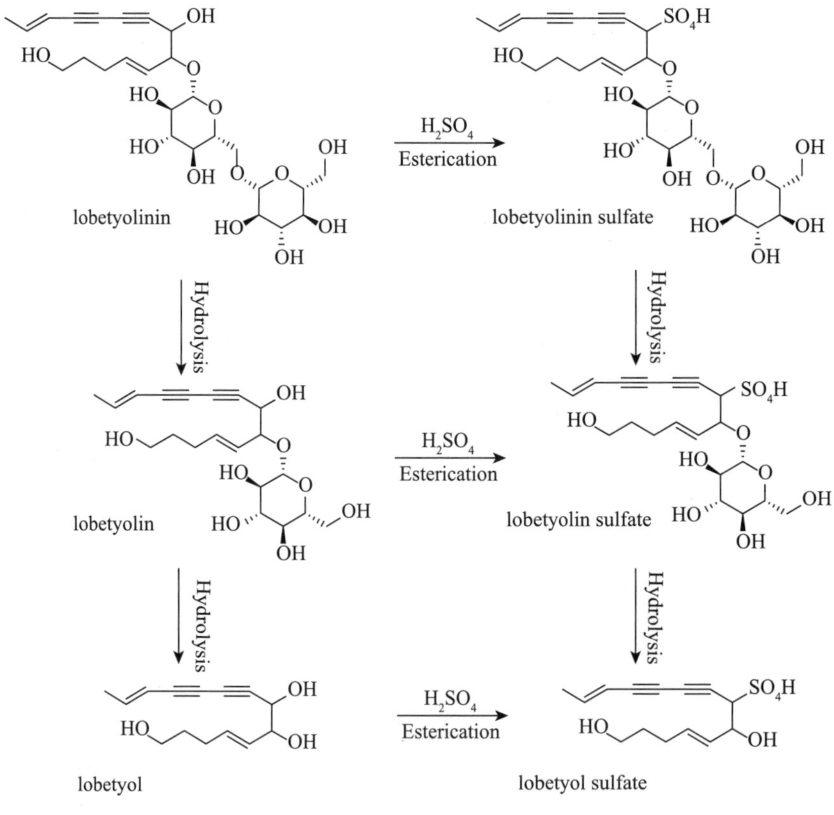

图3-9　硫熏过程中党参倍半萜类成分可能发生的化学成分转化

晾干菊花和硫黄熏制菊花中倍半萜类化合物的总量几乎相同，分别为12.65%和10.39%，但硫熏样品中的降解产物种类更多（图3-10）。

白术中的倍半萜类为三环倍半萜，硫熏过程中产生的热量及酸性增强，使这些分子中分子内重排的概率大大提高；同时新增的亚硫酸较容易与该类成分中所含的

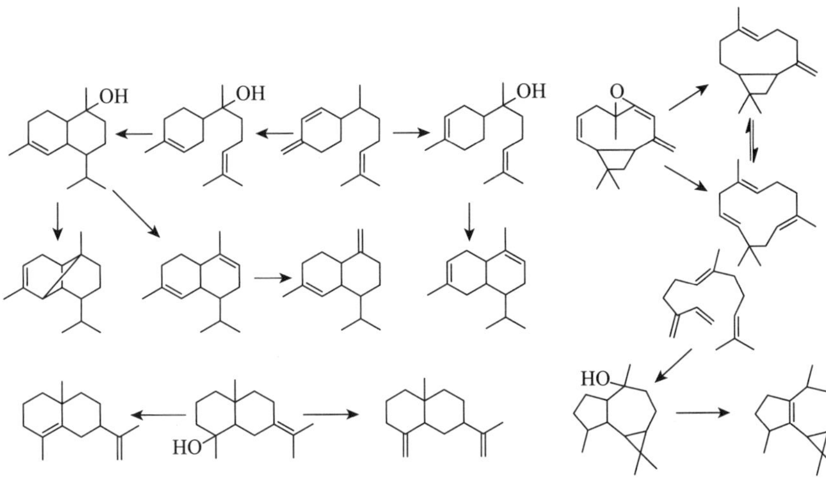

图3-10　硫熏过程中小亳菊倍半萜类成分可能发生的化学成分转化

活泼羟基发生酯化反应。Sun等（2017）运用高分辨质谱对硫熏前后的白芍进行化学成分差异的系统比较分析，并根据化合物含量的变化推导白术硫熏过程中可能存在的化学转化关系。研究表明，硫黄熏蒸的过程中伴随着高温脱水和氧化分解等多种反应，如6-羟基-3-3-二氢白术内酯Ⅲ（22）和苍术内酯（32）脱水缩合成6-羟基-3,3-二氢白术内酯Ⅲ-苍术内酯复合物（44），导致化合物22和32含量降低，并产生化合物44。而苍术酮（71）亦可被氧化为白术内酯Ⅲ（28）和异甾体内酯A（38），从而大大降低苍术酮的含量，而使白术内酯Ⅲ和异甾体内酯A的含量升高。而其他化合物中的活泼羟基（多为半缩醛羟基、仲羟基及叔羟基）则易被亚硫酸或硫酸酯化（图3-11）。

6. 皂苷类

很多皂苷类成分含有羟基，硫熏过程中，有些羟基易被亚硫酸酯化，代表性成分有人参皂苷类和黄芪皂苷类成分。硫熏后桔梗中的桔梗皂苷及桔梗酸类成分显著降低。李松林等（2012）测定了正常和硫熏人参的甲醇提取液和煎煮液中14种皂苷和总皂苷的含量，发现与正常人参相比，硫熏人参甲醇提取物中有9种人参皂苷含量降低了3%～85%不等，总人参皂苷含量降低了54%；硫熏人参煎煮液中，10种人参皂苷含量降低了33%～83%，总人参皂苷含量降低了64%。未硫熏人参煎煮液中无法检测到人参皂苷 Rh_2 和人参皂苷 Rg_5，在硫熏人参煎煮液中检出量分别为0.09mg/g和0.05mg/g。说明硫熏不仅可以影响人参中人参皂苷的含量，还可以影响复方汤剂中化学成分的转化。其研究团队的另一项研究表明，人参中人参皂苷类成分可被亚硫酸

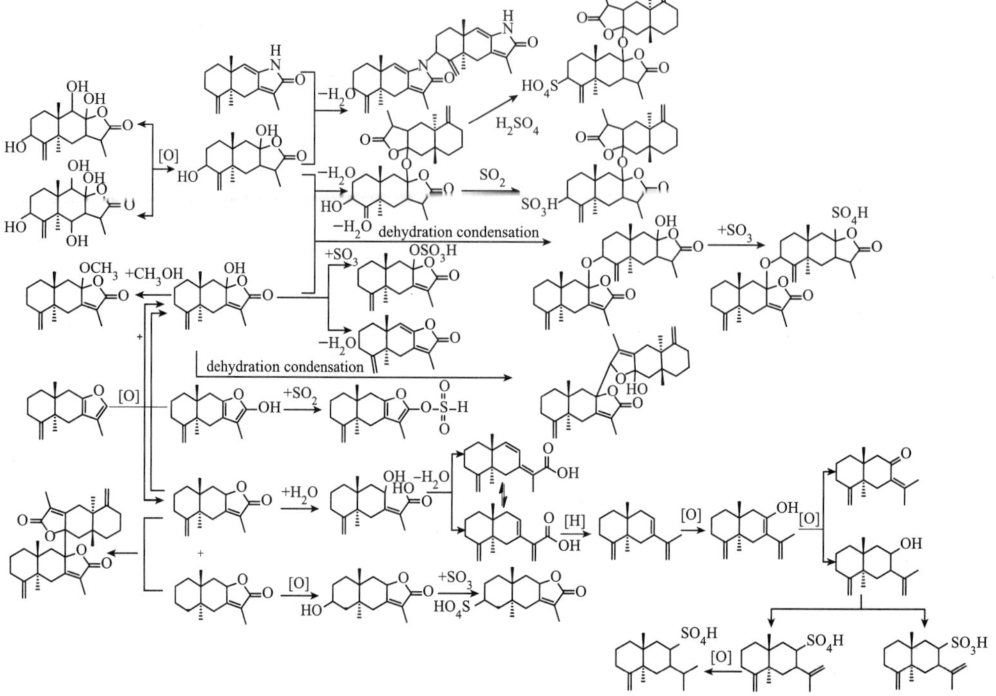

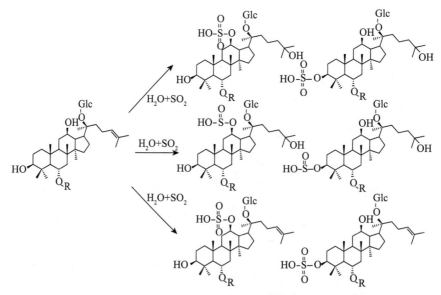

图3-11 硫熏过程中白术倍半萜类成分可能发生的化学成分转化

酯化或硫酸酯化，不管是达玛烷型还是齐墩果烷型人参皂苷，其3号和12号碳上常连有羟基，这两个位置连接的羟基易被亚硫酸酯化或硫酸酯化（图3-12）。

图3-12 硫熏过程中桔梗皂苷类成分可能发生的化学成分转化

与晒干和阴干相比，硫熏后黄芪中黄芪甲苷的含量升高，且随着硫熏用量的增加及硫熏次数的增多，黄芪甲苷含量呈上升趋势，可能是黄芪皂苷 I 或黄芪皂苷 III 等成分在一定条件下转化为黄芪甲苷。而翟宇瑶等（2014）的研究则表明，硫熏后黄芪中黄芪皂苷 I、黄芪皂苷 III、黄芪甲苷的含量变化不明显。Dai 等（2017）运用高分辨质谱证实，在硫熏麦冬中产生了麦门冬皂苷 D 的含硫衍生物（图3-13）。

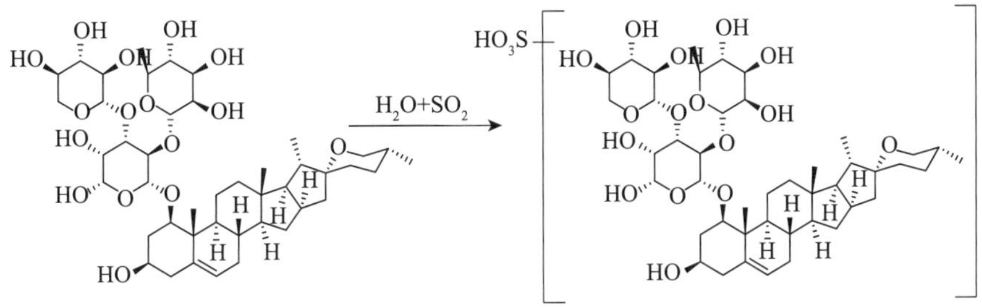

图3-13　硫熏后麦冬中麦门冬皂苷 D 可能发生的化学成分转化

7. 没食子酰葡萄糖苷及蒽醌苷类

大黄硫熏后含量显著降低的成分主要有没食子酰葡萄糖苷类和蒽醌苷类。在非硫熏大黄中，没食子酸、儿茶素/表儿茶素、1-肉桂酰-2-没食子酰葡萄糖苷含量较高；而在硫熏大黄中，这些成分含量显著降低。1-没食子酰-2-苯丙酸酯葡萄糖苷、1,4-二没食子酰-2-肉桂酰葡萄糖苷、3-羧基-4-甲基-5-羟基-1-O-β-D-蒽醌苷、1-羟基-3-甲基-5-O-葡萄糖酸在未硫熏大黄中可以检出，而在硫熏大黄中未检出，说明这两类成分硫熏后发生了苷键水解，或某些羟基与亚硫酸、硫酸发生了酯化反应，使其含量降低。

8. 生物碱类

金银花在硫熏过程中有4种生物碱类成分（吡啶、3-乙烯基吡啶、3-乙基吡啶、异喹啉）的含量显著降低，浙贝母中的贝母辛、贝母甲素和贝母乙素的含量均下降。杨晓艳等（2013）运用紫外分光光度法测定了硫熏前后半夏中总生物碱的含量，结果表明半夏硫熏后总生物碱的含量变化不明显。综合来看，中药在硫熏后生物碱含量呈现降低的趋势，可能是由于其转化为其他化合物。

9. 有机酸类

硫熏后半夏中琥珀酸含量降低，当归中阿魏酸的含量亦降低，且硫熏程度越深（以二氧化硫残留量计），阿魏酸的含量越低，可能是阿魏酸中的酚羟基与亚硫酸或硫酸发生了酯化反应。党参中的氨基酸类成分在硫熏的过程中会与硫酸发生反应，即氨基酸中的氨基脱去氢、硫酸脱去羟基，失去一分子水而形成肽键（图3-14）。

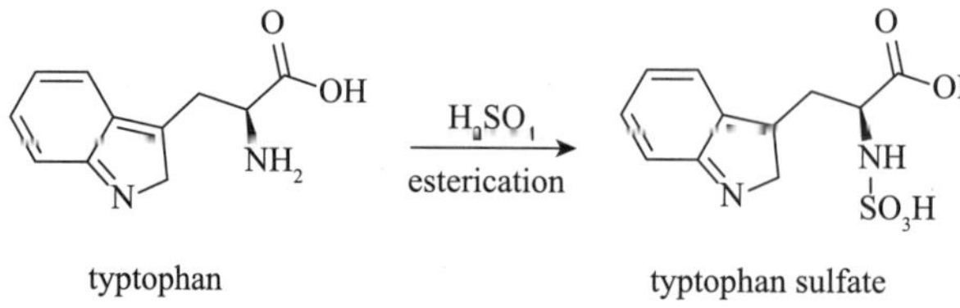

图3-14　硫熏过程中党参中的色氨酸的化学转化

10.总挥发油、总磷脂、总皂苷及浸出物

硫熏后百合中总磷脂、总皂苷的含量均降低，而游离氨基酸含量无显著变化。随着熏蒸时间延长，白芷浸出物的含量从19.8%降至15.1%，总体也呈下降趋势。自然晒干和石灰干燥的白芷浸出物含量分别为27.7%和28.7%，随着硫黄用量和熏蒸时间的延长，白芷的浸出物含量下降28.5%~47.3%。

11.其他类

硫熏会降低中药中某些挥发性成分的种类和含量，而有些成分在硫熏的过程中含量升高。Cao等（2014）运用气质联用技术，研究了晒干和硫熏白芷化学成分的差异，在白芷中共鉴定出73种挥发性成分，其中12种含硫化合物仅存在于含硫熏蒸的样品中，32种挥发性成分仅在晒干样品中检出，而在硫熏样品中消失。与正常人参相比，硫熏人参中新产生了20种含硫挥发性成分。

测定硫熏前后当归中10种化学成分，其中（E）-藁本内酯、川芎内酯I、川芎内酯H、阿魏酸松柏酯、（Z）-藁本内酯、川芎内酯A这7种成分含量明显降低，且随着硫熏时间的延长，其含量逐渐降低；Wei等（2015）研究亦表明，硫熏后当归中阿魏酸、川芎内酯A、n-芹菜甲素、川芎内酯、丁烯基酞内酯含量均降低；Ai等（2015）还发现，当归中当归内酯类的双键可与亚硫酸连续发生加成反应（图3-15）。

Yoshikawa等（1992）首次从干姜中提取出6-gingesulfinic acid，并发现与6-姜辣素（6-gingerol）和6-姜烯酚（6-shogaol）相比，6-gingesulfinic acid具有更好的抗溃疡活性。此后，Wu等（2018）发现6-gingesulfinic acid仅存在于硫熏干姜中，还推测了6-shogaol与6-gingesulfinic acid的转化关系。6-姜烯酚可与亚硫酸发生加成反应生成6-gingesulfinic acid（图3-16）。

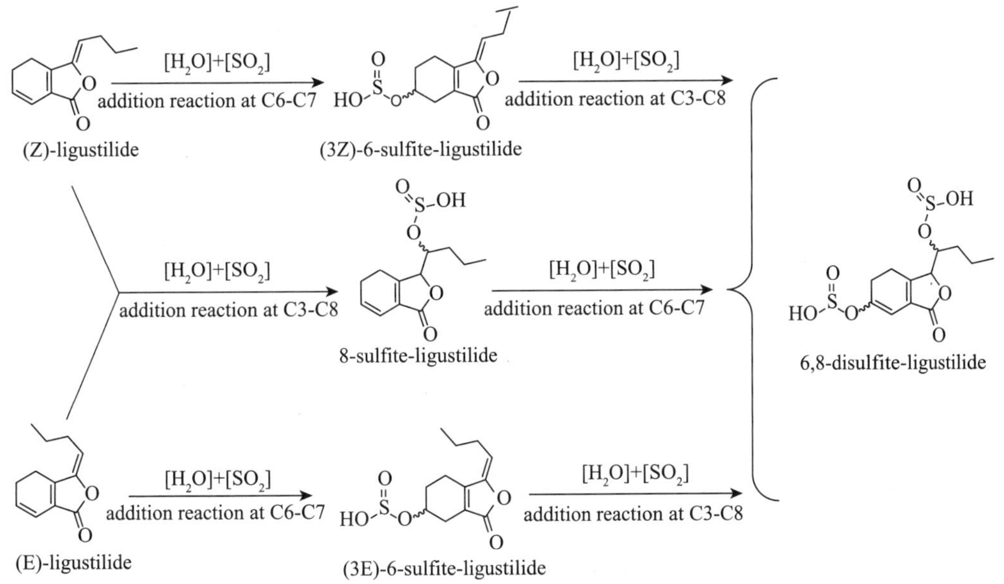

图3-15 硫熏当归中可能存在的化学转化

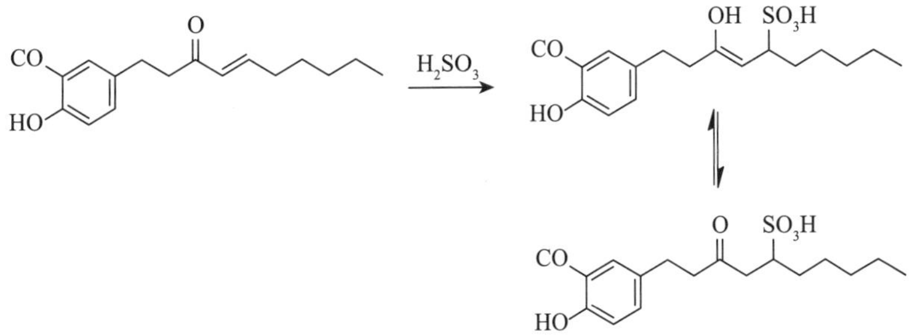

图3-16 硫熏过程中干姜中6-shogaol的转化机制

硫熏对中药组方用药亦有影响。随着山药中二氧化硫残留量的增加，六味地黄丸中丹皮酚、马钱苷和毛蕊花糖苷含量均有明显的下降趋势，硫熏山药对六味地黄丸质量有不利影响。其中丹皮酚为该复方中丹皮特有成分，马钱苷为山茱萸中特有成分，毛蕊花糖苷为地黄特有成分，这些均非山药所含成分，说明为硫熏过程中山药新引入的成分，二氧化硫或硫酸、亚硫酸及其盐类成分会影响六味地黄丸组方用药的质量。

综上所述，硫熏过程中受光、热、pH值的影响，中药中有机化合物会发生复杂的化学反应，主要有亚硫酸酯化、硫酸酯化、加成、水解、脱水等，应引起重视。主要变化的化合物种类、参与反应的官能团及可能发生的化学反应如表3-1所示。

表3-1　硫熏后中药有机化合物变化

中药名	改变的化学成分	含量变化	可能发生的化学反应	参与反应的官能团	参考文献
人参（Ginseng radix et rhizoma）	人参皂苷类	降低	硫酸酯化、亚硫酸酯化	仲羟基	Li等，2012
			水解	苷键	
	人参皂苷含硫衍生物	升高	硫酸酯化、亚硫酸酯化	仲羟基	
	含硫挥发性成分	种类增多，含量升高	未知	未知	Cao等，2015
当归（Angelicae sinensis radix）	阿魏酸	降低	未知	未知	Duan等，2016；Cao等，2014
山药（Dioscoreae rhizoma）	多糖	少量硫熏含量升高，过量硫熏含量降低	未知	未知	崔援军等，2007
天麻（Gastrodiae rhizoma）	对羟基苯乙醇、对巯基苯乙醇、二糖	升高或降低	亚硫酸酯化	醇羟基	Kang等，2017
白芍（Paeoniae radix alba）	芍药苷类	降低	亚硫酸酯化	半缩醛羟基	Kong等，2014
	芍药苷亚硫酸酯	升高			
白术（Atractylodis macrocephalae rhizoma）	倍半萜类	升高或降低	脱水、氧化、水解、酯化等	多种官能团	Sun等，2017
白芷（Angelicae dahuricae radix）	香豆素类	升高或降低	醚键断裂	醚键	Wang等，2009；卢晓琳等，2013；Liu等，2014
浙贝母（Fritillariae thunbergii bulbus）	贝母素甲、贝母素乙	降低	未知	未知	孔凤利，2017
黄芪（Astragali radix）	黄酮苷	降低	硫酸酯化	羟基	季琳等，2014
	黄酮苷硫酸酯	升高			
党参（Codonopsis radix）	氨基酸	降低	亚硫酸酯化或酸碱中和反应	氨基或羟基	Ma等，2014
姜（Zingiberis rhizoma）	6-姜酚	降低	加成反应	烯键	Wu等，2018
		升高			
金银花（Lonicerae japonicae flos）	断马钱子酸Ⅰ	降低	亚硫酸酯化	半缩醛羟基	郭爱丽等，2014
	断马钱子酸亚硫酸衍生物	升高			

续表

中药名	改变的化学成分	含量变化	可能发生的化学反应	参与反应的官能团	参考文献
葛根（Puerariae lobatae radix）	黄酮苷	降低	亚硫酸酯化	羟基	Yang等，2015
	黄酮苷衍生物	升高			
菊花（Chrysanthemi flos）	黄酮苷	降低	苷键水解	苷键	李友连等，2015
麦冬（Ophiopogonis radix）	皂苷	降低	未知	未知	Dai等，2017
	皂苷含硫衍生物	升高			
大黄（Rhei radix et rhizoma）	蒽醌苷类	降低	未知	未知	Yan等，2016

（二）硫黄熏蒸对中药材中无机元素的影响

硫熏后浙贝母中Hg元素含量明显升高，而随着二氧化硫在药材中滞留，S元素的含量亦升高。菊花中Ba和Cu元素在硫熏后含量显著增加；Pb和As元素含量略有增加，但未达到显著差异；Hg元素含量无明显变化；Cd元素含量较非硫熏菊花样品略有降低，但未达到显著差异。金银花中Al元素的含量显著升高；当归中As和Pb元素含量明显升高；白芍中Cu元素含量增加，且在硫熏白芍中检测到了As和Hg元素；硫熏半夏中几种重金属元素的含量无明显变化。由此可见，硫熏后中药中重金属含量有些升高，有些变化不明显，这可能与其所用硫黄的来源不同有关。由于工业硫黄比食用硫黄的价格相对低廉，若熏蒸药材时使用工业硫黄，则其熏蒸后药材中所含重金属的量可能会有所增加。硫熏后中药无机化学元素的变化见表3-2。

表3-2　硫熏后中药无机化学元素的变化

品种	检测方法	微量元素	重金属残留	参考文献
白芍	离子发射光谱	Cu、S含量增加，Zn含量降低	检出As、Hg残留	刘静静等，2011
金银花	微波消解-电感耦合等离子体发射光谱法	S、Al含量有显著升高	Cd残留增加	刘晓等，2011
浙贝母	微波消解-等离子体原子发射光谱法-傅里叶变换红外光谱法	S含量有显著升高	Hg含量明显升高	Lou等，2014

品种	检测方法	微量元素	重金属残留	参考文献
菊花	微波消解－电感耦合等离子体质谱仪（ICP-MS）	Ba 含量显著增加	Cu 含量显著增加，Pb 和 As 略增加，Hg 无明显变化，Cd 略降低	汤坚等，2014
金银花	ICP-AES	Al 含量显著升高		刘晓等，2011
当归	微波消解－ICP-AES		As 和 Pb 含量明显升高	娄雅静等，2013
半夏	等离子光谱仪及原子荧光光度计		无明显变化	刘静静等，2011
北沙参	原子吸收分光光度计		Cd、Hg、As 含量明显增加，Cu、Pb 含量有所减少	闫舒等，2019
西洋参	原子吸收分光光度计		Cd、Cu、Hg、As 含量明显增加	闫舒等，2019
枸杞	微波消解－电感耦合等离子体质谱仪（ICP-MS）	Na、Mg、P、K、Ca 降低，Fe、Cr、Al、Zn 增加	As、Cd、Hg、Pb 增加	蒋金花等，2019
牛膝等10种中药饮片（共计68批次）	ICP-MS		二氧化硫与重金属含量无相关性，硫熏后其变化不明显	许玮仪等，2015

值得注意的是，王赵等（2015）模拟制备的经不同硫黄熏蒸时间处理的白芍、黄芪、党参、当归等四种药材中铅、镉、总砷、总汞、铜等重金属的残留量，结果均未见重金属有害残留增加。且硫熏半夏中几种重金属元素的量无明显变化。因此推测硫黄熏蒸中药材的重金属残留量超标现象可能与所用的硫黄品质等有关。

（三）硫黄熏蒸对中药材中酶活性的影响

酶促褐变及美拉德反应是中药发生褐变的主要原因。其中多酚氧化酶（PPO）和过氧化物酶（POD）是引起酶促褐变的 2 个关键酶。PPO 参与多酚类物质的氧化，在植物的防御保护体系中起重要作用，是催化褐变反应的关键酶，其褐变程度与植物中 PPO 酶活性有密切关系。POD 在酶促氧化中也起着重要作用。在活体组织中，酚类化合物（包括黄酮类成分）几乎全部以糖苷和酯类形式存在，糖苷和水解酶共同存在于同一细胞的不同细胞器中，两者难以接触。而采收后，植物由于其温度、湿度、pH 值和水分等外界条件变化，造成细胞的呼吸强度加大，活性氧代谢失调，细胞膜结构破坏，使 PPO、POD 与酚类物质接触，从而导致酚类物质发生酶促反应。通过含量测定与酶活性测定结果发现，硫熏可通过抑制百合和菊花中 PPO 和 POD 的活性，减少腐烂和褐变现象的发生，且 PPO 和 POD 可能是影响亳菊中化合物含量的因素之一，PPO 和 POD 的活性越低，极性大的绿原酸、异绿原酸 A 等酚酸类成分的含量越高，而极性小的芹菜素、香叶木素及金合欢素等黄酮苷元类成分的含量则逐渐降低。

PPO 和 POD 是亳菊体内重要的活性氧防御酶，正常状态下体内活性氧的产生与消除处于平衡状态，因此防御酶体系也相对稳定。新鲜菊花采收后，如不能及时干燥，当细胞组织被破坏，氧就大量侵入，造成醌的形成和其还原反应之间的不平衡，于是发生了醌的积累，醌再进一步氧化聚合，就形成了褐色素，从而发生褐变。而酶促褐变的发生需要具备 4 个条件，即氧的存在、酶的作用、含 Cu^{2+} 辅基参与和酚类底物。决定酶促褐变率的最重要因素为组织中活性多酚氧化酶和酚类物质的浓度、可利用的氧含量、pH 值和温度等。在硫黄熏蒸过程中，硫黄燃烧需要消耗大量的氧气，会抑制酶促褐变反应，而且硫熏产生的气体直接作用于酶本身，能够抑制 PPO 和 POD 的活性。同时，产生的 SO_2 气体与亳菊鲜花中的水分结合，降低了反应体系的 pH 值，故硫黄熏蒸会明显降低 PPO 和 POD 活性。随着硫熏剂量的增大，硫熏时间越长，产生 SO_2 的浓度越大，褐变酶的活性被抑制的越多，同时也说明硫熏剂量和硫熏时间是影响褐变酶活性的关键因素。

二、硫黄熏蒸对中药材药理和毒理作用的影响

（一）硫黄熏蒸对中药材药理作用的影响

1. 人参　Zhu 等（2015）通过 UPLC-Q-TOF-MS 法比较了正常及硫黄熏蒸人参给药后小鼠体内次生代谢产物的差异，结果表明硫熏人参药材中共产生了 20 种含硫新化合物，均由人参皂苷类成分转化而成，其中多数（17 个）能在小鼠粪便中检测到，少数（仅 6 个）能在血浆中检测到，有 8 个含硫新成分在药材中未检出，但在口服硫黄熏蒸人参提取物小鼠粪便中检出，可能是由其他 17 个含硫化合物在体内脱去糖基转化生成。Ma 等（2017）的研究也表明，硫黄熏蒸过程会显著降低人参中人参皂苷的含量，降低人参皂苷在人体的吸收量，从而降低人参的免疫调节活性。

2.白芷 欧前胡素是白芷镇痛的主要有效成分，硫熏白芷中欧前胡素的含量显著下降，故硫熏白芷与未硫熏者相比，抗炎及镇痛作用降低。由此推测白芷硫黄熏蒸后，对冰醋酸诱导的小鼠疼痛疗效减弱，是硫熏后白芷中欧前胡素含量显著降低所致。芍药苷和氧化芍药苷作为白芍镇痛作用的主要成分，在硫熏过程中显著降低，因此与未硫熏白芍相比，硫熏白芍镇痛作用亦明显降低。

3.当归 硫熏后当归的抗凝血作用显著降低。

4.党参 小鼠服用党参水提液对细胞免疫功能具有促进作用，然而服用硫黄熏蒸党参对小鼠的食欲和体质量增长会产生负面影响。

5.百合 随着硫黄熏蒸剂量的增加，百合的抗氧化活性逐渐降低，且百合提取物对 α – 葡萄糖苷酶活性的抑制率也逐渐降低。

6.菊花 硫黄熏蒸造成菊花提取物肠道吸收的成分在数量和含量上均显著降低。菊花硫熏前后肠道吸收成分的 UPLC–Q–TOF–MS 定性分析表明，硫黄熏蒸后菊花经肠道吸收的成分种类减少，含量降低。黄酮苷在小肠中还会转化为相应的黄酮苷元，而且黄酮苷元不易被小肠吸收。

7.山药 郭婕等（2010）研究表明，长期服用经大量硫黄熏制后的山药可能影响肝组织的氧化应激系统和 $Na^+–K^+–ATP$ 酶活性。粉葛硫熏后，其提高醉酒模型小鼠肝脏、血清中超氧化物歧化酶（SOD）含量的功效显著降低。

8.黄芪 晒干、60℃热风、微波、红外、热风+微波、热风+红外、微波+红外、三联用8种替代硫熏干燥方法处理黄芪后，各组提取物对于提高免疫低下小鼠的免疫功能的效果显著高于硫黄熏蒸组。其中热风+微波组对环磷酰胺诱导免疫低下小鼠碳廓清具有最显著影响；热风组、热风+微波组及三联用组对免疫低下小鼠免疫器官质量具有最显著的影响；热风组和热风微波联用组对2,4–二硝基氯苯所致小鼠迟发型超敏反应具有最显著的影响。热风+微波组对3组实验均具有显著的影响。

9.芍药 硫熏产生的化合物与其前体化合物的药理作用亦有差异。芍药苷亚硫酸酯为白芍、丹皮经过硫熏后芍药苷被亚硫酸酯化所得。芍药苷亚硫酸酯有一定的抗cAMP–PDE细胞活性，但其不具有芍药苷松弛平滑肌的作用。毒理实验表明，芍药苷亚硫酸酯体外对人和小鼠肝脏无细胞毒性，体内对大鼠无急性毒性。有研究证明，芍药苷亚硫酸酯在体内可部分转化为芍药苷，且芍药苷亚硫酸酯比芍药苷吸收快（达到最大血药浓度的时间为30、45分钟）。与芍药苷相比，芍药苷亚硫酸酯和苯甲酰芍药苷亚硫酸酯的最大血药浓度和生物利用度均增加，达峰时间（T_{max}）和半衰期（$T_{1/2}$）均延长，而苯甲酰芍药苷在小鼠血液中未被检测到，说明芍药苷亚硫酸酯和苯甲酰芍药苷亚硫酸酯可以增加生物利用度，延长药物吸收时间。可能是由于芍药苷亚硫酸酯本身没有芍药苷所具有的药理活性，亚硫酸基团的加入使芍药苷亚硫酸酯加入了亲水基团，有利于其在体内的吸收，而其在体内可部分去亚硫酸基团而转化为芍药苷，又可发挥芍药苷的药理作用。

10. 浙贝母 硫熏浙贝母组大鼠体内贝母素甲、贝母素乙的最大血药浓度（C_{max}）、药物浓度–时间曲线下面积（AUC_{0-t}）明显低于鲜切浙贝母组。

11. 复方制剂 Pei等测定了小鼠分别给予硫熏和未硫熏四物汤后，4种中药中各自主要成分（芍药苷、阿魏酸、洋川芎内酯A和洋川芎内酯I）的药代动力学参数，结果表明，与未硫熏组相比，硫熏后芍药苷的C_{max}、T_{max}、AUC值均极显著降低，其$T_{1/2}$和平均滞留时间（MRT）极显著延长；洋川芎内酯I的$T_{1/2}$和MRT亦显著延长；阿魏酸的C_{max}显著降低。

与此不同的是，有些硫熏产物比未硫熏前具有更好的生物活性，如与6–姜辣素和6–姜酚相比，干姜硫熏后产生的6–gingesulfinic acid具有更好的抗溃疡活性。

（二）硫黄熏蒸对中药材毒理作用的影响

研究表明多数中药在硫熏后并无显著毒性。

1. 菊花 与硫熏相比，热风菊花水提物能够更好地抑制氧化性低密度脂蛋白（ox-LDL）引起的人血管内皮细胞（HUVEC）中活性氧和脂质氧化水平的升高；更显著地提高超氧化物歧化酶（SOD）活性；同时促进HUVEC细胞增殖的效果更显著；并且可以显著降低细胞的凋亡。说明硫黄熏蒸后，菊花对细胞的毒性增加，且抗氧化应激作用明显减弱。

2. 白芍 与白芍水提物比较，硫熏白芍水提物无显著毒性。但马逾英等比较硫熏与未硫熏川白芷药材对小鼠镇痛作用的影响，结果硫熏川白芷药材未显示出镇痛效果，而未硫熏药材则显示出明显的镇痛作用。

3. 白芷 有些中药，如白芷硫熏后毒性甚至减弱。单次灌胃给药未硫熏白芷半数致死量（LD_{50}）为52.41g/kg，约相当于临床用量的353倍；单次灌胃给予硫黄熏蒸白芷的最大耐受量为123.6g/kg，约相当于临床用量的832倍。虽然两者均在安全使用范围，但是未硫熏白芷明显比硫熏白芷的毒性大。与未硫熏白芷相比，硫熏白芷中的香豆素类、挥发油含量显著降低，入血的香豆素类化合物无论在种类上还是含量上均减少，并且未能检测到代谢产生的成分。由此推断，白芷毒性可能与这些成分相关。

4.当归　有些中药硫熏后对癌细胞有较强的毒性。如硫熏当归提取液对人乳腺癌细胞系（MCF-7）细胞具有毒性，且高浓度硫熏提取液可对MCF-7细胞致死。遗憾的是，该项研究未对人或动物的正常细胞进行相关的毒理实验。其对乳腺癌具有毒性并不能说明其对正常细胞也具有毒性，因此，目前为止，尚无充足证据说明硫熏会导致中药毒理作用增强。

5.人参　众所周知，肝脏、脾脏和胸腺是人体重要的免疫器官，腺苷脱氨（ADA）、SOD活性是人体免疫能力的重要指标，郭明秀等（1995）观察含大量二氧化硫的人参对小鼠肝、脾、胸腺及血液中ADA、SOD及淋巴细胞转化率等免疫指标的影响，结果表明当人参中含最高剂量（达饱和状态）二氧化硫时，能显著降低血中SOD、胸腺ADA及淋转值，使胸腺、脾、肝重量指数不同程度下降。

综上所述，硫熏对中药药理作用普遍有负面影响。但这些研究在进行实验的过程中均未考虑硫熏量，而硫熏程度理论上会影响中药中二氧化硫残留量，硫熏对中药化学成分种类及含量的影响程度也与此有关，从而影响其药理及毒理作用。如白芷中花椒毒酚的含量随着硫熏量的增加而升高，而欧前胡素、异欧前胡素和异珊瑚菜素的变化趋势与此相反。因此，后续的研究应重视在考虑硫熏量的基础上进行相关实验。

第四章
硫黄熏蒸对天麻药材质量的影响

一、天麻研究概述

（一）本草考证及资源现状

天麻又名赤箭、定风草、独摇芝，为兰科植物天麻（*Gastrodia elata* Bl.）的干燥块茎，具有息风止痉、平抑肝阳、祛风通络的功效，被誉为"治风之神药"，可用于治疗小儿惊风、癫痫抽搐、破伤风、头痛眩晕、手足不遂、肢体麻木、风湿痹痛等症（《中国药典》2015年版）。天麻始载于《神农本草经》，列为上品。最早《神农本草经》无天麻产地的记载。天麻产地始载于《名医别录》："生陈仓川谷、雍州及太山、少室。"陈仓即现今秦岭以北、宝鸡市一带，雍州的行政区域为现今青海、甘肃、陕西等省相邻的地区，太山即现今山东泰安县东北的泰山，少室即河南省登封县嵩山。宋代《开宝本草》记载："生郓州、利州、太山、劳山诸处……今多用郓州为佳。"郓州现今辖境在山东省境内，利州即今四川省广元市、旺苍县一带，劳山即河南省登封县嵩山。宋代《本草图经》记载："今汴京东西、湖南、淮南州皆有之。"汴京即汴州，现今相当于河南省开封、封丘、尉氏、祀县等县；湖南辖境相当于现今湖南全省，以及湖北省荆山、大洪山以南，鄂城、崇阳以西，巴东、五峰以东及广西越岭以东的湘水、灌江流域；淮南辖境相当于今南至长江，东至沿海，西至河北黄陂、河南光山，北逾淮水和河南省的永城、鹿邑等县。明代《本草品汇精要》记载："邵州、郓州者佳。"邵州即现今湖南邵阳市、新绍、新化等县。通过对古代本草的考证，得到天麻的主要道地产区有现今陕西、四川、山东、河南、湖南、湖北、山西、安徽、甘肃、青海等省。

天麻作为名贵中药材，具有较高的药用价值和开发利用价值。由于人类长期采挖，生态环境破坏，野生天麻已处于濒危境地。目前天麻已被世界自然保护联盟（IUCN）评为易危物种，为二级保护植物。据《中国植物志》记载，野生天麻主要分布在吉林、辽宁、内蒙古、河北、山西、陕西、甘肃、江苏、安徽、浙江、江西、河南、湖北、湖南、四川、贵州、云南、西藏和台湾。天麻过去一直依赖野生资源，20世纪70年代野生变家种成功后，家种天麻成为主要商品来源，其种植主产区主要分布在云南、四川、贵州、陕西等地。随着野生资源的减少及人工栽培种植的迅速发展，天麻的道地产区逐渐向西南地区迁移，并形成成规模的五大天麻主产区，即湖北宜昌、陕西汉中、安徽大别山、云南昭通和贵州毕节（大方）。湖北宜昌以盛产乌红天麻为主，乌红天麻是用宜昌野生乌天麻和野生红天麻杂交而成，其种植面积及天麻产量在全国名列前茅。陕西汉中天麻的分布以汉中为中心，以红天麻为主，产于宁强、勉县、镇巴和商洛地区的丹凤、山阳等县，其种植历史悠久，技术也比较成熟。汉中天麻虽然产量大，不过天麻的品相相对较差，市场价格不高，走货较慢。安徽大别山天麻主要分布在霍山、英山、金寨、罗田等县，其天麻种植相对宜昌和汉中较晚，是从湖北宜昌引进的乌红天麻，但其种植规模逐年增大，发展迅速。云南昭通主产乌天麻，主要分布在以彝良小草坝为中心，辐射周围的乡镇及昭通下属其他县。乌天麻麻型好、品质高，但产量低。贵州毕节天麻以大方天麻而闻名，主产于贵州大方县九龙山脉的深山丛林中。

（二）采收及产地加工现状

随着历史变迁，天麻的采收加工方法也有所不同。按照采收时期不同，可将天麻分为冬麻和春麻。《中药材手册》（1959年）中记载天麻加工方法为鲜品去皮，清水或明矾水微浸，蒸或煮透，日晒或文火烘至九成干时，以硫黄熏之，使其洁白并可防虫，再晾至足干。《中药材品种论述》（1964年）中描述冬麻一般在冬季12月红色芽苞未出土时采收，春麻一般于2～3月苗刚出土时采集。《中国道地药材》（1989年）一书中记载贵州天麻春季4～5月间采挖为"春麻"，立冬前9～10月采挖的为"冬麻"，质量较好。采挖后趁鲜去泥土，大小分档，用清水或白矾水略泡，刮去外皮，蒸透，摊开晾干或烘干，亦可切片后晒干。该书还提出"明天麻"一般都用硫黄熏过，略呈半透明状，色泽较好。《中华本草》（1999年）中记载天麻采收宜在休眠期进行，冬栽的第2年冬季或第3年春季采挖，春栽的当年冬季或第2年春季采挖。收获后及时加工，趁鲜除去泥沙，按大小分级，水煮，以能透心为度，煮好后放入熏房，用硫黄熏20～30分钟后用文火烘烤，炕上温度开始以50～60℃为宜，至七八成干时，取出用手压扁，继续上炕，70℃烘烤，待天麻全干后，立即出炕。《中药大辞典》（2005年）明确了天麻采收时间为冬栽的第二年10～11月或第三年3～4月采挖，但其后期加工均为水煮后用硫黄熏蒸。综上，天麻的采收加工一般经过采挖、水洗、煮制或蒸制、硫熏或不硫熏、晒干或烘干等过程。

对于新鲜天麻来说，主要分为4种加工方法：一是笼蒸法，此法加工的天麻色泽鲜艳，质量最好。即用清水洗净表皮泥土的天麻，放入笼内蒸10～20分钟，小的天麻时间要短，大的时间稍长，以蒸透无白心为度。二是水煮法，即用清水洗净天麻体上的泥土，按大、中、小分开，首先在锅内添加清水，以淹没天麻为度，加热煮沸后再分别放入大、中、小天麻，大天麻煮10～15分钟，中等天麻煮8～10分钟，小天麻煮3～5分钟，不断翻动，煮透时及时捞出。三是明矾水煮法，即用1%的明矾水煮沸加工的天麻，称之为明矾水煮天麻，其处理方法同笼蒸法和水煮法，不同的是把洗净的天麻放在1%的明矾水中浸泡几分钟后，煮透即捞出干制处理。四是硫黄熏蒸，蒸煮后的天麻用硫黄熏的目的是为了外形美观，色泽洁白透明，质量好，并可防虫蛀。例如把出锅的天麻摆放在床上的竹帘上，用塑料布盖严，床下点燃硫黄，熏制少则几小时，多则半天，然后烘干。实际产地加工中，对于烘干温度要求在70℃以下，一般以50～60℃为宜。对于干天麻来说，一般会先用水浸泡或热水煮至麻体变软后，再用切片机进行切片，直接烘干或用硫黄熏制后再烘干。

目前，受人为因素的影响，全国不同产区的天麻加工方法与之前又有变化。在2015年版《中国药典》中描述天麻采收加工为立冬后至次年清明前采挖，立即洗净，蒸透，敞开低温干燥。但实际调查发现，水煮和硫熏天麻现象依然存在于产地加工中，且80%采用水煮后熏蒸或烘干，这主要是因为水煮相比于蒸制，操作更简单，对设备要求低。

近年来，随着天麻药用价值和食用价值的不断挖掘，天麻越来越受到人们的关注。在产地和市场上，天麻作为硫熏较为严重的品种之一，其质量问题受到更多的关注。

二、基于代谢组学的天麻硫熏标志物的鉴定

（一）基于UPLC-Q-TOF-MS/MS的天麻硫熏前后差异成分分析

1.硫黄熏蒸天麻样品有效化学成分检测条件的优化

结合文献调查，选取50%甲醇、50%乙醇和纯水3种提取溶剂进行天麻化学成分考察。3种提取溶剂中50%甲醇提取的天麻提取液各成分丰度最好（图4-1）。另外，针对内标物的筛选，最优选择是不与样品中的峰有重叠，且出峰位置最好在中间位置或峰数较多的位置。发现选取的芦丁内标物出峰位置合适，且无其他干扰，可作为天麻质量控制的最优内标物（图4-2）。

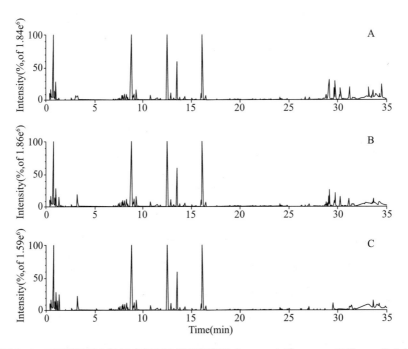

图4-1 不同提取溶剂的天麻提取液总离子流图（A.50%乙醇；B.50%甲醇；C.纯水）

2.硫黄熏蒸天麻差异性成分的鉴别及转化规律分析

采用Masslynx和QI软件进行多元统计分析，筛选鉴定差异成分。根据保留时间和分子离子峰大小，鉴定出腺苷（AD）、天麻素（GA）、巴利森苷E（PE）、巴利森苷B（PB）、巴利森苷C（PC）、巴利森苷A（PA）6种指标性成分（图4-3）。对天麻硫熏前后差异成分分析，选取了硫黄用量1∶40，硫熏1小时的样品和未硫熏的样

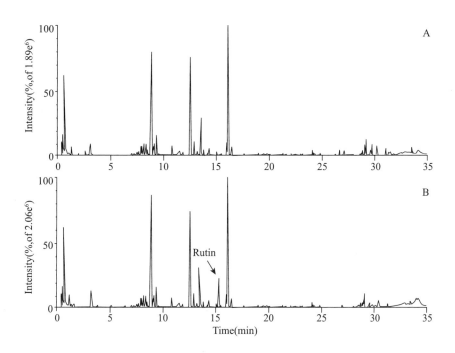

图4-2　天麻提取液总离子流图（A.未加芦丁；B.加入芦丁）

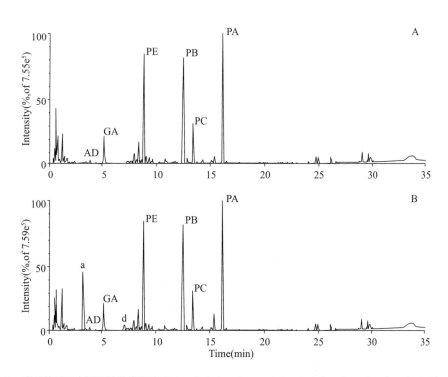

图4-3　硫熏前后天麻提取液总离子流图（A.未硫熏天麻；B.硫熏2小时的天麻；a和d为天麻硫熏标志物）

品各6份，进行MS/MS分析。由于负离子模式下天麻中主要的成分如AD、GA、PE、PB、PC、PA具有较好的峰面积和分离效果，故选取负离子模式进行代谢物差异分析。

从天麻样品中共获得1651个色谱峰，然后通过设置相关筛选参数（最小变异系数≥2，方差$P≤0.05$，最大差异倍数≥2），从1651个色谱峰中筛选得到191个有统计学意义的差异的色谱峰，将这些色谱峰进行PCA和OPLS-DA分析来寻找差异标志物。具体分析步骤如下：将6份硫熏天麻样品和6份未硫熏天麻样品的总离子流数据导入Progenesis QI软件，然后在去卷积后输出峰面积建立模型，模型类型设置为"Par"。PCA分析可以看出硫熏天麻和未硫熏天麻存在明显差异，聚为2类（图4-4A）。为了进一步筛选并鉴定潜在的硫熏标志物，PLS-DA模型的交叉排列验证的数值设置为200，结果同样发现硫熏天麻和未硫熏天麻存在显著差异，且原始模型的预测能力（R^2，绿色）大于任何一次随机排列y变量的预测能力（Q^2，蓝色），表明该模型的质量较好（图4-5），可进行后续硫熏标志物的寻找。通过建立OPLS-DA模型（$R^2=0.799$和$Q^2=0.969$）可完全鉴别硫熏前后天麻差异成分。此外，根据VIP值（$VIP>1.0$）和S-Plot图（图4-4B和C）筛选得到了差异明显的7个成分，分别为a（$t_R3.22$，$m/z187.0063$），b（$t_R30.33$，$m/z595.2886$），c（$t_R0.64$，$m/z421.0690$），d（$t_R7.03$，$m/z218.9785$），e（$t_R28.86$，$m/z677.3745$），f（$t_R7.06$，$m/z80.9643$），g（$t_R29.80$，$m/z595.2882$）。其中b、c、e和g4个成分在硫熏天麻中具有较高的强度，且a、d和f3个成分中，a只在硫熏天麻中存在，且极为显著。

根据保留时间和离子碎片，发现成分f（$t_R7.06$，$m/z80.9643$）在负离子模式下为亚磺酸基团，并不是天麻中的本底成分，因此鉴定出其他6个差异成分（图4-4E和表4-1）。以a、b为例，根据其裂解碎片大小和裂解规律，发现a和b的碎片分别为79.9559[H_2SO_3-2H]⁻、187.0050[$M-H$]⁻和80.9640[H_2SO_3-H]⁻、137.0051[$M-H_2SO_3$]⁻、218.9774[$M-H$]⁻，最终确定其结构（图4-6）。6种硫熏标志物中包括2个含硫的酚酸类成分，分别为p-hydroxybenzyl hydrogen sulfite和p-mercaptobenzyl hydrogen sulfate；1个含硫的二糖类成分[3-O-（6-O-sulfo-β-d-galactopyranosyl）-β-d-glucopyranose]；1个糖酯类成分（gingerglycolipid B）；2个磷脂类成分[phosphatidylinositol（18：2/0：0）和phosphatidylinositol（0：0/18：2）]（图4-4E）。

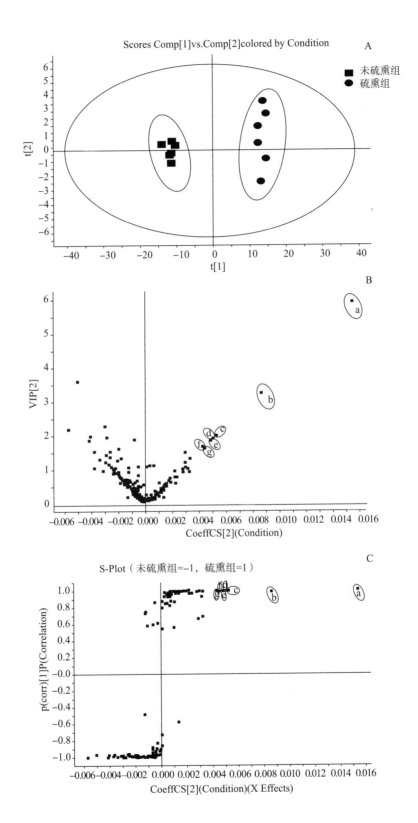

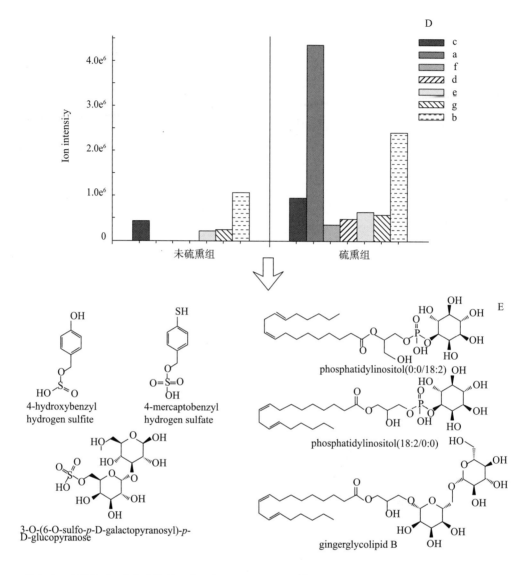

图4-4　硫熏前后天麻代谢物差异成分多元统计分析（A.PCA图；B.VIP图；C.OPLS-DA/S-plot图；

D.离子丰度图；E.6个标志物结构式）

在这些成分中，2个酚酸类成分 *p*-hydroxybenzyl hydrogen sulfite 和 *p*-mercaptobenzyl hydrogen sulfate 在硫熏过程中可通过对羟基苯甲醇或巴利森苷类成分通过磺化反应或亚磺化反应产生（图4-7）。

　　为进一步验证所得硫熏标志物，本实验还对市场上收集得到的16批天麻样品进行代谢组学分析。根据内标物芦丁的浓度（20.8μg/mL）和峰面积以及6种标志物的峰面积，计算得到了16批样品中6种标志物的相对含量（表4-2），从含量比较可初

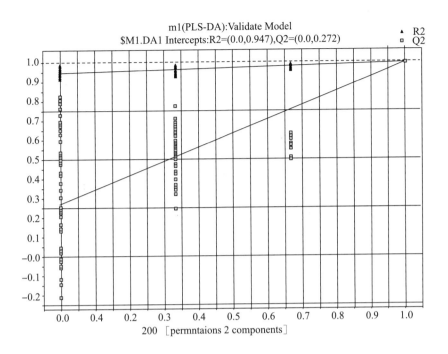

图4-5　PLS-DA模型的交叉验证图

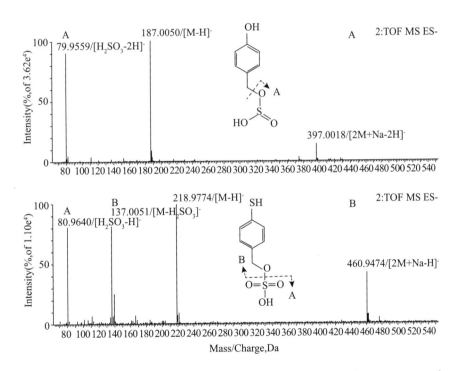

图4-6　硫熏标志物的二级质谱裂解规律（A.4-hydroxybenzyl hydrogen sulfite；B.4-mercaptobenzyl

hydrogen sulfate）

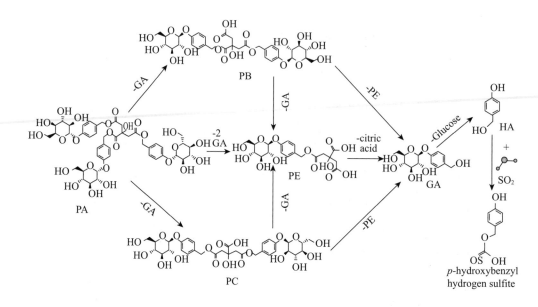

图4-7 硫熏过程中天麻药材中酚酸类成分间的相互转化

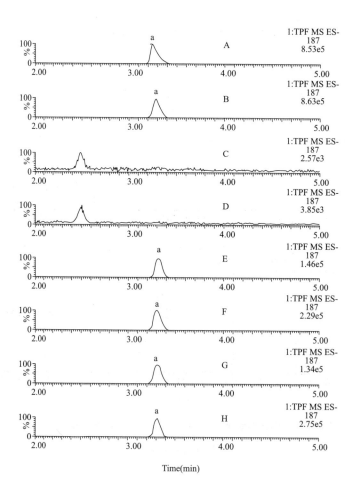

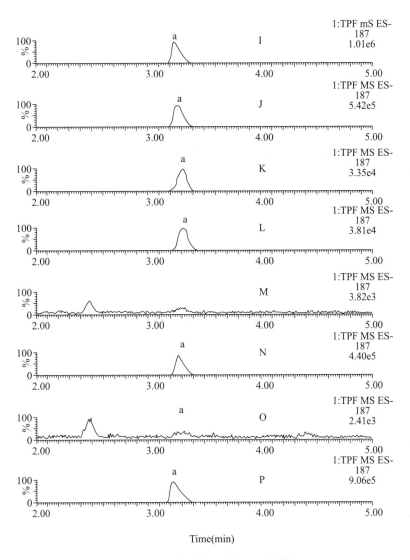

图4-8　16批商品天麻的EIC色谱图

（A.YZ-1；B.YZ-2；C.GD-1；D.GD-2；E.HY-1；F.HY-2；G.SG-1；H.SG-2；I.AJ-1；J.AJ-2；K.SH-1；L.SH-2；M.HZ-1；N.HZ-2；O.JF-1；P.JF-2；Marker a.m/z187）

步明确商品天麻的硫熏情况。由于标志物a在硫熏天麻中非常明显，因此以标志物a（m/z187）作为判别离子，对16批样品进行提取，发现16批样品中有12批检测到标志物a（图4-8）。检测说明75%的天麻样品是存在硫熏的，且标志物a是评价天麻硫熏与否的重要指标。

表4-1　硫熏天麻中7个差异标志物的信息

Metabolite no.	t_R（min）	m/z	Cal. m/z	Mass accuracy（ppm）	Formula	Name	MS/MS fragment ion（m/z）
a	3.22	187.0063	187.0065	-1.1	$C_7H_8O_4S$	p-hydroxybenzyl hydrogen sulfite	397.0045［2M+Na-2H］⁻, 79.9565
b	30.33	595.2886	595.2883	0.5	$C_{27}H_{49}O_{12}P$	phosphatidylinositol（18 : 2/0 : 0）	315.0467,279.2319,241.0107,152.9950
c	0.64	421.0690	421.0652	0.9	$C_{12}H_{22}O_{14}S$	3-O-（6-O-sulfo-β-D-galactopyranosyl）-β-D-glucopyranose	241.0019, 96.9594, 80.9642
d	7.03	218.9785	218.9786	0.3	$C_7H_8O_4S_2$	p-mercaptobenzyl hydrogen sulfate	460.9456［2M+Na-H］⁻,137.0061,80.9644
e	28.86	677.3745	677.3748	-0.4	$C_{33}H_{58}O_{14}$	gingerglycolipid B	415.1439,397.1328,279.2317,101.0230
g	29.80	595.2882	595.2883	0.5	$C_{27}H_{49}O_{12}P$	phosphatidylinositol（0 : 0/18 : 2）	279.2307, 241.0092, 52.9943,96.9590

表4-2　16批天麻样品中6种硫熏标志物的相对含量

编号	产地	批号	二氧化硫残留量（mg/kg）	Marker a（mg/g）	Marker b（mg/g）	Marker c（mg/g）	Marker d（mg/g）	Marker e（mg/g）	Marker g（mg/g）
YZ-1	云南昭通1	20160503	18.35	0.927	0.251	0.013	0.014	0.003	0.033
YZ-2	云南昭通2	20160630	—	0.359	0.150	0.010	0.020	0.001	0.075
GD-1	贵州大方1	20160503	30.50	—	0.152	0.008	—	0.002	0.023
GD-2	贵州大方2	20160412	—	—	0.163	0.006	—	0.002	0.041
HY-1	湖北宜昌1	20160630	23.45	0.138	0.163	0.035	0.017	0.002	0.029
HY-2	湖北宜昌2	20160630	—	0.218	0.102	0.017	0.009	0.003	0.242
SG-1	四川广元1	20160712	22.60	0.130	0.318	0.035	0.011	0.003	0.045
SG-2	四川广元2	20160712	27.75	0.230	0.670	0.058	0.049	0.005	0.079
AJ-1	安徽金寨1	20160412	16.20	0.929	0.149	0.008	0.001	0.001	0.033
AJ-2	安徽金寨2	20160412	23.30	0.510	0.426	0.046	0.075	0.005	0.054
SH-1	陕西汉中1	20160615	16.15	0.031	0.096	0.011	0.002	—	0.023
SH-2	陕西汉中2	20160615	33.60	0.042	0.367	0.043	0.041	0.003	0.057
HZ-1	河南郑州1	20160706	26.10	—	0.132	0.022	—	0.001	0.028
HZ-2	河南郑州2	20160706	16.85	0.463	0.464	0.073	0.081	0.007	0.054
JF-1	吉林抚松1	20160715	20.40	—	0.075	0.019	—	—	0.019
JF-2	吉林抚松2	20160715	14.55	1.203	0.234	0.019	0.013	0.002	0.046

注：—为未检出。

（二）天麻硫黄熏蒸标志物 p-HS 的合成与制备

1.合成产物 p-HS 的检测和验证

合成的基本原理为：通过亚硫酸钠与硫酸反应生成二氧化硫（SO_2），将 SO_2 通入对羟基苯甲醇水溶液中反应，生成硫熏标志物。反应化学方程式如下：

$$Na_2SO_3+H_2SO_4（过量）=== Na_2SO_4+H_2O+SO_2 \uparrow$$

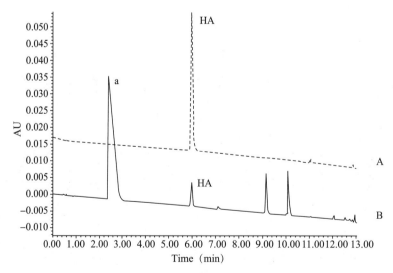

为了确定合成的产物是目标化合物 p-HS，进行超高效液相色谱检测和质谱检测。通过 UPLC 液相色谱图（图4-9）和质谱检测（图4-10）的保留时间、峰面积和分子量可知，此合成方法得到的主要产物a即为 p-HS，且合成产率较高，转化率（纯度）高达88.99%。

图4-9　液相色谱图（270nm）（A.对羟基苯甲醇；B.硫熏产物；a. p-HS；HA.对羟基苯甲醇）

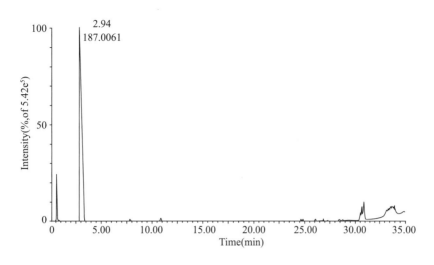

图4-10　硫熏合成产物的质谱总离子流图

2.合成产物 *p*-HS 的制备和结构鉴定

通过高效制备液相色谱，分离得到 *p*-HS 化合物（图4-11）。采用旋转蒸发仪对收集得到的溶液进行旋蒸至干，用50%甲醇溶解得到约1mL溶液。为检测其纯度，进行液相色谱检测（图4-12），根据其峰面积大小判断纯度可达99%以上。采用氮吹仪将收集得到的溶液吹干，即得到棕黄色 *p*-HS 化合物。

通过 ^{1}H-NMR、^{13}C-NMR、HMBC、HMQC 和 H-H COSY 分析得到该化合物结构（表4-3），解析后最终确定了该化合物结构信息（图4-13）及核磁图谱（图4-14）。化合物 *p*-HS（对羟基苄基亚硫酸氢盐）：$C_7H_8O_4S$，^{1}H-NMR（600MHz，Deuterium

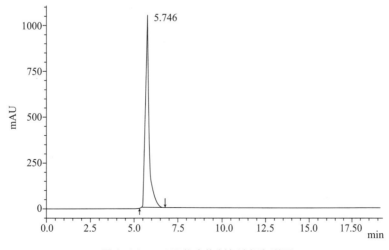

图4-11　*p*-HS化合物制备液相色谱图

Oxide）δ 7.20（d，*J*=8.5Hz，2H），6.81（d，*J*=8.5Hz，2H），4.00（s，2H）。^{13}C–NMR
（151MHz，Deuterium Oxide）δ155.23，131.73，131.68，123.59，115.37，115.32，56.04。

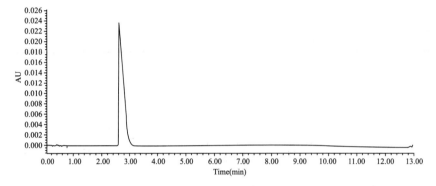

图4-12 *p*-HS化合物液相色谱图

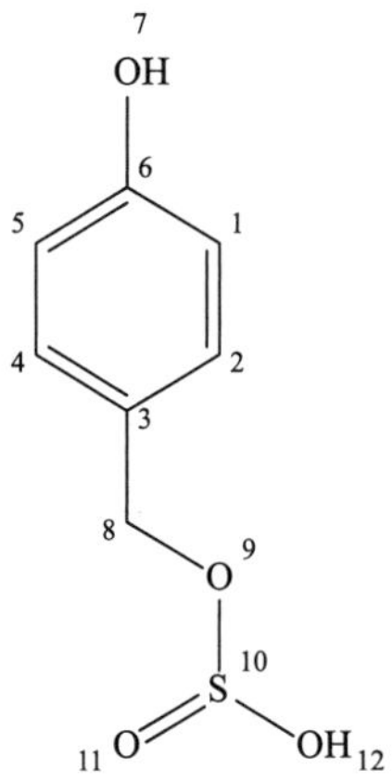

图4-13 *p*-HS化合物结构图

表4-3 *p*-HS化合物的NMR数据

δ	*p*-HS	
	δ H	δ C
1	6.81（2H，d，*J* = 8.5Hz）	115.37，115.32
2	7.20（2H，d，*J* = 8.5Hz）	131.73，131.68
3		123.59
4	7.20（2H，d，*J* = 8.5Hz）	131.73，131.68
5	6.81（2H，d，*J* = 8.5Hz）	115.37，115.32
6		155.23
8	4.00（s，2H）	56.04

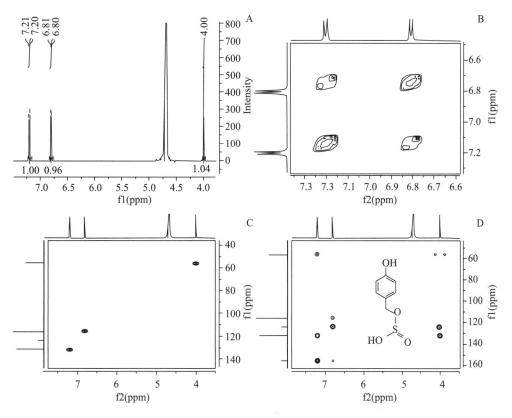

图4-14　化合物p-HS的核磁图谱（A.¹H-NMR；B.COSY；C.HMQC；D.HMBC）

（三）天麻硫黄熏蒸标志物p-HS的定量分析及稳定性考察

1.天麻硫黄熏蒸标志物p-HS定量分析方法的建立

（1）质谱条件的优化：取天麻药材粉末0.05g（过60目筛），精密称定，加入1mL 50%甲醇，室温下超声提取（功率120W，频率40kHZ）30分钟，重复提取2次，提取液13000rpm离心10分钟，取上清液过0.22μm滤膜，在负离子模式下，采用多反应监测模式（MRM）进行UPLC-MS/MS定量分析。根据p-HS成分的母离子和子离子，设置优化条件参数（表4-5）并获得p-HS成分的MRM色谱（图4-15）。

表4-5　p-HS成分LC-MS质谱条件

Compounds	t_R（min）	MRM 参数			
		MRM离子对 m/z	去簇电压（DP/V）	碰撞能量（CE/eV）	射出电压（CXP/V）
p-HS	1.58	187.0/80.0	-27	-26	-10
喷雾电压Ionspray voltage（IS）（V）			-4500		

续表

Compounds	t_R （min）	MRM 参数			
		MRM离子对 m/z	去簇电压 （DP/V）	碰撞能量 （CE/eV）	射出电压 （CXP/V）
Ion source（GS1）setting（Pis）	55				
Ion source（GS2）setting（Pis）	55				
Curtain gas（CUR）setting（Pis）	30				

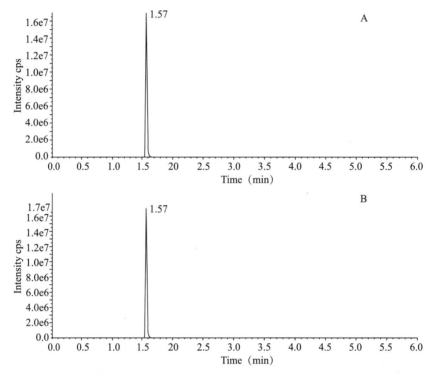

图4-15 天麻硫熏标志物 *p*-HS 的MRM色谱图（A. *p*-HS对照品；B. 天麻硫熏样品）

（2）方法学考察结果

①线性关系、检测限（LOD）、定量限（LOQ）：以对照品的峰面积（Y）对6个浓度梯度（X）进行线性回归，得到回归方程、相关系数和线性范围。硫熏标志物 *p*-HS 显示良好的线性关系（$r > 0.9990$）。以信噪比 $S/N=3$ 计算检测限（LOD），信噪比 $S/N=10$ 计算定量限（LOQ）（表4-6）。

表4-6 *p*-HS的回归方程及LOD、LOQ值

化合物	回归方程	r	线性范围（μg/mL）	LOD（μg/mL）	LOQ（μg/mL）
p-HS	$Y= 515784X + 295506$	0.9995	0.48～153	0.035	0.117

②精密度、重复性和稳定性试验：精密吸取3个浓度梯度的混合对照品溶液，分别连续进样6次，记录分析物的峰面积和保留时间，计算RSD值，得到该成分质量分数的RSD值为1.06%，说明仪器检测方法精密度较好。称取同一样品6份，依次测定并计算6份样品中分析物的平均质量分数和RSD值，得到该成分质量分数的RSD值为3.86%。取同一样品供试品溶液，分别在0、2、4、8、12、24小时测定该分析物的质量分数并计算其RSD值，得到在12小时内该成分的峰面积RSD值为3.20%。

③加标回收试验：精密称取9份同一样品，分别设置高中低3个标准浓度（80%、100%和120%）加入样品中，每份样品平行测定3次，并计算该成分的平均加标回收率和RSD值。根据标准曲线，计算得到该成分的加标回收率在95.82%～104.23%，RSD值为3.48%。表明本研究建立的p-HS含量分析方法是准确可靠的。

（3）不同产地天麻硫熏标志物p-HS含量分析：通过对全国不同产地的天麻样品中硫熏标志物p-HS进行定量分析（表4-4），得到37批天麻样品中硫熏标志物p-HS的平均含量为0.85mg/g，其中有10批样品未检出硫熏标志物，说明这10批天麻样品未经硫黄熏蒸。p-HS含量最高的为湖北的天麻样品（2.93mg/g），表明该样品产地加工中硫熏程度极为严重。

2. 天麻硫黄熏蒸标志物和二氧化硫残留量与8种活性化学成分的相关性分析

二氧化硫残留量常作为评价中药材硫熏程度的重要指标，实验以天麻硫熏标志物p-HS作为内在指标，同样可以较为科学准确的评价硫熏程度。对硫熏标志物与二氧化硫和8种活性成分间的相关性分析发现，p-HS与二氧化硫残留量呈显著正相关（$P<0.05$），与对羟基苯甲醇呈显著负相关（$P<0.05$）（表4-7）。这一结果正好与天麻硫熏过程中的三者的转化机理相一致。天麻硫熏过程中，残留的二氧化硫越多，其与对羟基苯甲醇反应产生的p-HS的含量相对就越高，使得底物对羟基苯甲醇的含量降低。

目前，仅以二氧化硫残留量来评价中药材硫熏程度是不够全面的，由于二氧化硫是游离态，可以随中药材贮藏时间的变化而变化。若引入一个相对稳定且能够科学评价硫熏程度的内在指标将会更加可靠。因此，以二氧化硫残留量和结合态的硫熏标志物p-HS综合评价天麻药材硫熏程度是很有意义的。

表4-4 37批产地天麻药材的化学成分信息表（mg/g, n=3）

产地	编号	腺苷	对羟基苯甲醇	天麻素	巴利森苷E	对羟基苯甲醛	巴利森苷B	巴利森苷C	巴利森苷A	二氧化硫残留量	p-HS
安徽金寨1	AJ-1	0.13	1.50	4.17	4.55	0.03	5.63	1.33	12.64	25.25	—
安徽金寨2	AJ-2	0.11	0.26	5.14	3.23	0.02	7.08	1.64	17.74	33.00	—
安徽金寨3	AJ-3	0.17	1.59	5.19	4.64	0.05	7.43	1.71	18.45	15.20	2.39
安徽大别山1	AD-1	0.12	0.43	2.64	4.06	0.01	5.42	0.97	11.06	23.30	1.44
安徽大别山2	AD-2	0.11	0.44	3.33	5.55	0.03	5.47	1.04	11.50	102.00	1.24
安徽大别山3	AD-3	0.08	0.11	4.99	4.50	0.02	6.88	1.26	12.10	55.35	1.59
云南昭通1	YZ-1	0.13	1.22	3.47	6.20	0.02	5.21	0.99	8.25	18.35	2.26
云南昭通2	YZ-2	0.09	0.12	4.47	4.30	0.01	4.62	1.12	7.49	14.60	1.75
云南昭通3	YZ-3	0.10	0.09	4.54	5.85	0.01	5.22	1.12	7.84	—	2.41
云南昭通4	YZ-4	0.04	3.31	3.13	5.54	0.06	5.49	0.95	11.19	—	1.26
云南昭通5	YZ-5	0.17	5.44	0.01	0.38	0.22	0.31	0.01	0.30	—	0.01
四川广元1	SG-1	0.10	0.82	3.42	3.98	0.03	4.65	1.02	10.96	22.60	0.52
四川广元2	SG-2	0.17	1.66	3.53	6.22	0.04	7.47	1.71	15.43	25.35	0.48
四川广元3	SG-3	0.08	0.30	3.67	5.78	0.03	7.14	1.24	13.05	27.75	0.79
贵州施秉1	GS-1	0.08	1.53	8.18	3.33	0.02	7.04	2.62	21.61	11.55	—
贵州施秉2	GS-2	0.07	1.84	7.61	4.44	0.03	8.68	2.66	23.37	12.30	—
贵州大方1	GD-1	0.17	1.72	3.04	7.55	0.01	6.66	1.40	8.13	10.25	—
贵州大方2	GD-2	0.18	0.97	3.06	4.41	0.01	6.92	1.41	8.44	30.50	—
贵州大方3	GD-3	0.12	1.17	1.51	4.14	0.01	2.40	0.39	3.91	59.45	2.52
贵州大方4	GD-4	0.10	2.06	2.45	7.90	0.02	4.11	0.76	5.62	—	—
贵州大方5	GD-5	0.12	1.09	3.09	3.82	0.02	5.57	1.16	11.20	39.20	0.04

续表

产地	编号	腺苷	对羟基苯甲醇	天麻素	巴利森苷E	对羟基苯甲醛	巴利森苷B	巴利森苷C	巴利森苷A	二氧化硫残留量	p-HS
湖北宜昌1	HYC-1	0.09	3.16	1.72	3.53	0.06	2.78	0.54	5.78	23.45	0.56
湖北宜昌2	HYC-2	0.10	1.44	1.80	7.37	0.02	5.41	0.94	8.95	13.15	0.56
湖北宜昌3	HYC-3	0.09	0.35	3.17	4.83	0.00	5.88	1.48	14.89	14.60	0.98
湖北宜昌4	HYC-4	0.12	1.57	2.19	4.11	0.02	4.69	0.86	9.98	—	0.81
湖北英山1	HY-1	0.10	0.26	3.05	6.76	0.01	6.71	1.77	15.46	10.80	2.13
湖北英山2	HY-2	0.05	0.61	2.39	4.75	0.01	5.18	1.16	15.94	—	—
湖北英山3	HY-3	0.11	0.21	3.39	5.63	0.00	6.44	2.04	13.74	327.00	2.93
陕西汉中1	SH-1	0.11	1.25	1.74	4.74	0.02	4.77	0.90	10.03	16.15	0.13
陕西汉中2	SH-2	0.06	0.76	2.01	4.84	0.01	4.58	1.03	12.87	29.20	0.34
陕西汉中3	SH-3	0.09	1.47	2.00	6.59	0.04	4.29	1.00	8.24	33.60	0.18
吉林抚松1	JF-1	0.06	0.57	0.71	6.84	0.01	1.65	0.26	1.76	20.40	—
吉林抚松2	JF-2	0.14	0.98	3.80	4.61	0.02	7.48	1.91	16.67	14.55	2.53
吉林长春	JC-3	0.03	0.40	1.71	7.46	0.02	2.66	0.61	3.75	16.75	0.11
河南郑州1	HZ-1	0.11	1.21	2.89	4.71	0.02	5.54	1.13	12.36	26.10	0.01
河南郑州2	HZ-2	0.09	0.17	3.26	5.73	0.01	6.86	1.44	12.09	16.85	1.34
河南郑州3	HZ-3	0.10	0.62	2.66	5.14	0.02	6.14	1.28	12.26	21.48	—

注：—为未检出。

表4-7 硫熏标志物和二氧化硫与其他化学成分间的相关性分析

指标	腺苷	对羟基苯甲醇	天麻素	巴利森苷E	对羟基苯甲醛	巴利森苷B	巴利森苷C	巴利森苷A	二氧化硫
p-HS	0.169	-0.387*	0.073	-0.054	-0.104	0.100	0.073	0.006	0.377*

注：*为显著相关，$P<0.05$。

3. 天麻硫黄熏蒸标志物 p–HS 含量随贮藏时间的变化特征

将新鲜天麻洗净后，蒸制 15～20 分钟，至断面无白心后取出，晾干表面水分。将天麻分成 3 组，其中空白组为不经硫熏处理，直接 50℃烘干；剩余两组均按照硫黄与药材比重 1∶40，熏蒸 1 小时后取出，将其中一组切成厚度为 0.5cm 的薄片，另外一组不做处理，然后将两组天麻药材和天麻片置于 50℃烘干。按照市场和产地天麻贮藏方式，将 3 组天麻样品按照贮藏时间 0、1、2、4、6、8 个月随机分为 6 个小组，分别在每个贮藏时间点进行取样检测。

空白组未检测到该成分，另外硫熏的 2 组均检测到该成分，表明该指标专一性较好（图 4–16A）。对比天麻片（Y）和天麻药材（G）发现，硫熏天麻药材中的 p–HS 含量（3.46mg/g）明显高于天麻片中的（1.21mg/g），且存在极显著差异（$P<0.001$）。这是由于，在硫熏过程中，天麻药材中的对羟基苯甲醇等酚酸类成分与亚磺酸之间反应更为剧烈，且在有外皮保护的情况下渗透到天麻内部的二氧化硫更多，故形成的 p–HS 含量也就越高。而天麻片没有外层的保护，只有少部分二氧化硫与药材中酚酸类成分反应，其余二氧化硫会散发到空气中，故生成的 p–HS 含量较少。

从天麻片和天麻药材中 p–HS 的动态变化趋势来看（图 4–16B），在 0～8 个月的贮藏时间内，2 个处理组中的 p–HS 含量变化不明显，说明硫熏天麻在长期的贮藏过程中，药材中的硫熏标志物 p–HS 含量较为稳定，不会出现大幅度的升高或降低。二氧化硫是评价天麻硫熏程度的重要指标，但该指标在硫熏天麻长期的贮藏过程中，其残留量会逐渐降低，并不稳定。由此可见，p–HS 在天麻储藏过程中是相对稳定的，可作为评价天麻硫熏与否的可靠的内在指标。

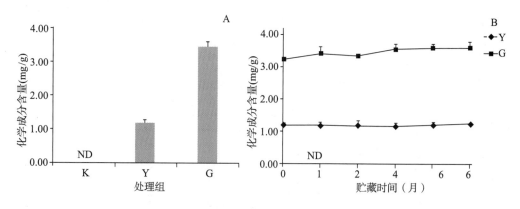

图 4–16 不同贮藏时间天麻硫熏标志物 p–HS 含量变化（A. 3 个处理组 p–HS 含量变化；B. 不同贮藏时间天麻片和天麻药材中 p-HS 含量变化）

表4-8　不同贮藏时间天麻硫熏标志物 p-HS含量变化（n=3，$\bar{x} \pm s$）

贮藏时间	K（mg/g）	Y（mg/g）	G（mg/g）
0	—	1.20 ± 0.06	3.25 ± 0.17
1	—	1.21 ± 0.06	3.43 ± 0.18
2	—	1.20 ± 0.14	3.35 ± 0.08
4	—	1.18 ± 0.10	3.56 ± 0.15
6	—	1.22 ± 0.07	3.59 ± 0.14
8	—	1.25 ± 0.04	3.59 ± 0.18

注：一为未检出。

4. 天麻硫黄熏蒸标志物 p-HS含量对加热温度和时间的变化特征

与空白组相比，硫熏天麻的 p-HS成分含量分别在50℃、60℃、70℃和80℃条件下无显著性差异（$P>0.05$）（图4-17A），表明不同的加热温度对硫熏天麻药材中硫熏标志物 p-HS无明显影响，含量基本保持不变。对不同加热时间的考察中，同样发现在长达24小时的加热时间内，p-HS成分含量与0小时相比，均无显著性差异（$P>0.05$）（图4-17B），这说明加热时间不会对天麻药材中的硫熏评价指标 p-HS含量产生影响。通过考察不同加热温度和时间对硫熏天麻标志物 p-HS含量影响，可发现加热处理不会对硫熏天麻中的 p-HS成分含量产生影响，即该内在硫熏评价指标在中药材正常的加热条件下是相对稳定的，为评价产地和市场上天麻药材硫熏与否以及硫熏程度提供了重要参考。

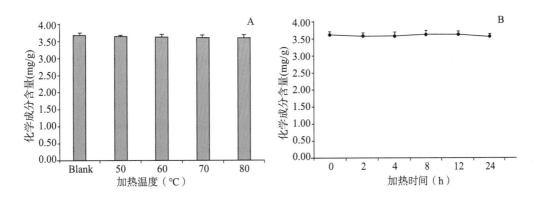

图4-17　不同加热温度和时间下硫熏天麻中 p-HS含量变化（A.加热温度；B.加热时间）

表4-9 不同加热温度和时间下硫熏天麻中p-HS含量变化（$n=3$, $\bar{x}\pm s$）

组别	指标	p-HS（mg/g）
加热温度 （℃）	空白	3.66 ± 0.10
	50	3.64 ± 0.04
	60	3.62 ± 0.08
	70	3.60 ± 0.07
	80	3.60 ± 0.10
加热时间 （h）	0	3.66 ± 0.10
	2	3.61 ± 0.10
	4	3.61 ± 0.13
	8	3.67 ± 0.13
	12	3.67 ± 0.09
	24	3.61 ± 0.08

大量研究表明硫黄熏蒸不仅会造成大量二氧化硫的残留，同时也会对药材化学成分产生影响。目前二氧化硫残留量被公认为评价中药材硫熏与否及其程度的重要指标。但实际上，二氧化硫残留量在中药材中很不稳定，会随着贮藏时间的延长而逐渐减少。在产地加工中，为了避免药材中的二氧化硫超标，药农甚至会采用烘烤加热的方式来降低硫熏药材中的二氧化硫。因此亟需一个相对稳定可靠的硫熏内在指标来评价硫熏中药材品质。在硫熏天麻研究中发现并得到硫熏标志物p-HS，可作为评价硫熏天麻的重要质控指标。通过稳定性考察，发现在正常的贮藏条件下，p-HS含量不会随贮藏时间发生改变，在长达8个月的贮藏时间内，硫熏天麻药材中的p-HS成分是相对稳定的。此外，对加热处理后的硫熏天麻中p-HS成分含量检测发现，加热温度和加热时间均不会对p-HS成分含量产生影响，表明在正常的加热条件下，硫熏天麻标志物p-HS成分是稳定的，不会存在降解等现象。因此，不论在正常的贮藏过程中还是人为的加热处理，硫熏天麻标志物p-HS成分是较为稳定可靠的，可以作为评价天麻硫熏与否及硫熏程度的重要指标，为硫熏对天麻药材质量影响研究提供重要理论依据。

三、硫黄熏蒸工艺对天麻药材质量的影响

（一）天麻药材有效化学成分检测方法的建立

1. 天麻药材有效化学成分检测的UPLC色谱条件和提取方法的优化

天麻药材中的腺苷、天麻素、对羟基苯甲醇、对羟基苯甲醛、巴利森苷A、巴利森苷B、巴利森苷C和巴利森苷E等指标性成分（图4-18）均具有较好的紫外吸收能力，且采用UPLC均可检测到。T3色谱柱在天麻药材化学成分分离度和灵敏度

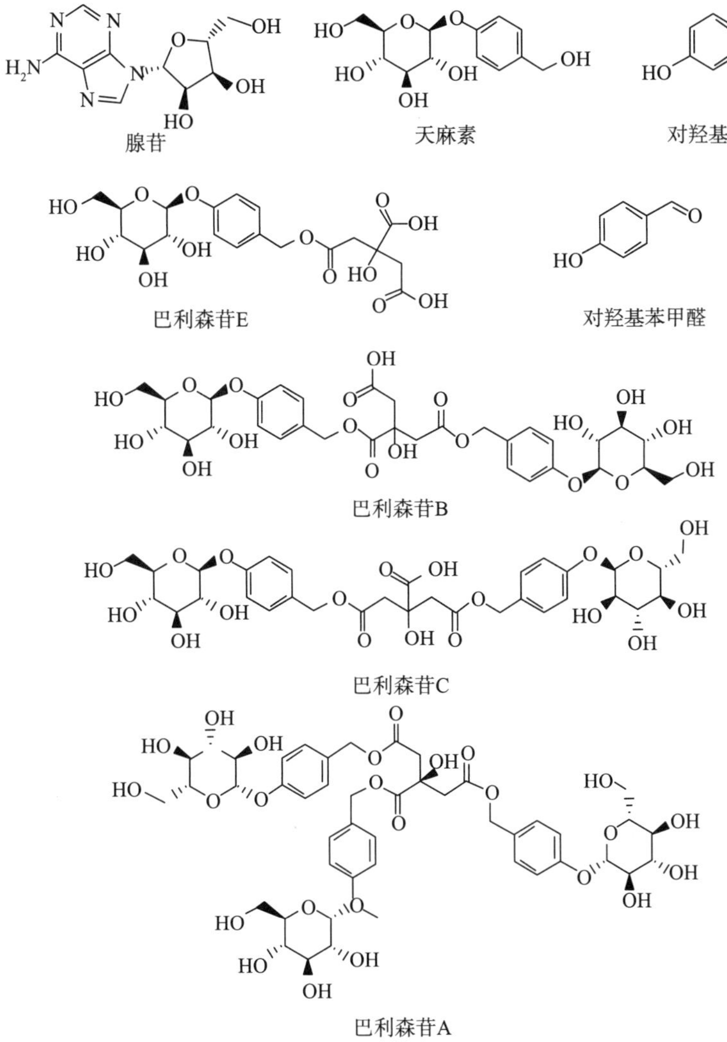

图4-18　天麻药材中8个指标成分

上更具优势，同时考虑到T3色谱柱采用三官能团C18烷基键合相，增强对极性分子的反相保留能力，并且能兼容100%水相流动相，对强极性物质有很好的保留效果，故本实验选择T3色谱柱进行分离。此外，参照有关文献中对天麻检测波长的选择，进行单个对照品的全波长扫描（190～400nm），各成分在270nm波长条件下较220nm吸收效果更佳，因此确定检测波长为270nm。

通过比较提取溶剂（水、50%甲醇、70%甲醇、100%甲醇）和提取时间（30分钟、60分钟）（图4-19），50%甲醇提取得到的分析物数量多且峰面积大，超声提取60分钟（每次30分钟，提取2次）效果较好，因此采用50%甲醇超声提取60分钟进行天麻供试品溶液的制备。

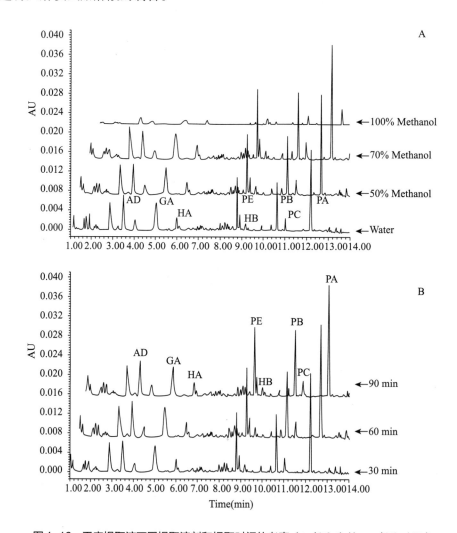

图4-19　天麻提取液不同提取溶剂和提取时间的考察（A.提取溶剂；B.提取时间）

2. 天麻有效化学成分定量分析的方法学考察

（1）专属性试验：分别取混合对照品溶液、供试品溶液1μL注入液相色谱仪中进样测定，色谱条件如上所述。通过比较样品中和标准溶液中8种分析物的保留时间（图4-20），发现样品中8种分析物的色谱峰分离效果较好。

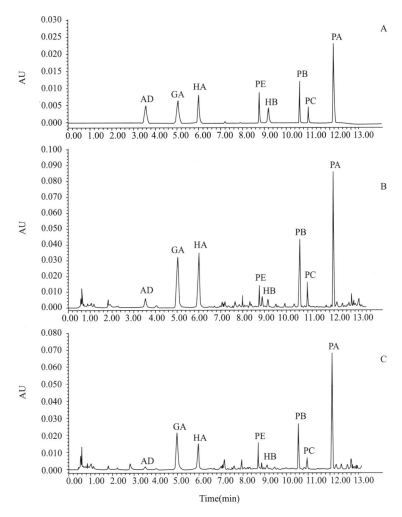

图4-20 天麻对照品、未硫熏样品和硫熏样品色谱图（A.天麻对照品；B.未硫熏天麻样品；C.硫熏天麻样品）

（2）线性关系、检测限和定量限：以对照品的峰面积（Y）对相应的浓度（X）进行线性回归分析，得到回归方程、相关系数和线性范围，8种分析物均显示良好的线性关系（$R^2 > 0.9998$）。以信噪比$S/N=3$计算检测限（LOD），信噪比$S/N=10$计算定量限（LOQ）（表4-10）。

表4-10 天麻8个成分的标准曲线、精密度和稳定性

成分	线性方程	r^2	线性范围 （μg/mL）	LOD （μg/mL）	LOQ （μg/mL）	日间精密度 （$n=3$, RSD%）	日内精密度 （$n=3$, RSD%）	稳定性 （RSD%）
腺苷	$Y=6266.2X - 908.47$	1.0000	2.40～20.80	0.22	0.73	0.34	0.22	1.81
天麻素	$Y=323.47X - 833.84$	0.9998	70.40～704.00	4.83	16.1	1.37	0.49	0.64
对羟基苯甲醇	$Y=1166.6X - 794.09$	0.9999	4.05～162.00	1.01	3.36	0.69	0.16	0.89
巴利森苷 E	$Y=169.2X - 545.4$	0.9999	105.60～528.00	2.54	8.37	1.46	2.15	0.93
对羟基苯甲醛	$Y=17964X - 99.657$	1.0000	0.13～2.20	0.02	0.05	0.95	0.21	1.80
巴利森苷 B	$Y=212.17X - 28.181$	0.9999	115.60～578.00	2.17	7.23	1.97	0.40	0.37
巴利森苷 C	$Y=219.63X - 190.7$	1.0000	21.60～216.00	1.35	4.51	1.43	0.51	1.15
巴利森苷 A	$Y=243.8X + 1407.5$	0.9999	167.60～1676.00	1.03	3.44	1.59	0.30	0.36

（3）精密度、重复性和稳定性试验：通过精密度试验计算得到8种分析物的峰面积*RSD*值分别为0.22%、0.49%、0.16%、2.15%、0.21%、0.40%、0.51%、0.30%，表明仪器精密度良好。重复性试验结果显示，8种分析物质量浓度的*RSD*值分别为1.63%、1.31%、0.81%、2.10%、1.79%、0.78%、0.88%、0.80%，表明方法重复性良好。稳定性试验结果显示，8种分析物在0、2、4、8、12和24小时得到的浓度*RSD*值分别为1.81%、0.64%、0.89%、0.93%、1.80%、0.37%、1.15%、0.36%，表明供试品溶液在24小时内稳定性良好。

（4）回收率试验：精密称取已知含量的天麻粉末0.10g，共9份。根据样品中各成分含量的80%、100%、120%，分别加入新配制的对照品溶液各3份进行回收率计算，结果发现上述8种分析物的平均回收率均在98.68%～102.16%（*RSD*<2.86%），表明该方法较为准确可靠（表4–11）。

表4–11　天麻8个成分的加标回收数据（*n*=3）

成分	初始量（μg）	加入量（μg）	实测量（μg）	回收率（%）	*RSD*（%）
腺苷	15.60	12.80	28.52 ± 0.15	100.90	1.18
	15.60	16.00	31.86 ± 0.05	101.86	0.46
	15.60	19.20	35.51 ± 0.28	103.71	1.38
天麻素	588.60	470.40	1065.00 ± 8.29	101.28	1.74
	587.40	588.00	1187.87 ± 9.55	102.28	1.80
	586.20	705.60	1311.95 ± 8.99	102.71	1.19
对羟基苯甲醇	12.00	12.00	24.02 ± 0.41	100.20	3.38
	12.00	15.00	26.69 ± 0.22	98.15	1.12
	12.00	18.00	29.59 ± 0.29	97.71	1.64
巴利森苷E	467.80	341.60	802.72 ± 8.25	98.08	2.53
	466.90	427.00	891.17 ± 8.40	99.54	1.68
	466.00	512.40	994.47 ± 11.06	102.99	2.13
对羟基苯甲醛	1.10	0.80	1.90 ± 0.01	99.95	1.19
	1.10	1.00	2.10 ± 0.04	99.94	3.50
	1.10	1.20	2.29 ± 0.03	99.62	2.06

成分	初始量（μg）	加入量（μg）	实测量（μg）	回收率（%）	RSD（%）
巴利森苷B	670.40	532.80	1204.70 ± 9.68	100.32	1.81
	669.10	666.00	1337.11 ± 3.16	100.47	0.69
	667.70	799.20	1463.20 ± 11.11	99.40	1.53
巴利森苷C	95.90	81.60	176.69 ± 1.38	99.05	1.64
	95.70	102.00	197.82 ± 1.63	100.28	1.41
	95.50	122.40	217.59 ± 0.84	99.61	0.76
巴利森苷A	1036.40	855.20	1890.83 ± 21.83	99.95	2.62
	1034.30	1069.00	2107.12 ± 5.60	100.52	0.52
	1032.20	1282.80	2323.06 ± 29.31	100.49	2.37

（二）硫黄熏蒸和霉变对天麻药材质量的影响

1. 硫熏和霉变对天麻药材外观性状的影响

硫熏能够在一定程度上对中药材起到漂白和防霉防虫的作用。本实验主要考察了硫熏和霉变对天麻药材外观性状的影响。对比硫熏组和霉变处理组天麻样品外观性状，硫熏处理的天麻药材颜色相比于霉变组明显变白，也说明了硫熏漂白的效果（彩图4-1A）。且放置相同时间后，发现硫熏处理的天麻表面并没有发霉现象，而未硫熏的天麻即霉变组天麻表面明显发霉，说明硫熏处理在一定程度上会抑制药材发生霉变。硫熏组和霉变组天麻药材粉末颜色存在明显差异，其中硫熏天麻药材粉末呈现乳白色，而霉变天麻粉末呈现棕褐色，这为硫熏天麻药材的鉴别提供一定依据（彩图4-1B）。可见，硫熏不仅能使药材漂白美观、快速干燥，还能够抑制天麻霉变。

2. 硫熏和霉变对天麻中二氧化硫及黄曲霉素含量的影响

除外观性质，本实验还进一步分析了硫熏和霉变对天麻中二氧化硫残留量及黄曲霉素含量的影响。按照《中国药典》酸碱滴定法测定3组天麻药材中二氧化硫残留量，结果显示空白组和霉变组均未检测到二氧化硫，而硫熏组检测到二氧化硫残留量为667mg/g（图4-21）。

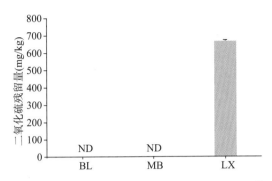

图4-21　不同处理组天麻中二氧化硫残留量比较（BL.空白组；MB.霉变组；LX.硫熏组）

　　根据《中国药典》方法检测3组样品中黄曲霉素的含量，结果显示3个处理组中均未检测到黄曲霉毒素 G_2、黄曲霉毒素 G_1、黄曲霉毒素 B_2、黄曲霉毒素 B_1（图4-22）。分析认为霉变的天麻中未产生以上4种黄曲霉毒素，根据药材表面发霉情况可能是产生了其他的真菌毒素。

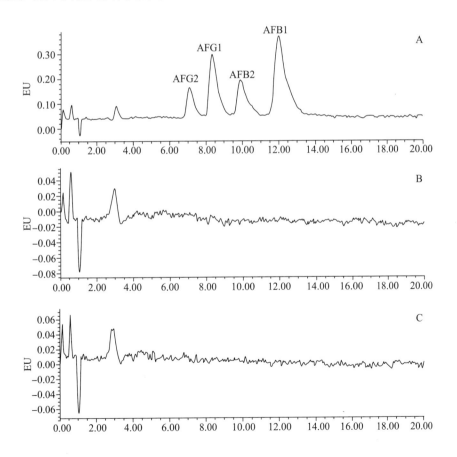

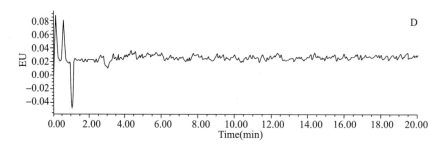

图4-22 不同处理组天麻中黄曲霉素色谱图（A.混标样品；B.空白样品；C.硫熏样品；D.霉变样品）

3. 硫熏和霉变对天麻有效化学成分含量的影响

采用UPLC法测定了空白组、硫熏组和霉变组天麻药材有效成分的含量。对3组天麻样品进行8种成分测定，发现相比于空白对照，霉变组和硫熏组天麻8种成分均发生明显变化，其中腺苷、天麻素、对羟基苯甲醇、对羟基苯甲醛、巴利森苷B、巴利森苷C和巴利森苷A 7种成分均降低，而巴利森苷E成分升高（图4-23和表4-12）。从含量变化程度来看，霉变组和硫熏组天麻在对羟基苯甲醇和巴利森苷A成分上均与空白组呈极显著差异（$P<0.001$），另外硫熏组天麻在巴利森苷E成分上与空白组呈极显著差异（$P<0.001$）。与空白组相比，药材霉变和硫熏处理均会对天麻化学成分产生显著影响，仅从化学成分含量上看，硫熏处理后的药材化学成分含量变化更大。但从药材长期贮藏来看，霉变的药材要比硫熏的药材对

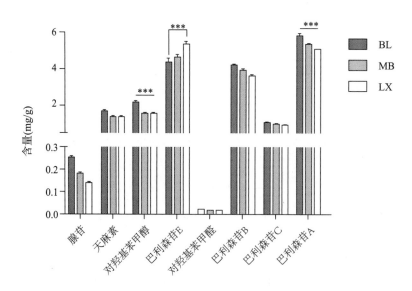

图4-23 不同处理条件下天麻8种成分含量比较（BL.空白组；MB.霉变组；LX.硫熏组）

注：与空白组比较，$^{***}P<0.001$，存在极显著差异。

人体的危害更大。因此，硫熏加工方法利弊共存，在保证药材质量和二氧化硫残留限量的前提下，制定一个相对合理可行的硫熏加工工艺和二氧化硫残留限量标准意义重大。

表4-12　不同处理组天麻药材化学成分含量（mg/g，n=3，$\bar{x} \pm s$）

编号	腺苷	天麻素	对羟基苯甲醇	巴利森苷E	对羟基苯甲醛	巴利森苷B	巴利森苷C	巴利森苷A
BL	0.25 ± 0.01	1.67 ± 0.08	2.16 ± 0.16	4.34 ± 0.35	0.02 ± 0.00	4.20 ± 0.02	1.05 ± 0.04	5.77 ± 0.22
MB	0.18 ± 0.01	1.36 ± 0.10	1.57 ± 0.03	4.65 ± 0.17	0.02 ± 0.00	3.91 ± 0.08	0.99 ± 0.05	5.31 ± 0.09
LX	0.14 ± 0.01	1.36 ± 0.07	1.58 ± 0.04	5.34 ± 0.19	0.02 ± 0.00	3.57 ± 0.18	0.91 ± 0.06	5.01 ± 0.01

（三）硫黄用量和硫熏时间对天麻药材质量的影响

1. 硫黄熏蒸对天麻药材有效化学成分影响的动态分析

硫熏过程中，不同硫熏程度的中药材化学成分组成会存在差异。根据天麻产地加工实际情况，本部分分别考察了3组硫黄用量（1：20、1：40、1：80）在硫熏0、1、2、4、8、12和24小时后，天麻药材化学成分的变化趋势（表4-13、图4-24）。空白组不同时间段天麻药材化学成分变化情况表明，天麻药材中各成分含量无显著变化（图4-24A）。但硫熏后的天麻化学成分变化非常明显，从3组硫黄用量整体变化趋势来看，硫熏过程中天麻化学成分在1～2小时逐渐降低，在之后的2小时逐渐升高并趋于平稳。表明在很短的时间内，二氧化硫就能与天麻药材中的酚酸类成分发生氧化还原反应。从3个处理组化学成分下降的程度来看，1：20组受硫熏影响更大。

从硫黄用量和药材1：20组来看（图4-24B），除巴利森苷E成分外，其他7个成分均在硫熏24小时后降低（＞8%，$P<0.001$，与0小时相比），降低最显著的有对羟基苯甲醇（43.85%）和对羟基苯甲醛（50.00%）。除此之外，腺苷、巴利森苷B、巴利森苷C和巴利森苷A在硫熏2小时达到最低（$P<0.001$，与0小时相比），分别为33.33%，26.61%，34.88%和35.02%。此时二氧化硫与天麻药材化学成分之间反应完全，之后两者之间发生逆反应，即7种化学成分含量随之升高并趋于稳定，但并不会达到硫熏之前的含量水平。只有巴利森苷E含量在2小时内呈现升高趋势，

增长达25.98%（$P < 0.001$，与0小时相比），随后趋于稳定。这种现象的原因取决于该成分的结构，巴利森苷E是由天麻素和柠檬酸酯化而成，巴利森苷B和C是由巴利森苷E与一分子天麻素酯化而成，巴利森苷A则是由巴利森苷B或C与一分子天麻素酯化而成。因此在硫熏过程中，二氧化硫与水结合生成亚硫酸，在该酸性条件下，易引起巴利森苷A和巴利森苷B或C发生水解反应，脱掉天麻素，导致巴利森苷E含量升高。

从1∶40处理组看（图4-24C），随着硫熏时间变化，在1小时内天麻巴利森苷E成分呈上升趋势（增长25.89%，$P < 0.001$，与0小时相比）；而其他7种成分含量逐渐降低（$P < 0.001$，与0小时相比），降低较明显的有腺苷30.77%，天麻素30.94%，对羟基苯甲醛50%。这表明在该处理条件下，硫熏1小时即可反应完全。从1∶80处理组变化趋势来看（图4-24D），硫熏2小时达到反应相对终点，此时除巴利森苷E增长25.70%外（$P < 0.001$，与0小时相比），其他7种成分含量均达到最低（腺苷28.57%，天麻素23.77%，对羟基苯甲醇40.15%，对羟基苯甲醛50.00%）（$P < 0.001$，与0小时相比）。

通过以上研究表明，硫熏对天麻化学成分的影响主要发生在1~2小时，且硫黄用量越大，其对药材质量的影响就相对越严重。根据硫熏程度及含量变化的转折点，得到了3组硫黄用量下，最低含量所对应的时间点（T_{min}）变化图（图4-24E）。发现1∶20组的T_{min}为1小时，而在1∶80组的T_{min}变为2小时，可以认为T_{min}可以作为评价天麻硫熏程度的重要指标，反映硫熏从药材表面到内部逐渐渗透的过程。当硫黄用量在1∶80时，需要2小时才能达到转折点，说明此时硫熏仅达到药材表面，且未完全熏透；随着硫黄用量的增加（1∶40组），仅需1小时即可到达，说明此时恰好将药材表面熏透；继续增加硫黄用量（1∶20组），又重新回到2小时，说明此时已经熏透至药材内部。因此为了减少硫黄用量和节约硫熏时间，更好达到防霉防虫的效果，建议使用硫黄与药材比（1∶40），硫熏1小时的处理方法。

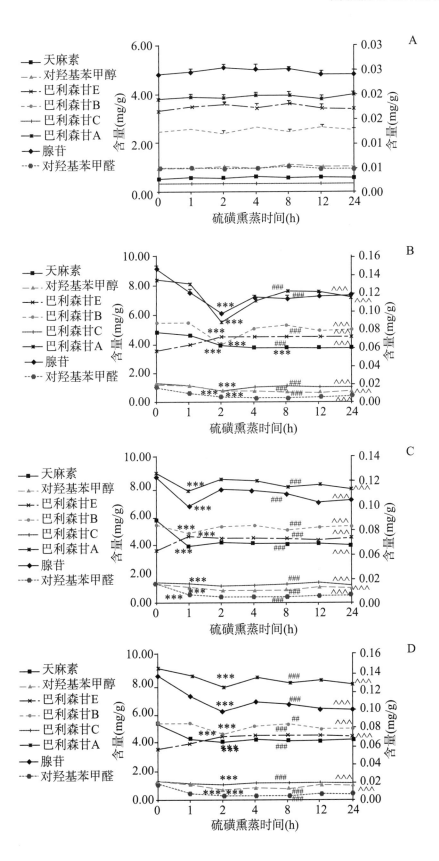

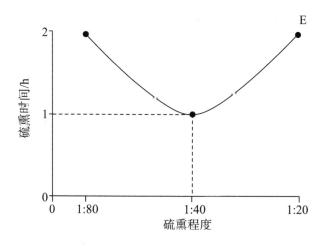

图4-24　不同硫黄用量和硫熏时间天麻化学成分变化［A.空白组；B.1：20硫熏组；C.1：40硫熏组；D.1：80硫熏组；E.不同硫熏组最低含量对应时间点（$T_{\min}$）的变化。］

注：2小时与0小时相比，$***P < 0.001$；8小时与0小时相比，$\#\#\#P < 0.001$，$\#\#P < 0.01$；24小时与0小时相比，$\frown\frown\frown P < 0.001$。

2.硫黄熏蒸天麻的质量评价

为了进一步分析硫熏程度对天麻药材质量的影响，采用SIMCA-P软件进行PCA和PLS-DA分析。非硫熏处理下各个时间点较为分散，天麻药材质量差异不明显（图4-25A）。在硫熏1：20处理组（图4-25B），根据各时间点的分散程度，可聚为4类，其中0小时为一类，硫熏1小时单独聚为一类，2小时聚为一类，4~24小时聚为一类，从聚类距离大致可以看出硫熏1~2小时对药材质量的影响极大，在之后的时间段硫熏对药材质量无显著影响。

在硫熏1：40处理下（图4-25C），各时间点大致聚为3类，其中0小时为一类，1小时聚为一类，2~24小时聚为一大类，说明在硫熏1小时后，天麻药材质量同样发生变化，但无显著影响，直至硫熏2小时后变化明显。说明在硫熏1小时时，硫熏正好可将药材表面熏透，继续熏蒸可逐渐渗透至药材内部。在硫熏1：80处理组（图4-25D），各时间点聚为4类，硫熏1小时和2小时单独聚为一类，其他时间点聚为一类，表明该硫黄用量情况下，硫熏1~2小时对药材质量无显著影响，直至硫熏4小时后才有明显变化。

通过对比上面3组硫黄用量处理组，可以初步判断随着硫黄用量逐渐增加，其对药材的影响程度也会随之增大。硫黄熏蒸利于干燥，避免虫蛀、霉变，而发霉就

表4-13 不同硫黄用量和硫熏时间下天麻8种化学成分含量（mg/g, $n=3$, $\bar{x} \pm s$）

硫黄剂量	硫熏时间（h）	腺苷	天麻素	对羟基苯甲醇	巴利森苷E	对羟基苯甲醛	巴利森苷B	巴利森苷C	巴利森苷A
1:20	0	0.15 ± 0.00	4.87 ± 0.06	1.30 ± 0.01	3.58 ± 0.01	0.02 ± 0.00	5.45 ± 0.01	1.29 ± 0.01	8.48 ± 0.08
	1	0.12 ± 0.00	4.61 ± 0.01	1.17 ± 0.01	3.97 ± 0.01	0.01 ± 0.00	5.39 ± 0.03	1.15 ± 0.02	8.22 ± 0.06
	2	0.10 ± 0.00	3.92 ± 0.02	0.86 ± 0.00	4.51 ± 0.02	0.01 ± 0.00	4.00 ± 0.03	0.84 ± 0.02	5.51 ± 0.02
	4	0.12 ± 0.00	3.81 ± 0.01	0.76 ± 0.01	4.51 ± 0.00	0.01 ± 0.00	5.19 ± 0.05	1.04 ± 0.01	6.97 ± 0.10
	8	0.11 ± 0.00	3.79 ± 0.00	0.69 ± 0.00	4.54 ± 0.00	0.01 ± 0.00	5.34 ± 0.01	1.11 ± 0.02	7.67 ± 0.04
	12	0.12 ± 0.00	3.75 ± 0.02	0.69 ± 0.01	4.52 ± 0.03	0.01 ± 0.00	4.94 ± 0.02	1.02 ± 0.02	7.60 ± 0.06
	24	0.12 ± 0.00	3.77 ± 0.02	0.73 ± 0.01	4.52 ± 0.01	0.01 ± 0.00	5.01 ± 0.08	1.05 ± 0.02	7.22 ± 0.02
1:40	0	0.13 ± 0.00	5.75 ± 0.01	1.41 ± 0.04	3.67 ± 0.05	0.02 ± 0.00	5.56 ± 0.02	1.36 ± 0.01	9.19 ± 0.02
	1	0.09 ± 0.00	4.04 ± 0.02	1.17 ± 0.03	4.62 ± 0.04	0.01 ± 0.00	4.91 ± 0.03	1.22 ± 0.01	7.86 ± 0.03
	2	0.11 ± 0.00	4.28 ± 0.01	0.91 ± 0.02	4.55 ± 0.00	0.01 ± 0.00	5.42 ± 0.03	1.11 ± 0.02	8.61 ± 0.03
	4	0.11 ± 0.00	4.27 ± 0.03	0.91 ± 0.02	4.58 ± 0.02	0.01 ± 0.00	5.48 ± 0.01	1.27 ± 0.02	8.61 ± 0.01
	8	0.11 ± 0.00	4.15 ± 0.02	0.90 ± 0.00	4.48 ± 0.02	0.01 ± 0.00	5.13 ± 0.01	1.25 ± 0.01	8.19 ± 0.04
	12	0.10 ± 0.00	4.16 ± 0.03	1.10 ± 0.01	4.47 ± 0.05	0.01 ± 0.00	5.39 ± 0.03	1.36 ± 0.02	8.32 ± 0.07
	24	0.10 ± 0.00	4.15 ± 0.03	1.09 ± 0.03	4.60 ± 0.03	0.01 ± 0.00	5.41 ± 0.01	1.24 ± 0.01	8.06 ± 0.08
1:80	0	0.14 ± 0.00	5.30 ± 0.08	1.37 ± 0.01	3.58 ± 0.01	0.02 ± 0.00	5.44 ± 0.03	1.36 ± 0.00	9.18 ± 0.06
	1	0.12 ± 0.00	4.29 ± 0.02	1.17 ± 0.00	3.97 ± 0.02	0.01 ± 0.00	5.40 ± 0.02	1.22 ± 0.02	8.62 ± 0.05
	2	0.10 ± 0.00	4.04 ± 0.02	0.82 ± 0.01	4.50 ± 0.01	0.01 ± 0.00	4.68 ± 0.03	1.11 ± 0.02	7.86 ± 0.03
	4	0.11 ± 0.00	4.23 ± 0.02	0.90 ± 0.00	4.49 ± 0.01	0.01 ± 0.00	5.16 ± 0.01	1.26 ± 0.01	8.56 ± 0.03
	8	0.11 ± 0.00	4.12 ± 0.01	0.89 ± 0.00	4.54 ± 0.02	0.01 ± 0.00	5.33 ± 0.01	1.24 ± 0.01	8.16 ± 0.06
	12	0.10 ± 0.00	4.15 ± 0.02	1.10 ± 0.00	4.54 ± 0.04	0.01 ± 0.00	4.95 ± 0.00	1.32 ± 0.01	8.32 ± 0.08
	24	0.10 ± 0.00	4.27 ± 0.08	1.04 ± 0.03	4.52 ± 0.03	0.01 ± 0.00	5.00 ± 0.09	1.28 ± 0.02	8.09 ± 0.00

容易产生有剧毒的黄曲霉素，该成分对人体的危害远大于二氧化硫；但是硫熏必然会对药材质量产生一定的影响。因此结合硫熏程度及前面分析的 T_{min} 指标，按照硫黄与药材比 1：40，熏蒸 1 小时较为合理可行。

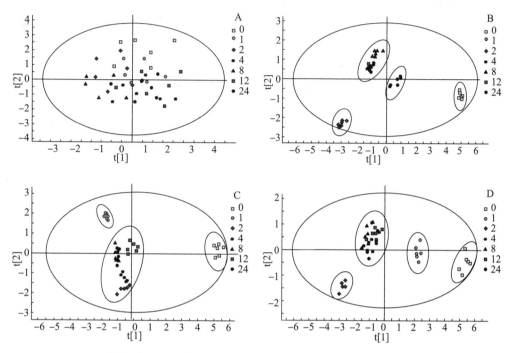

图4-25　不同硫熏组天麻化学成分的PCA和PLS-DA分析

注：A：空白组；B：1：20组；C：1：40组；D：1：80组。

3. 硫黄熏蒸天麻药材中的二氧化硫残留量分析

除了药材内在化学成分外，二氧化硫残留量也是评价药材质量安全性的重要指标。按照不同的硫黄用量处理组（1：20，1：40，1：80），测定了24小时内7个时间点天麻药材中二氧化硫残留量。二氧化硫残留量与硫黄用量呈极显著正相关（$P < 0.01$），即硫黄与药材用量比值越大，药材中残留的二氧化硫越高（图4-26）。考虑中药材二氧化硫限量标准，2015年版《中国药典》对天麻药材中二氧化硫限量值为400mg/kg，WHO/FAO对二氧化硫限量标准为150mg/kg。研究发现，3个处理组（1：20，1：40，1：80）在硫熏1小时后二氧化硫残留量分别达到670.71mg/kg、410.24mg/kg和211.92mg/kg，硫熏2小时后可分别高达988.77%、968.22%和350.38%。参照《中国药典》和WHO的标准来看，仅硫熏1小时，超标极为严重。

随着硫熏时间变化，3组硫黄用量组中天麻药材中的二氧化硫残留量变化最显著区间主要集中在前8小时，之后二氧化硫残留量趋于平稳。具体来看，以1:20组为例，仅硫熏1小时，药材中二氧化硫残留量增加至670.71mg/kg（$P < 0.001$，与0小时相比）。硫熏2小时二氧化硫残留量逐渐增加至988.77mg/kg（$P < 0.001$与1小时相比），此后直到硫熏8小时，二氧化硫残留量增加至1760.40mg/kg（$P < 0.001$，与2小时相比），在硫熏8小时以后，二氧化硫残留量逐渐平稳（$P > 0.05$，与8小时相比）。

结合8个指标性成分变化，1:20处理组中二氧化硫残留量逐渐升高，在2小时二氧化硫残留量增幅变缓，说明某些物质正在消耗二氧化硫，然而此时天麻化学成分达到最小值，说明硫熏后生成二氧化硫量远大于二氧化硫与化学成分反应消耗的量。从其增长幅度来看，推测二氧化硫与化学成分发生反应主要集中在1~2小时，待反应相对完全后，二氧化硫残留量也迅速增加并逐渐稳定，这也与天麻化学成分变化情况相一致。1:40处理组中，二氧化硫残留量同样在前2小时增长迅速，而1~2小时比前1小时增长快，考虑到化学成分在前1小时降至最低，说明二氧化硫与化学成分反应集中在前1小时内。随着化学成分升高，消耗二氧化硫的量逐渐减少，二氧化硫生成的量便随之快速增加直至平衡。1:80处理组中，不同时间段二氧化硫残留量变化与化学成分变化基本一致。由此得出，硫黄熏蒸导致的药材中化学成分的转化途径主要是通过加成反应或酯化反应生成亚硫酸盐、硫酸盐及其衍生物。

参照THQ风险评估模型计算得到的二氧化硫最大限量值750mg/kg，硫黄用量在1:40，熏蒸1小时能够控制二氧化硫残留量在750mg/kg以下，且此时硫熏对天麻药材质量无显著影响，恰好能够将药材表面熏透，既利于干燥还能达到防霉的效果。

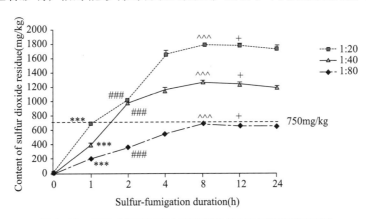

图4-26　不同硫黄用量和硫熏时间天麻中二氧化硫残留变化

注：与0小时相比，***$P < 0.001$；与1小时相比，###$P < 0.001$；与2小时相比，^^^$P < 0.001$。

硫熏的主要目的在于防霉防虫，利于干燥。因此在评价硫熏工艺过程中既要考虑硫熏对药材化学成分的影响和残留的二氧化硫，也要考虑硫熏在防霉防虫方面的作用。相比二氧化硫带来的危害，药材霉变产生的黄曲霉素对人体的危害更大。因此，综合客观评价硫熏对药材的影响是很有必要的。药材质量、二氧化硫和霉变虫蛀三者之间存在相互联系和制约，我们期望得到一种既能保证药材质量和控制二氧化硫残留量，又能达到较好的防霉防虫的效果。因此从化学成分和二氧化硫残留两方面，分析不同硫熏时间对药材表面及内部的熏蒸程度影响，初步得到硫黄与药材用量比1∶40，熏蒸1小时即可达到最佳效果。

（四）贮藏时间对硫黄熏蒸天麻药材质量的影响

1.不同贮藏时间天麻有效化学成分含量的动态变化

在中药材贮藏过程中，考虑到中药材中残留的二氧化硫和亚硫酸盐的不稳定性，其药材化学成分的变化情况不得而知，因此有必要对不同贮藏时间天麻药材有效成分变化规律进行深入探讨。选取贮藏时间为0月的空白组（K）、天麻片组（Y）和天麻药材组（G）药材中天麻素类（天麻素和对羟基苯甲醇之和，GAs）和巴利森苷类（巴利森苷E、巴利森苷B、巴利森苷C和巴利森苷A之和，Ps）成分含量进行比较（图4-27）。从天麻素类成分含量来看，依次为K（3.75mg/kg）>Y（3.30mg/kg）>G（3.14mg/kg），说明相比于硫熏前，硫熏后天麻药材中的天麻素类成分含量降低，且天麻药材组硫熏后降低的程度大于天麻片组。3个处理组中巴利森苷类成分含量

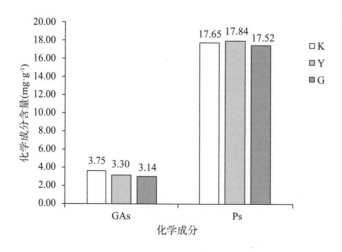

图4-27　不同处理组天麻中天麻素类和巴利森苷类成分比较（K.空白组；Y.天麻饮片；G.天麻药材）

差异不明显，且以硫熏天麻药材组中的巴利森苷类含量最低（17.52mg/kg）。此外，2015年版《中国药典》中规定天麻药材中天麻素和对羟基苯甲醇含量不得低于0.25%。本研究中得到的天麻素类成分最低为0.314%，符合《中国药典》规定。

对不同贮藏时间天麻药材化学成分含量进行动态监测（图4-28和表4-14），发现3组天麻药材中8种化学成分含量随贮藏时间在不同月份发生变化，但整体上无显著变化。表明在长期的贮藏过程中，未硫熏和硫熏天麻药材中的化学成分无显著变化，相对稳定。

空白组（图4-28A和4-28B）中8种成分含量在8个月的贮藏时间内变化不显著，其中AD和PE成分呈上升趋势，其他6种成分均呈降低趋势，尤其是《中国药典》中规定的指标性成分GA和HA含量均降低。这种成分含量的波动可能与贮藏过程中天麻药材的个体差异和温度湿度等有关。另外从PCA图来看（图4-28B），大体可以将6个时间点分为2类，其中K-0、K-1和K-2为一类，K-4、K-6和K-8为另一类。从各时间点离散程度看，K-4与其他几组离散程度较大，说明贮藏时间为4个月时，天麻药材中各成分含量变化较大，前4个月的贮藏过程中天麻药材质量较为稳定。对硫熏天麻片（Y）分析发现（图4-28C），除Y-4时间点药材中各成分有显著升高趋势外，其他各时间点药材中8个成分含量变化均不明显。此外，PCA分析发现（图4-28D），除Y-4组，其余几组可聚为一类，说明硫熏天麻片在贮藏4个月时其化学成分含量发生明显变化。对不同贮藏时间硫熏天麻药材（G）化学成分含量动态变化分析表明，天麻药材中各成分变化随贮藏时间变化不显著，但呈降低趋势，天麻素含量从2.28mg/kg降至1.80mg/kg（图4-29E）。PCA分析表明，可以将6个时间点聚为3类，以Y-4和Y-8与其他几组离散程度较大，尤其以Y-4最为显著（图4-28F）。

综上，不论是空白组还是硫熏处理组，贮藏过程中天麻药材化学成分均在4个月时变化最大，表明该时间段为天麻药材质量变化的重要转折点，分析认为这除了与药材自身化学成分稳定性等因素有关外，药材中残留的二氧化硫也可能是引起化学成分含量变化的重要因素。故对贮藏过程中硫熏天麻中二氧化硫残留量进行动态监测也是极为重要的。

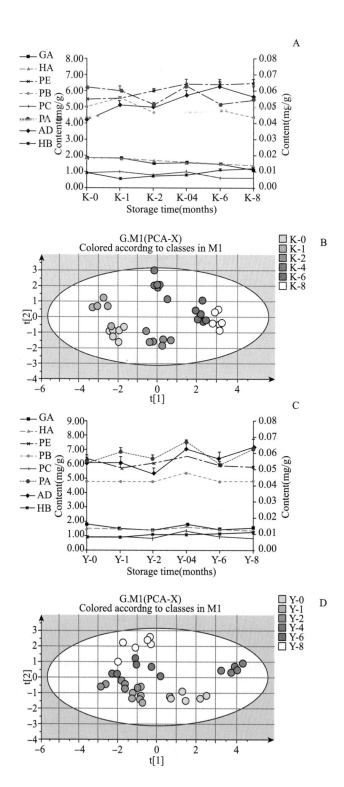

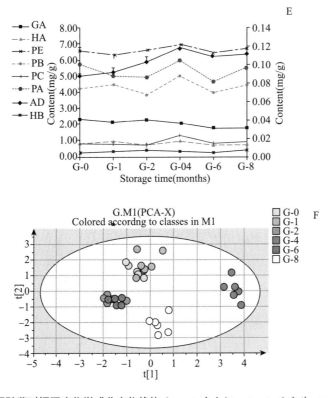

图4-28 不同贮藏时间天麻化学成分变化趋势（A、B.空白组；C、D.天麻片；E、F.天麻药材）

表4-14 不同贮藏时间不同处理组天麻药材中化学成分变化（mg/kg，$n=3$，$\bar{x} \pm s$）

贮藏时间	腺苷	天麻素	对羟基苯甲醇	巴利森苷E	对羟基苯甲醛	巴利森苷B	巴利森苷C	巴利森苷A
K-0	0.04 ± 0.00	1.87 ± 0.04	1.89 ± 0.08	5.46 ± 0.06	0.01 ± 0.00	5.03 ± 0.11	0.93 ± 0.04	6.22 ± 0.15
K-1	0.05 ± 0.00	1.86 ± 0.05	1.79 ± 0.04	5.57 ± 0.20	0.01 ± 0.00	5.52 ± 0.21	1.04 ± 0.04	5.97 ± 0.31
K-2	0.05 ± 0.00	1.48 ± 0.07	1.67 ± 0.07	5.95 ± 0.18	0.01 ± 0.00	4.63 ± 0.16	0.78 ± 0.04	5.11 ± 0.13
K-4	0.06 ± 0.00	1.56 ± 0.07	1.56 ± 0.06	6.42 ± 0.26	0.01 ± 0.00	4.66 ± 0.17	0.95 ± 0.02	6.28 ± 0.13
K-6	0.06 ± 0.00	1.49 ± 0.04	1.46 ± 0.08	6.30 ± 0.25	0.01 ± 0.00	4.82 ± 0.14	0.59 ± 0.02	5.19 ± 0.10
K-8	0.06 ± 0.00	1.14 ± 0.06	1.39 ± 0.07	6.43 ± 0.23	0.01 ± 0.00	4.38 ± 0.15	0.61 ± 0.03	5.41 ± 0.09
Y-0	0.05 ± 0.00	1.77 ± 0.03	1.54 ± 0.03	6.29 ± 0.22	0.01 ± 0.00	4.71 ± 0.11	0.90 ± 0.04	5.93 ± 0.39
Y-1	0.05 ± 0.00	1.53 ± 0.08	1.48 ± 0.07	5.70 ± 0.19	0.01 ± 0.00	4.74 ± 0.08	0.91 ± 0.04	6.72 ± 0.31
Y-2	0.05 ± 0.00	1.43 ± 0.06	1.39 ± 0.07	6.00 ± 0.14	0.01 ± 0.00	4.78 ± 0.09	0.79 ± 0.04	6.28 ± 0.25
Y-4	0.06 ± 0.00	1.80 ± 0.06	1.63 ± 0.03	6.52 ± 0.13	0.01 ± 0.00	5.35 ± 0.09	1.31 ± 0.03	7.52 ± 0.18
Y-6	0.06 ± 0.00	1.51 ± 0.08	1.47 ± 0.05	5.86 ± 0.16	0.01 ± 0.00	4.75 ± 0.13	0.97 ± 0.05	5.91 ± 0.17
Y-8	0.06 ± 0.00	1.61 ± 0.05	1.33 ± 0.04	5.72 ± 0.12	0.01 ± 0.00	4.77 ± 0.07	0.83 ± 0.04	6.06 ± 0.17
G-0	0.09 ± 0.00	2.28 ± 0.04	0.86 ± 0.01	6.60 ± 0.17	0.01 ± 0.00	4.27 ± 0.09	0.88 ± 0.02	5.76 ± 0.19

续表

贮藏时间	腺苷	天麻素	对羟基苯甲醇	巴利森苷E	对羟基苯甲醛	巴利森苷B	巴利森苷C	巴利森苷A
G-1	0.09 ± 0.01	2.10 ± 0.12	1.01 ± 0.03	6.32 ± 0.31	0.01 ± 0.00	4.46 ± 0.11	0.86 ± 0.03	5.04 ± 0.26
G-2	0.10 ± 0.01	2.23 ± 0.04	0.85 ± 0.03	6.65 ± 0.19	0.01 ± 0.00	3.80 ± 0.14	0.77 ± 0.04	4.97 ± 0.16
G-4	0.12 ± 0.00	2.07 ± 0.07	1.01 ± 0.02	6.93 ± 0.15	0.01 ± 0.00	5.04 ± 0.10	1.34 ± 0.05	5.96 ± 0.22
G-6	0.11 ± 0.00	1.77 ± 0.06	0.82 ± 0.01	6.41 ± 0.10	0.01 ± 0.00	3.99 ± 0.04	0.89 ± 0.02	4.67 ± 0.10
G-8	0.11 ± 0.00	1.80 ± 0.05	0.83 ± 0.01	6.72 ± 0.12	0.01 ± 0.00	4.51 ± 0.07	0.96 ± 0.05	5.54 ± 0.14

2.不同贮藏时间天麻二氧化硫残留量的动态变化

本部分对不同贮藏时间硫熏天麻药材（G）和天麻片（Y）中的二氧化硫残留量进行检测（图4-30），发现在相同硫熏处理下，天麻药材中残留的二氧化硫明显高于天麻片，说明相较于天麻片，有表皮保护的天麻药材在硫熏过程中二氧化硫与药材中化学成分接触反应时间更长。在8个月的贮藏时间中，2个处理组天麻药材中二氧化硫残留量均逐渐降低，如天麻药材从1405.61mg/kg降至226.50mg/kg，天麻片从436.18mg/kg降至14.71mg/kg。硫熏天麻药材和天麻片中的二氧化硫含量均在贮藏时间为2～4月间（以虚线表示）变化最为显著（$P<0.001$，与2月相比），表明贮藏时间为4个月时，天麻药材中的二氧化硫降低程度最为突出（图4-29）。二氧化硫残留量显著减少势必会导致药材硫熏过程中产生的亚磺酸盐等成分的降解。因此，我们推断硫熏天麻达到4个月的贮藏时间后，会出现质量转折点，故在硫熏天麻贮藏过程中，建议将贮藏时间至少保存4个月以上。

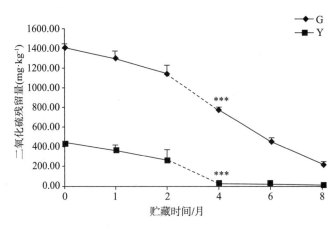

图4-29　不同贮藏时间天麻药材二氧化硫残留量变化趋势（G.天麻药材；Y.天麻饮片）

注：与2月相比，***$P<0.001$。

综上，在相同处理条件下天麻药材硫熏程度越大，二氧化硫在天麻药材中保留时间越长，与药材化学成分接触的时间更久，而天麻片缺少表皮的保护，不易残留大量二氧化硫，很容易扩散。因此，市场上硫熏药材相比于硫熏饮片，不论是在二氧化硫残留量上，还是药材质量的影响程度上都更加严重。对于硫熏中药材，贮藏时间也是影响药材质量和二氧化硫残留情况的重要因素。在长期的贮藏过程中，硫熏天麻药材和天麻片的化学成分含量整体并不会出现显著变化，但残留药材中的二氧化硫会随着贮藏时间不断减少，并且在贮藏4个月后出现大幅度的降低，从衰减的程度推测，硫熏药材中二氧化硫的半衰期应在4个月左右，即贮藏4个月后，硫熏药材中残留的二氧化硫量会降低50%以上，这对于硫熏中药材的贮藏管理和二氧化硫限量风险评估提供了参考。

（五）煎煮处理对硫熏天麻药材质量的影响

1.煎煮前后硫熏天麻药材化学成分分析

中药汤剂是最为常用的一种制剂形式。对于硫熏中药材来说，煎煮会影响药材中的有效成分含量和二氧化硫残留量。为了阐明煎煮过程中硫熏中药材中有效成分和二氧化硫残留量的变化情况，以硫熏和未硫熏天麻为例，探讨了煎煮过程中天麻原药材、药渣中的主要成分含量变化，并着重对原药材、药渣和水煎液中的二氧化硫残留分布情况进行分析，以期为用药安全和二氧化硫限量标准的制定提供科学依据。

将新鲜天麻洗净后，蒸制15~20分钟至断面无白心，取出晾干表面水分。将天麻分成硫熏处理和空白对照两个组。硫熏处理方法按照硫黄用量与药材比值1∶40，熏蒸1小时。将硫熏组与空白组的天麻切成厚度约0.5cm的薄片，50℃烘干。再将空白组和硫熏组中的部分天麻片直接打粉，得到煎煮前的空白样品（B）和硫熏样品（S）。煎煮处理如下：先将天麻片浸泡30分钟，取出后进行煎煮，分2次进行，第一次加10倍量的水，煎煮40分钟，第二次加6倍量水，煎煮20分钟，滤过，合并滤液，最后分别得到空白组天麻的水煎液和药渣，以及硫熏组天麻的水煎液和药渣。

对空白天麻片（B）、硫熏天麻片（S）、空白煎煮药渣（BZ）和硫熏煎煮药渣（SZ）进行化学成分检测，结果显示硫熏和煎煮处理均改变天麻药材化学成分含量（图4-30）。其中，对比煎煮前的B组和S组，发现硫熏后天麻药材中的腺苷、天麻素、对羟基苯甲醇、对羟基苯甲醛、巴利森苷B、巴利森苷C、巴利森苷A均降低，而巴利森苷E成分含量升高，表明硫熏确实能够改变药材化学成分含量。结合BZ和SZ组来看，煎煮后的药渣中的化学成分含量同样是空白组高于硫熏组。从4个处理组天麻各指标含量看，4组药材中的腺苷和对羟基苯甲醛含量无显著差异（$P>0.05$），另外在天麻素、巴利森苷E、巴利森苷B和巴利森苷A这4几个指标上，B组均与其他3个组有极显著差异（$P<0.01$），这表明硫熏和煎煮处理均会对药材有效成分含量造成一定影响。

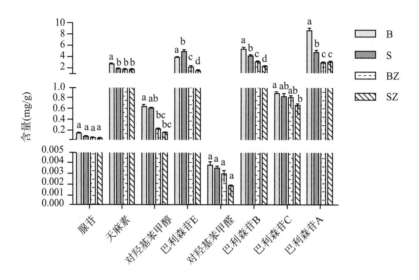

图4-30　天麻药材和药渣中化学成分含量比较（B.空白天麻；S.硫熏天麻；BZ.空白天麻煎煮药渣；

SZ.硫熏天麻煎煮药渣）

注：相同字母表示组间比较无显著差异，不同字母表示组间比较有显著差异。

通常，在煎药过程中，除了部分挥发的成分外，主要有效成分存在于水煎液和药渣中。对比药材和药渣中的化学成分，4个处理组中天麻化学成分含量总体趋势为B>S>BZ>SZ。

2.不同处理组天麻二氧化硫残留情况分析

对硫熏样品煎煮前及煎煮后药渣和水煎液中二氧化硫残留量进行检测，硫熏后的天麻中二氧化硫残留量为743.78mg/g，煎煮后药渣中的二氧化硫残留量极低，仅为50.22mg/g，水煎液中的二氧化硫残留量仅为20.02mg/g，这表明在煎煮过程中，除了二氧化硫与水反应生成的少量硫酸外，药材中大部分的二氧化硫会随着水蒸气扩散到空气中，仅有极少量溶于水煎液中，低于《中国药典》标准限量（400mg/g），对人体并不会造成影响（图4-31）。因此，建议结合实际用药习惯和特点综合评价硫熏中药材质量对人体的影响是很有必要的。

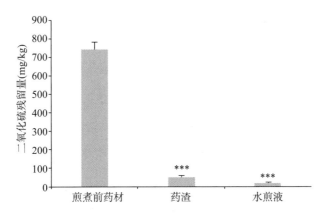

图4-31　不同处理组天麻中二氧化硫残留量与煎煮前药材比较

注：***$P<0.01$。

中药多数是用来煎服的，中药材在煎煮前先润制，可使药材变软，组织细胞膨胀后恢复其天然状态，煎药时易于有效成分浸出。随着中药材硫熏现象日益严重，二氧化硫残留问题及对人体的健康危害成为关注的重点。为明确硫熏药材中的二氧化硫在用药过程中实际转移情况，探讨了煎煮前后天麻药材、药渣和水煎液中的化学成分含量和二氧化硫残留量。发现硫熏后，天麻药材中除了巴利森苷E成分升高外，其余7种成分含量均降低。从煎煮前后天麻药材和药渣的比对发现，煎煮后药渣中的天麻化学成分含量均比之前有所降低，但下降幅度不显著。分析认为中药浸泡时间、煎煮次数和煎煮时间均会对汤剂的质量产生直接影响，也就是直接关系到药材中的有效成分的溶出情况。推断天麻水煎液中的有效成分含量较低，这与浸泡时间、煎煮时间有关。

此外，重点对药材煎煮液中二氧化硫残留情况进行分析后发现，硫熏天麻药材中的二氧化硫残留量较高（743.78mg/g），但经过煎煮后的药渣和水煎液中的二氧化硫残留量却极少，这说明在煎煮过程中大量的二氧化硫会随着水蒸气扩散到大气中，只有极少量会随水煎液进入到人体。因此，在评价硫黄熏蒸对中药材质量和人体健康的影响时，还要考虑到煎煮加工对硫熏药材质量和二氧化硫的影响，可以说煎煮会使得硫熏中药材中二氧化硫对人体带来的风险大大降低。最后，科学合理的评价硫熏中药材及二氧化硫残留限量问题对于中药材二氧化硫限量标准的制定具有重要意义。

四、硫黄熏蒸天麻药材的细胞毒性评价

已有大量研究表明，过量硫熏药材会危害人体健康，尤其是药材进入人体后，对肝和肾脏等重要器官产生影响。然而，天麻硫熏标志物指标的安全性评价尚属空白，针对硫熏天麻药材提取物进行细胞活性研究也是很有必要的。选取人肾皮质近曲小管上皮细胞（HK-2）和人正常肝细胞（L-02）进行了细胞活性研究。为了进一步考察硫熏药材的细胞毒性，选取了大鼠肾上腺嗜铬细胞瘤细胞（PC-12）作为研究评价对象。对硫熏产物 p-HS 和硫熏药材提取物进行细胞毒性评级，为中药材硫黄熏蒸安全性评价提供参考，也为中药材二氧化硫限量标准的制定提供依据。

（一）天麻硫黄熏蒸标志物 p-HS 的细胞毒性评价

1. p-HS 对 HK-2、L-02 和 PC-12 细胞增殖的作用

给予人肾皮质近曲小管上皮细胞（HK-2）不同剂量的 p-HS（0.1μmol/L，1μmol/L，10μmol/L，100μmol/L，1000μmol/L）处理后，均可不同程度的促进 HK-2 细胞的生长（表4-15和图4-32A）。CCK-8法检测 HK-2 细胞培养液中细胞生长和增殖活性研究显示，与正常组（对照组）相比，p-HS 药物对 HK-2 细胞均具有不同程度的促进作用，且促进作用对随剂量的增加而加强，当浓度为 100μmol/L 时，细胞增殖率最高达到 34.14%。同时具有浓度依赖关系，但当药物浓度达到 1000μmol/L 时，p-HS 对 HK-2 细胞的促进作用减弱。

给予人正常肝细胞（L-02）不同剂量的 p-HS（0.1μmol/L，1μmol/L，10μmol/L，100μmol/L，1000μmol/L）处理后，均可不同程度地促进 L-02 细胞的生长（表4-15和图4-32B）。CCK-8法检测 L-02 细胞培养液中细胞生长和增殖活性研究表明，与正常对照组相比，p-HS 对 L-02 细胞的增殖均具有不同程度的促进作用，且促进作用随剂量的增加而加强，当浓度达到 100μmol/L 时，细胞增殖率最高达到 32.04%。但当药物浓度达到 1000μmol/L 时，药物对 L-02 细胞的促进作用随即减弱。

给予大鼠肾上腺嗜铬细胞瘤细胞（PC-12）不同剂量的 p-HS（0.1μmol/L，1μmol/L，10μmol/L，100μmol/L，1000μmol/L）处理后，均可不同程度的抑制 PC-12 细胞的生长（表4-15和图4-32C）。CCK-8法检测 PC-12 细胞培养液中细胞

生长和增殖活性研究显示，与正常对照组相比，*p*-HS对PC-12细胞具有不同程度的毒性作用，且抑制作用随剂量的增加而加强，具有浓度依赖关系。

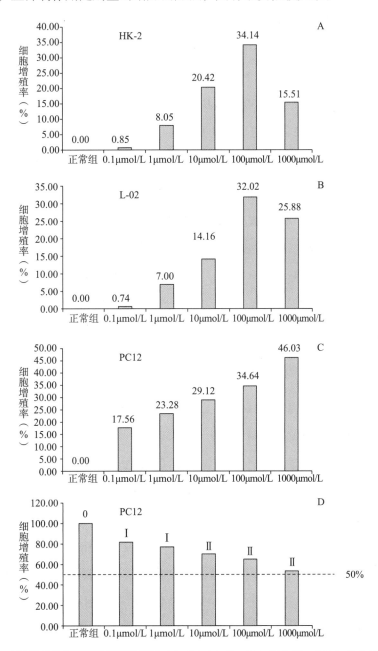

图4-32 *p*-HS的体外细胞活性及毒性评价（A.HK-2细胞；B.L-02细胞；C.PC-12细胞；D.PC-12细胞毒性）

2. *p*-HS对HK-2、L-02和PC-12细胞毒性等级的评定

不同剂量的*p*-HS均可不同程度影响HK-2、L-02和PC-12细胞的增殖，采用细

胞相对增殖率对p-HS药物进行细胞毒性等级评定。RGR>50%为合格，RGR<50%为不合格。根据评定结果，以PC-12细胞为例（图4-32D），在所有设置的浓度范围内，正常组的毒性等级为0级，$0.1\mu mol/L$组和$1\mu mol/L$组的细胞毒性等级为Ⅰ级，剩余3组的毒性等级为Ⅱ级。按照RGR>50%的标准，得到p-HS对PC-12细胞的安全剂量范围为$0\sim1000\mu mol/L$。另外，按照上述评价方法，p-HS对HK-2和L-02细胞的安全剂量范围同样为$0\sim1000\mu mol/L$。由此可见，在合理的使用范围内，p-HS对HK-2、L-02和PC-12细胞的生长是安全的。也就是说在该浓度范围内，p-HS单体成分不存在细胞毒性。说明硫熏天麻药材中的主要硫熏标志物p-HS不会危害人体健康，甚至对人体肝细胞和肾细胞活力表现出一定的促进作用。

表4-15 不同浓度p-HS处理细胞后的吸光度值（$n=3$，$\bar{x}\pm s$）

组别（$\mu mol/L$）	正常组	0.1	1	10	100	1000
HK-2	1.07 ± 0.18	1.08 ± 0.04	1.15 ± 0.17	1.28 ± 0.11	1.43 ± 0.17	1.23 ± 0.09
L-02	0.80 ± 0.03	0.81 ± 0.03	0.86 ± 0.04	0.92 ± 0.04	1.06 ± 0.11	1.01 ± 0.08
PC-12	0.67 ± 0.07	0.56 ± 0.05	0.52 ± 0.02	0.48 ± 0.04	0.44 ± 0.02	0.36 ± 0.03

（二）基于最佳硫黄熏蒸工艺的天麻水提物的细胞毒性评价

1. 硫黄熏蒸天麻水提物对HK-2、L-02和PC-12细胞活性的影响

按照硫熏工艺（硫黄与药材比为1:40，熏蒸1小时）对天麻进行硫熏处理后，研究其水提物对人肾皮质近曲小管上皮细胞（HK-2）、人正常肝细胞（L-02）和大鼠肾上腺嗜铬细胞瘤细胞（PC-12）的细胞活性的影响和毒性。分别给予HK-2、L-02和PC-123种细胞不同剂量的TM和TM-S样品处理，发现2组样品均可不同程度的抑制HK-2、L-02和PC-12细胞的生长。与正常对照组相比，上述2组样品对HK-2、L-02和PC-12均具有不同程度的抑制作用，且抑制作用随剂量的增加而加强，具有浓度依赖关系（图4-33A、4-33C和4-33E）。对比硫熏前后天麻提取物的细胞活性发现，硫熏后的天麻药材提取物对HK-2细胞的抑制率明显低于硫熏前，说明硫熏后的天麻药材水提物在一定程度上更有利于HK-2细胞的生长。对于L-02细胞，硫熏后的天麻不同剂量提取物对L-02细胞生长的抑制作用高于硫熏前的样品，但并没有显著差异（$P>0.05$），表明硫熏前后的天麻药材水提物在一定浓度范围内对HK-2细胞的抑制作用基本一致。通过对HK-2和L-02细胞活性分析，发现

硫熏后的天麻提取物对人体正常HK-2和L-02细胞生长的影响虽然呈现相反的趋势，但整体来看，硫熏处理对人体正常细胞的生长无显著影响。另外，对PC-12细胞培养液中细胞生长和增殖活性研究显示，与正常对照组相比较，2组样品对PC-12均具有不同程度的抑制作用，且随剂量浓度的增加促进作用加强。而且，硫熏后的天麻提取物对非正常PC-12细胞的抑制作用减弱，与硫熏前无显著差异（$P>0.05$），但还是表现出较强的抑制作用。

2.硫黄熏蒸天麻水提物对HK-2、L-02和PC-12细胞毒性的分析

给予HK-2、L-02和PC-12细胞不同剂量的TM、TM-S、NX、NX-S处理，发现2组样品均可不同程度影响HK-2、L-02和PC-12细胞的增殖，且增殖作用随着

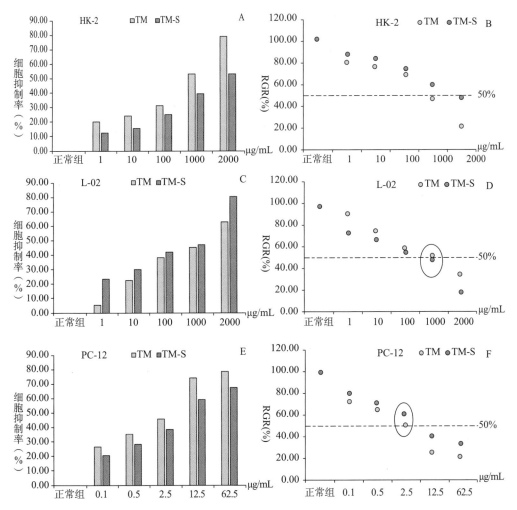

图4-33　不同剂量天麻提取物对HK-2、L-02和PC-12细胞活性和毒性评价（A、B. HK-2；C、D. L-02；E、F. PC-12）

浓度增加而减弱。利用细胞相对增殖率（GRG）对硫熏前后天麻提取物进行细胞毒性等级评定，RGR>50%认为安全，即0级、Ⅰ级和Ⅱ级视为安全范围。对HK-2细胞来说，TM组的细胞安全剂量范围为0～100μg/mL，TM-S组的安全剂量范围为0～1000μg/mL，说明在相同浓度下，硫熏后的天麻水提物对HK-2细胞毒性更小，安全剂量范围更宽（图4-33B）。对L-02细胞来说，TM组的细胞安全剂量范围为0～1000μg/mL，TM-S组的安全剂量范围均为0～100μg/mL（图4-33D）。但从1000μg/mL剂量组看，硫熏前后天麻水提物对L-02细胞毒性基本相近，并无显著差异。从PC-12细胞来看，TM和TM-S两组的安全剂量范围均为0～2.5μg/mL，说明硫熏前后天麻药材提取物对PC-12细胞增殖的影响相对一致（图4-33F）。由此可见，硫熏天麻提取物对不同细胞产生的细胞毒性各不相同，既有促进作用，又有抑制作用，但总体上硫熏前后药材提取物对细胞毒性影响无显著差异。

第五章
硫黄熏蒸对牛膝药材质量的影响

一、牛膝研究概述

牛膝，又名怀牛膝，为苋科植物牛膝 *Achyranthes bidentata* Blume 的干燥根，具有逐瘀通经、补肝肾、强筋骨、利尿通淋、引血下行的功效，可用于治疗经闭、痛经、腰膝酸痛、筋骨无力、淋证、水肿、头痛、眩晕、牙痛、吐血、衄血等症。牛膝主要活性成分有皂苷、甾酮、多糖和黄酮类，其中 β-蜕皮甾酮是牛膝主要的指标性成分。现代药理研究表明，牛膝具有提高免疫力、抑制肿瘤、抗炎、镇痛、抗衰老和骨质疏松的作用。

市售牛膝药材以根条粗长、肉肥、皮细、色泽黄亮者为佳，而"色泽亮黄者"从侧面说明硫黄熏蒸的牛膝在市场上更受欢迎。牛膝传统的干燥加工方法为硫黄熏蒸法，此法有利于淀粉含量高的药材的贮藏保存，可以防止药材发霉、虫蛀。然而，硫黄熏蒸中药材存在较大的安全问题，不仅会改变药材化学成分和药效，而且过度熏蒸会对人体造成严重危害。通过收集整理24批牛膝样品数据，对照《中国药典》规定的400mg/kg的二氧化硫残留限量标准，有17批超标，超标率达到70.83%，二氧化硫残留量最大能达到4064.00mg/kg。这表明市场上牛膝硫熏现象较为严重，虽然对销量来说有促进作用，但是药材质量和药效也受到一定的影响。

（一）本草考证及资源现状

牛膝始载于陶弘景的《神农本草经》："其茎有节似牛膝。"牛膝常用品种有牛膝属的怀牛膝和杯苋属的川牛膝2种，《神农本草经》中并未对牛膝进行区分，直到明清后才分为怀牛膝和川牛膝。怀牛膝之名始见于明代《奇效良方》，因主产于河南怀庆而得名。汉代《吴普本草》记载牛膝"生河内"；唐代《千金翼方》记载"怀州出牛膝"；宋代《本草图经》曰："生河内川谷及临朐……然不及怀州者为真。"明代《本草蒙筌》记载"地产尚怀庆"；明代《本草纲目》指出："牛膝处处有之，谓之土牛膝，不堪服，惟北土及川中人家栽莳者为良。"清代《本草从新》记载牛膝"出怀庆府，长大肥润者良"。通过以上本草著作的记载，可以发现河南是牛膝的主产区之一，牛膝主要以怀牛膝为优。

据《中国植物志》记载，除东北外，野生牛膝资源广泛分布于全国，生于海拔200～1750m左右的山坡林下。目前，药材牛膝主要以栽培资源为主，并在全国形成了怀牛膝和川牛膝两大主流商品。川牛膝主产于四川、云南和贵州等地，包括雅安地区的天全、宝兴、汉源、荥经、芦山、雅安；乐山地区的金口河、洪雅、峨边、峨眉山；凉山地区的甘洛、越西、盐源、木里、西昌。另有天全的思经乡，宝兴的中坝乡，凉山的喜德、冕宁县等，其中以四川雅安的天全、宝兴、汉源县和乐山的金口河区产量最大。怀牛膝主要分布在河南省西北部，太行山南麓，南以黄河为界，西北部与山西省晋东南地区毗的焦作市温县、武陟县、孟州市等沿沁河一带。

（二）采收及产地加工现状

牛膝的产地加工在历版《中国药典》中有较大变化。1963年版《中国药典》收载牛膝"均系栽培，主产于河南，冬季茎叶枯萎时采挖，除去地上茎、须根和泥土，捆成小把，晒至干皱后，用硫黄熏数次，将顶端切齐，晒干即得"。1977～1995年版《中国药典》记载牛膝加工均为"冬季茎叶枯萎时采挖，除去须根及泥土，捆成小把，晒至干皱后，用硫黄熏2次，将顶端切齐，晒干"。2000～2015年版《中国药典》，在牛膝产地加工中取消了硫黄熏蒸加工方式，记载为："冬季茎叶枯萎时采挖，除去须根及泥沙，捆成小把，晒至干皱后，将顶端切齐，晒干。"

相关书籍中牛膝的加工方法和硫黄熏蒸的方式不一。1958年《安徽药材》第二集记载："洗净晒干，捆成大把，再在水缸内浸湿，取出晾开，铺炕箱上，每层厚三寸，横放几根高粱秆，一般铺五层，用硫黄熏5小时即成。然后用木箱封固，放置干燥处，防止潮湿变质。"1970年《河北中药手册》描述："用硫熏（每100斤用硫黄1斤）后，晾晒，半干时捆小把，捋直扎实，晒干。"1975年《山东中药材栽培》对牛膝加工描述为："将挖出的牛膝去掉附土，剪去芦头，趁鲜时用硫黄熏，每百斤牛膝用硫黄1～2斤，熏4～6小时，熏后再晒。"1987年《祁州植物志》描述："趁鲜用硫黄熏1次，每100公斤牛膝用硫黄0.5公斤。既可防止虫蛀，又易晒干，而且色泽黄亮。"1997年《常用中药材栽培与加工技术问答》描述为："晒至八成干时，按长短分等级捆成小把，放入大缸或地窖内用硫熏一次，每百公斤用硫黄0.5～1公斤，熏4～6小时，熏后再晾晒至全干。有的将鲜根先用硫黄熏后再晒干，有的不经硫黄熏而直接晒干或烘干也可。"1997年《现代实用本草》记载，在采收加工中"用硫黄熏2次，第一次每50公斤用硫黄约1公斤，时间约8小时；第二次每50公斤用硫黄约0.5公斤，时间约6小时"。2013年《四大怀药专著系列·牛膝专论》对牛膝的加工进行详细的描述，"将捆成小把的牛膝集中到室内垛成方垛，中间留洞，按每50kg用硫黄0.5～0.75kg进行熏蒸，硫黄点燃后用塑料纸或大雨布盖好牛膝，四边压上泥土，6小时后搬出晒干"。

综上所述，硫黄熏蒸法是牛膝产地加工中主要采用的加工方法，这主要是由于牛膝含有大量淀粉，不易干燥和长期贮藏，故采用硫黄熏蒸以达到干燥、防虫、防霉和漂白的作用。虽然目前硫黄熏蒸法在中药材产地加工中已经不允许使用，但实际上并未得到有效控制。分析其原因，一是产地加工中还没有找到有效替代硫黄熏蒸的简便方法；二是药材的色泽美观对于商品价格非常重要，故采用硫熏达到漂白的目的；三是相比于硫黄熏蒸产生的二氧化硫残留来说，药材发霉产生的黄曲霉素对人体的毒性更大。

二、基于代谢组学的牛膝硫熏标志物的鉴定

（一）牛膝硫黄熏蒸前后化学成分差异分析

1. 提取溶剂和质谱条件对牛膝药材化学成分分析的影响

在进行液质联用分析牛膝药材化学成分前，需要对样品提取溶剂进行考察。对4种提取溶剂（甲醇、80%甲醇、50%甲醇、乙醇）、提取时间（30分钟、60分钟和90分钟）、色谱条件、质谱条件进行优化，最终选取了50%甲醇超声提取60分钟和LC-MS分析（图5-1）。相较于负离子模式，牛膝提取液在正离子模式下显示出较好的色谱峰（图5-2）。

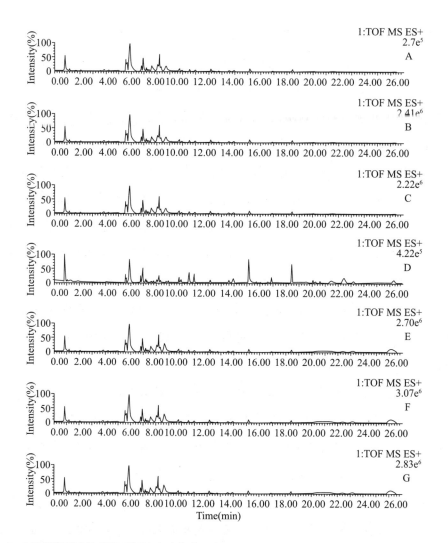

图5-1　不同提取溶剂和提取时间下牛膝总离子流图（A. 50%甲醇；B. 80%甲醇；C. 甲醇；D. 乙醇；

E. 提取时间30分钟；F. 提取时间60分钟；G. 提取时间90分钟）

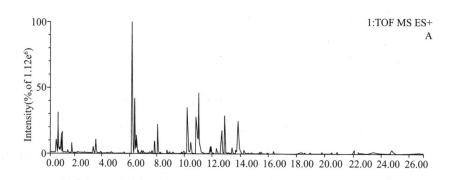

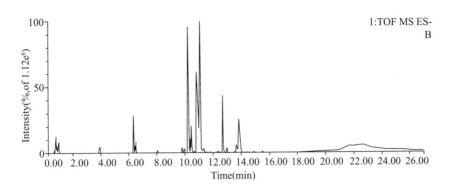

图5-2　不同模式下牛膝提取液总离子流图（A.正离子模式；B.负离子模式）

2. 硫黄熏蒸对牛膝成分影响

对比硫熏前后牛膝提取液的总离子流图（图5-3），发现硫熏前后牛膝化学成分变化不显著，主要表现为部分成分含量发生变化。为了进一步分析硫熏前后牛膝特征性差异成分，本章分别选取了未硫熏牛膝和硫熏牛膝各6个样品进行提取和检测，得到12个样品的总离子流叠加图（图5-4），比对发现硫熏与未硫熏牛膝样品均具有一致性，且在部分成分含量上变化较为明显，说明硫熏后发生了一些氧化还原或降解反应。将Mass Lynx分析得到的质谱数据导入QI软件中进行峰形校正和筛选分

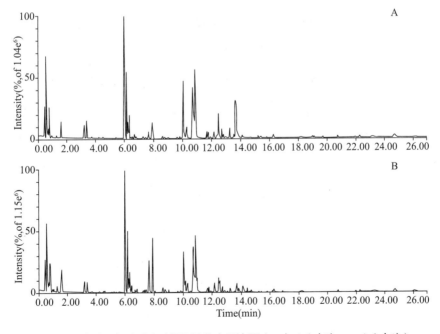

图5-3　未硫熏与硫熏牛膝提取液总离子流图（A.未硫熏牛膝；B.硫熏牛膝）

析，具体统计分析参数设置如下：ANOVA $P \leqslant 0.05$，最大变异系数（maximum fold change）$\geqslant 2$。从2173个化合物中筛选得到符合要求的350个化合物，然后将筛选得到的数据导入EZinfo软件进行多元统计分析。

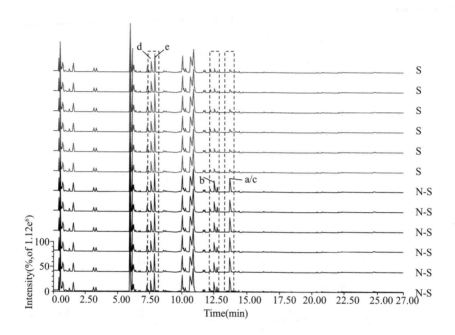

图5-4　基于UPLC-Q-TOF-MS/MS的未硫熏与硫熏牛膝提取液总离子流叠加图（正离子模式，a、b、c、d、e分别代表硫熏前后差异的成分）

非监督性PCA和监督性OPLS-DA分析结果均显示，未硫熏牛膝和硫熏牛膝存在明显差异，聚为2类，说明硫熏确实对牛膝药材质量产生一定的影响（图5-5A和图5-5B）。接下来进行VIP和S-Plot分析，根据VIP值>2，从未硫熏组和硫熏组分别筛选得到差异较大的7个化合物（图5-5C和图5-5D）。然后将红色标记的2组化

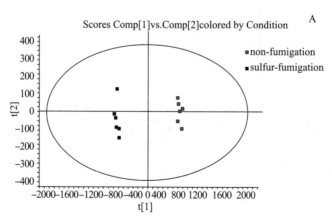

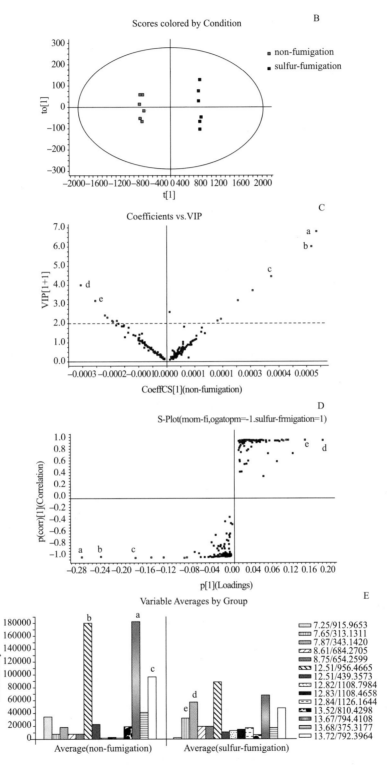

图5-5　硫熏与未硫熏牛膝差异成分分析（A. PCA图；B. OPLS-DA图；C. VIP图；D. S-Plot图；

E. 离子丰度图；a、b、c、d、e为差异成分）

合物分别进行丰度比较（图5-5E），根据丰度大小进一步筛选获得未硫熏组的差异明显的3个成分a（t_R13.67，m/z794.4108）、b（t_R12.51，m/z956.4665）、c（t_R13.73，m/z792.3964），从硫熏组筛选出2个差异明显的成分d（t_R7.87，m/z343.1420）和e（t_R7.65，m/z313.1311）。

根据这5个差异成分的分子离子峰和一级、二级裂解规律进行结构鉴定。首先对未硫熏牛膝3个成分进行鉴定，提取a（t_R13.67，m/z794.4108）的色谱峰，得到a的二级裂解碎片（图5-6A），其中该化合物主要的加合离子峰有817.4003［M+Na］$^+$和833.3795［M+K］$^+$，裂解碎片有A（m/z439.3561）、B（m/z361.0355）和C（m/z203.1773），具体的裂解规律如图5-7A所示，虚线标注的位置即为裂解断裂的键，最终确定该化合物为betavulgaroside Ⅳ，分子式为$C_{41}H_{62}O_{15}$。从化合物b（t_R12.51，m/z956.4665）的二级裂解图上可以看到，加合离子峰有979.4589［M+Na］$^+$和995.4314［M+K］$^+$，主要的裂解碎片有A（m/z523.0912）、B（m/z439.3561）和C（m/z191.1790），发现裂解碎片与化合物a相似，故该化合物为betavulgaroside Ⅲ，分子式为$C_{47}H_{72}O_{20}$（图5-6B）。对于化合物c（t_R13.73，m/z792.3964），加合离子峰有815.3890［M+Na］$^+$和831.3603［M+K］$^+$，主要的裂解碎片有A（m/z439.3561）、B（m/z361.0394）和C（m/z191.1790），确定该化合物与a和b均属于三萜皂苷类，最后确定为betavulgaroside Ⅱ，分子式为$C_{41}H_{60}O_{15}$（图5-6C）。

针对硫熏牛膝2个明显差异成分进行鉴定，根据化合物d（t_R7.87，m/z343.1420）裂解规律，加合离子峰有344.1490［M+H］$^+$和382.1053［M+K］$^+$，主要裂解碎片有A（m/z177.0539）、B+Na（m/z145.0277）、C（m/z117.0315），初步确定该化合物为feruloyl-4-O-methyldopamine，分子式为$C_{19}H_{21}NO_5$（图5-7A）。对于化合物e（t_R7.65，m/z313.1311），加合离子峰有314.1407［M+H］$^+$和352.0980［M+K］$^+$，主要裂解碎片有A（m/z177.0539）、B+Na（m/z145.0277）、C（m/z121.0237），明显发现该化合物的裂解碎片与d相似，均为酰胺类型成分，最终确定化合物e为moupinamide，分子式为$C_{18}H_{19}NO_4$（图5-8B）。以上2种成分结构式是顺式还是反式还需进一步验证。

未硫熏牛膝中3个主要差异成分均为三萜苷类，分别为betavulgaroside Ⅱ、betavulgaroside Ⅲ、betavulgaroside Ⅳ；硫熏牛膝中2个主要差异成分，均为酰胺类，分别为阿魏酰-3-甲氧基酪胺（feruloyl-4-O-methyldopamine）和阿魏酰基酪胺（moupinamide）（图5-8）。以上鉴定得到5个差异成分在色谱图上恰好与图5-4中标

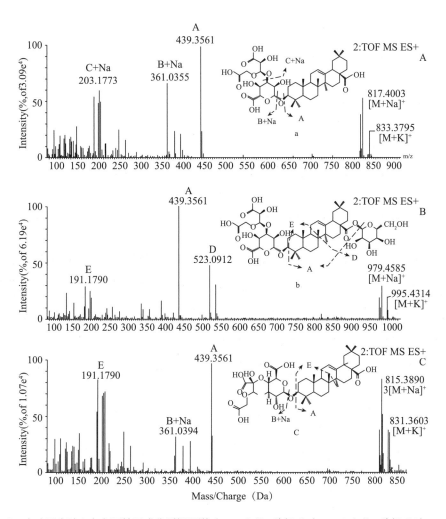

图5-6　未硫熏牛膝3个主要差异成分裂解图谱（A.化合物a裂解图谱；B.化合物b裂解图谱；C.化合物c裂解图谱）

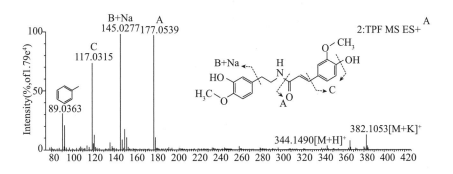

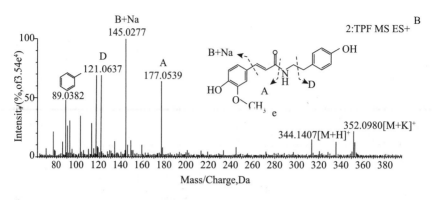

图5-7　硫熏牛膝2个主要差异成分裂解图谱（A.化合物 d 裂解图谱；B.化合物 e 裂解图谱）

注的硫熏前后差成分相一致。从结构来看，硫熏对牛膝化学成分的影响主要表现为含量上的变化，并没有产生显著的磺酸化或亚磺化产物。根据这5个差异成分的结构，进一步分析了其转化机制，发现3个三萜苷类差异成分与牛膝活性成分齐墩果酸存在相互转化，2个酰胺类差异成分与阿魏酸存在相互转化（图5-9）。另外，除了鉴定出的5个差异成分外，还得到了其他9个差异成分的具体信息（表5-1）。

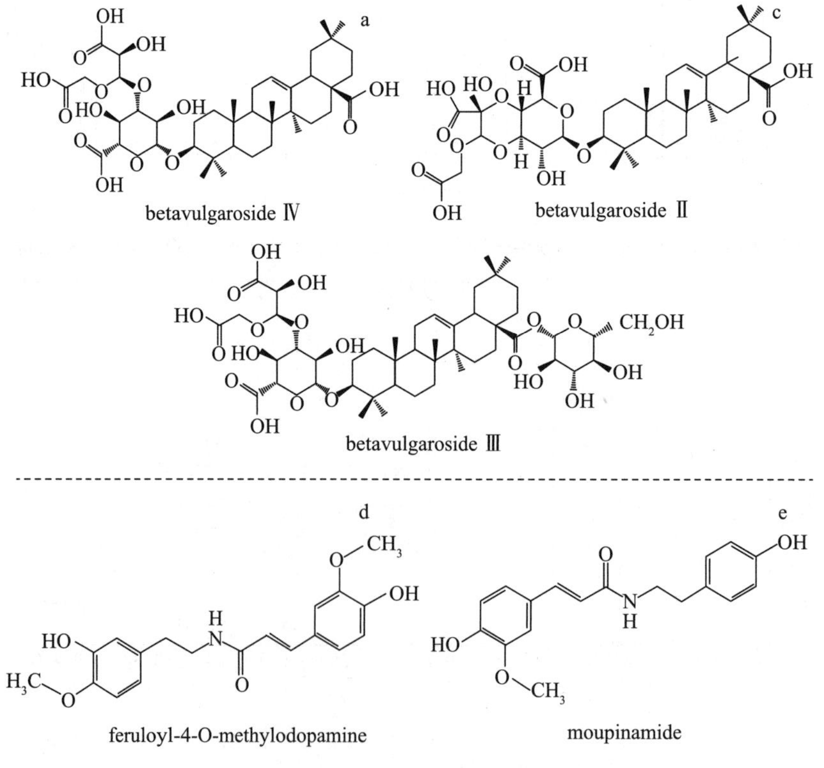

betavulgaroside Ⅳ

betavulgaroside Ⅱ

betavulgaroside Ⅲ

feruloyl-4-O-methylodopamine

moupinamide

图5-8　硫熏牛膝药材5个显著差异成分

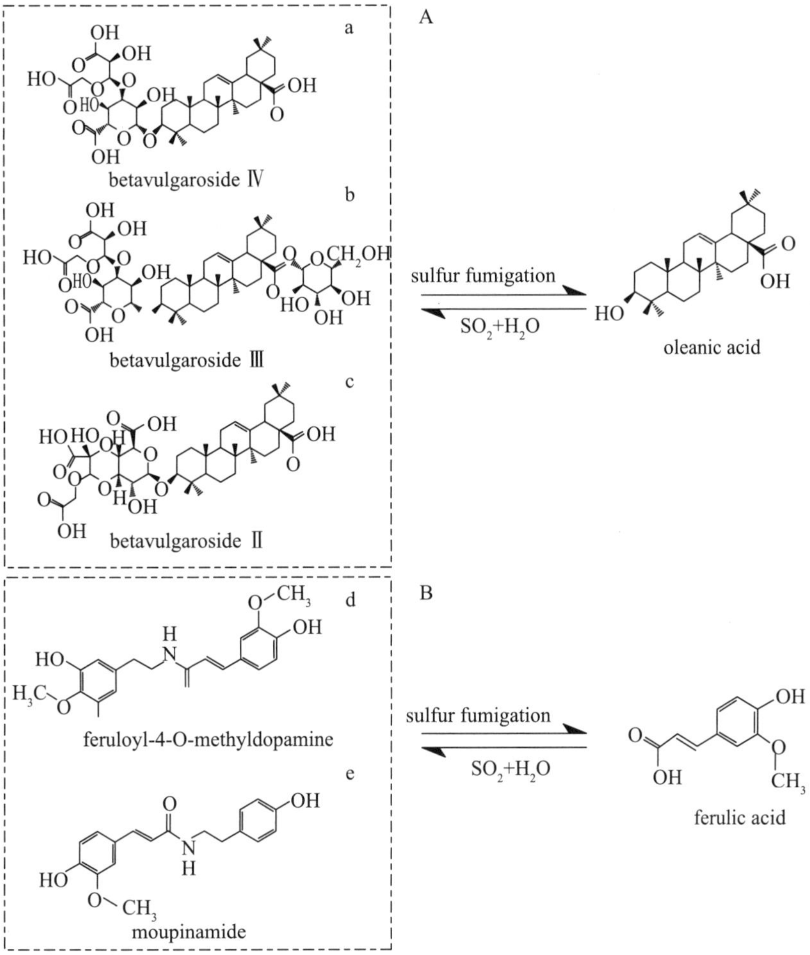

图5-9　硫熏牛膝5个差异成分与活性成分间的转化机制

表5-1 未硫熏和硫熏牛膝中14个差异成分信息

Group	No.	t_R (min)	m/z	Cal. (m/z)	Mass accuracy (ppm)	Formula	Name	MS/MS fragment ion (m/z)
Non-fumigation	1	7.25	915.9653	915.9658	-0.7	$C_{27}H_{18}NO_{35}$		373.1383, 245.1129, 226.0824, 136.0744, 86.0951
	2	12.51	439.3573	439.3576	-3.4	$C_{30}H_{47}O_2$		393.3511, 288.2879, 147.9303
	3	12.51	974.4951	974.4961	-1.0	$C_{47}H_{76}NO_{20}$	betavulgaroside III	979.4585[M+Na]+, 974.5014[M+NH$_4$]+, 523.0912, 439.3561, 393.3511, 339.0544, 203.1773, 191.1790, 141.0167
	4	13.52	810.4298	810.4275	2.6	$C_{41}H_{64}NO_{15}$		831.3662, 439.3561, 377.0302, 247.1708, 203.1773, 191.1790, 149.1299, 95.0848
	5	13.67	812.4447	812.4432	1.8	$C_{41}H_{66}NO_{15}$	betavulgaroside IV	833.3795[M+K]+, 812.4432[M+NH$_4$]+, 817.4003[M+Na]+, 439.3561, 361.0355, 247.1708, 203.1773, 191.1790, 149.1299, 95.0848
	6	13.68	439.3561	439.3576	-3.4	$C_{30}H_{47}O_2$		393.3511[M+NH$_4$]+, 361.0355, 203.1773, 191.1762, 149.1299
	7	13.73	810.4297	810.4275	2.6	$C_{41}H_{64}NO_{15}$	betavulgaroside II	831.3603[M+K]+, 810.4302[M+NH$_4$]+, 439.3561, 361.0394, 247.1676, 191.1790, 149.1524
	8	7.65	314.1407	314.1392	4.8	$C_{18}H_{20}NO_4$	moupinamide	352.0980[M+K]+, 314.1407, 177.0539, 145.0277, 121.0637, 103.0532, 89.0382
	9	7.87	344.1490	344.1498	-2.6	$C_{19}H_{22}NO_5$	feruloyl-4-O-methyldopamine	382.1053[M+K]+, 344.1490[M+H]+, 177.0539, 145.0277, 117.0315, 89.0363
	10	8.61	685.2760	685.2761	-0.1	$C_{38}H_{41}N_2O_{10}$		723.2376[M+K]+, 707.2628[M+NH$_4$]+, 520.1982, 383.1140, 351.0850, 263.0702, 231.0634, 201.0506, 121.0637
sulfur-fumigation	11	8.75	655.2653	655.2655	-0.5	$C_{37}H_{39}N_2O_9$		677.2429[M+Na]+, 490.1854, 353.1048, 221.0734, 231.0665, 201.0506, 121.0637
	12	12.82	1126.8279	1126.8286	-0.6	$C_{70}H_{112}NO_{10}$		965.4451, 949.4571, 493.0893, 439.3561, 374.2103, 203.1773, 191.1818, 141.0192
	13	12.83	1126.4997	1126.4974	0.5	$C_{43}H_{84}NO_{32}$		1126.4997[M+NH$_4$]+, 965.4324, 493.0802, 374.2143, 233.1334, 203.0169, 191.1790, 141.0167, 121.0975, 86.0951
	14	12.84	1126.1644	1126.1641	0.1	$C_{41}H_{44}NO_{36}$		949.4571, 523.0959, 493.0711, 439.3561, 205.1920, 141.0167, 86.0951

（二）牛膝药材硫熏标志物的定量分析

对筛选并鉴定出的牛膝5个标志物进行相对定量分析（未硫熏牛膝3个成分，硫熏牛膝2个成分）。为了进一步比较硫熏前后这5个成分在含量上的差异，以内标物对羟基苯甲酸（0.001mg/mL）与其他5种成分的峰面积比值进行相对定量分析，得到5种成分的相对含量。未硫熏组和硫熏组在5种成分上均存在极显著差异，a、b、c 3个成分均在未硫熏牛膝中含量最高，分别为1.9037mg/g、1.8662mg/g和1.0132mg/g，而在硫熏牛膝中的含量为0.5265mg/g、0.7155mg/g和0.3741mg/g（图5-10）。硫熏后，牛膝药材中成分a的含量降低最显著，可达3.6倍。成分d和e均是经硫熏后含量增加，分别达到0.4433mg/g和0.2539mg/g。通过比较分析，发现硫熏对牛膝药材质量的影响主要体现在a～e这5种特征性差异成分的含量变化。结果表明硫熏前后牛膝中5个差异成分含量变化极为显著，可以作为评价牛膝药材硫熏与否以及硫熏程度的重要评价指标。

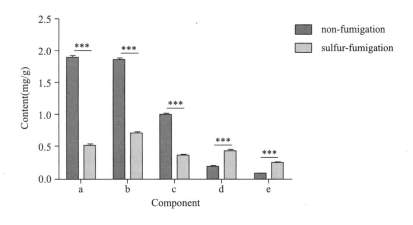

图5-10　牛膝5个硫熏标志物的相对定量比较

注：$n=6$，***$P<0.001$ 存在极显著差异。

三、硫黄熏蒸工艺对牛膝药材质量的影响

（一）牛膝药材化学成分检测方法的建立

1. 牛膝药材有效化学成分检测的色谱和质谱条件及提取方法的优化

对牛膝5个指标成分的色谱条件进行了优化（图5-12）。根据牛膝5个化合物的

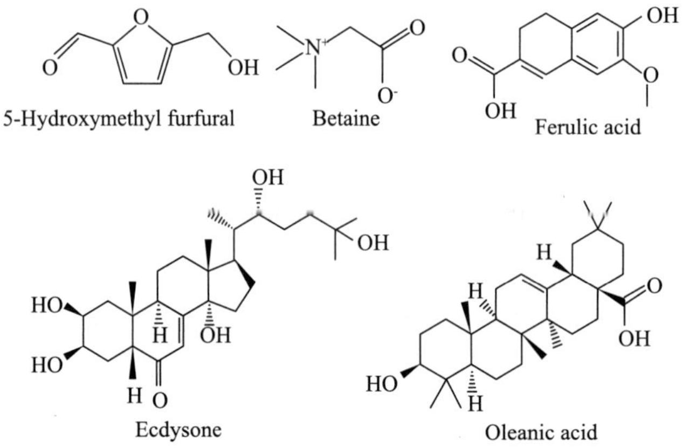

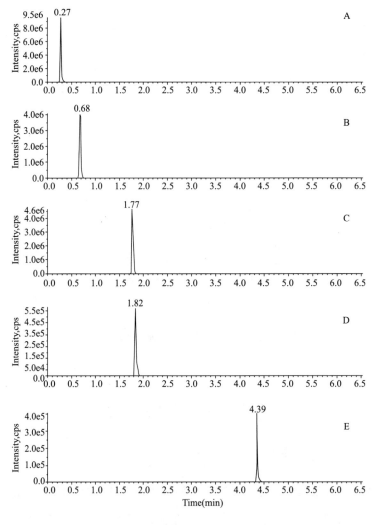

图5-11 牛膝5个对照品结构式

图5-12 牛膝5个化学成分的优化色谱图（A. BE；B. 5-HF；C. FA；D. EC；E. OA）

母离子和子离子，对去簇电压（DP）、碰撞能量（CE）和射出电压（CXP）3个关键参数进行优化（表5-2）。另外，离子化电压、喷雾气、辅助加热气和气帘气4个参数均按照仪器推荐数值进行优化获得。

表5-2　5个成分LC-MS质谱条件

Compounds	t_R（min）	MRM 参数			
		MRM离子对（m/z）	去簇电压（DP/V）	碰撞能量（CE/eV）	射出电压（CXP/V）
EC	1.82	479.2/318.9	−79	−34	−14
OA	4.39	455.3/407.3	−10	−50	−11
BE	0.27	118.2/57.9	11	34	6
FA	1.77	195.2/177.0	3	13	6
5-HF	0.68	127.1/109.0	31	13	13
离子化电压（IS）（V）	−4500/5500				
喷雾气（GS1）（Pis）	55				
辅助加热气（GS2）（Pis）	55				
气帘气（CUR）（Pis）	35				

在进行UPLC-MS/MS定量分析前，采用UPLC分别对不同提取溶剂（乙醇、甲醇、80%甲醇、50%甲醇）和提取时间（30分钟、60分钟和90分钟）进行了优化（图5-13）。根据EC峰面积大小，最终本节采用50%甲醇超声提取60分钟作为牛膝定量分析的最优提取方法。

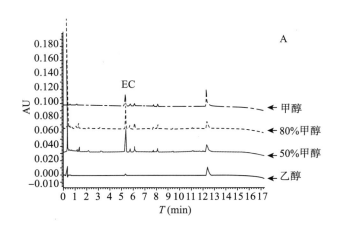

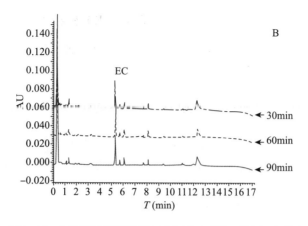

图5-13 牛膝药材不同提取溶剂（A）和提取时间（B）的考察

2. 牛膝有效化学成分定量分析的方法学考察

（1）线性关系、检测限（LOD）、定量限（LOQ）：以对照品的峰面积（Y）对相应的浓度（X）进行线性回归，得到回归方程、相关系数和线性范围。结果显示，5种分析物均显示良好的线性关系（$R^2 > 0.9988$）。以信噪比 $S/N=3$ 计算检测限（LOD），信噪比 $S/N=10$ 计算定量限（LOQ）（表5-3）。

表5-3 5种成分的回归方程及LOD、LOQ值

化合物	回归方程	R^2	线性范围（μg/mL）	LOD（μg/mL）	LOQ（μg/mL）
EC	$Y=32279X+47361$	0.9994	5.20～104.00	0.0015	0.0052
BE	$Y=223169X+1.91 \times 10^7$	0.9988	7.35～294.00	0.0015	0.0050
OA	$Y=80780X+4164.4$	0.9993	82.50～825.00	0.0055	0.0177
FA	$Y=2.46 \times 10^6 X - 2.57 \times 10^3$	0.9998	0.01～5.40	0.0014	0.0048
5-HF	$Y=1.88 \times 10^6 X+6.56 \times 10^3$	0.9996	0.013～7.80	0.0023	0.0077

（2）精密度、重复性和稳定性试验

精密度试验：分为日间精密度和日内精密度试验，按照低、中、高3个浓度梯度进行分析。日内精密度为精密吸取3个浓度梯度的混合对照品溶液分别连续进样6次，记录5种分析物的峰面积和保留时间，计算 RSD 值。日间精密度为精密吸取上述混合对照品溶液，连续3天进样，记录峰面积并计算 RSD 值。按照前法进行日内精密度和日间精密度试验，结果表明仪器检测方法精密度良好（表5-4）。

重复性试验：称取同一样品6份，制备供试品溶液，依法测定并计算6份样品

中5种分析物的平均质量分数和RSD值。结果发现，β－蜕皮甾酮、甜菜碱、齐墩果酸、阿魏酸、5－羟甲基糠醛5种成分质量分数的RSD值分别为2.09%、2.80%、1.87%、2.67%、2.06%，表明该方法重复性较好。

稳定性试验：取同一供试品溶液，分别在0、2、4、8、12、24小时测定5种分析物的质量分数并计算其RSD值。结果显示，β－蜕皮甾酮、甜菜碱、齐墩果酸、阿魏酸、5－羟甲基糠醛5种成分在0~24小时共6个时间点的质量分数的RSD值分别为2.66%、2.19%、3.16%、2.51%和2.00%，表明以上5种成分在24小时内具有较好的稳定性。

表5-4　5种成分的精密度试验

化合物	日内精密度（n=6）			日间精密度（n=3）		
	低	中	高	低	中	高
FA	3.43	1.01	1.39	2.70	2.44	1.73
EC	1.97	2.82	1.40	1.22	2.41	1.43
5–HF	0.97	1.18	1.28	1.70	2.06	1.98
BE	1.41	0.94	1.27	1.51	0.91	1.66
OA	1.67	2.04	2.62	0.60	1.37	2.76

（3）加标回收试验：精密称取9份同一样品，分别设置高、中、低3个标准浓度（80%、100%和120%）加入样品中，每份样品平行3次，依法测定并计算8种成分的平均加标回收率和RSD值。牛膝5种成分的加标回收试验结果表明，5种成分的加标回收率均在95.35%~105.00%，RSD<3.24%（表5-5）。表明该方法在牛膝5种成分的定量分析中准确。

表5-5　牛膝5种成分的加标回收试验（n=3）

成分	原有量（μg）	实际加入量（μg）	检测量（μg）	回收率（%）	RSD（%）
FA	0.02	0.02	0.04	103.42 ± 3.35	3.24
	0.02	0.0	0.04	101.39 ± 0.82	0.80
	0.02	0.02	0.05	98.78 ± 1.78	1.80
EC	75.75	60.08	132.33	96.46 ± 1.99	2.06
	75.60	75.10	144.18	97.13 ± 1.21	1.24
	74.00	90.12	161.28	96.73 ± 2.50	2.58

续表

成分	原有量（μg）	实际加入量（μg）	检测量（μg）	回收率（%）	RSD（%）
5-HF	0.03	0.02	0.05	95.35 ± 0.91	0.96
	0.03	0.03	0.05	97.00 ± 3.22	2.46
	0.03	0.03	0.06	102.27 ± 3.22	3.15
BE	329.19	261.10	591.08	98.32 ± 2.39	2.43
	328.56	326.38	651.57	99.84 ± 2.92	2.93
	321.61	391.66	727.12	105.00 ± 1.33	1.27
OA	413.25	327.78	735.47	97.95 ± 2.10	2.15
	412.46	409.73	846.84	104.76 ± 0.94	0.89
	403.73	491.67	906.19	103.44 ± 2.30	2.22

由于齐墩果酸、5-羟甲基糠醛等成分紫外吸收较弱，且用UPLC不能同时检测到。因此建立了UPLC-MS定量法同时测定了牛膝药材中5种成分，该方法仅需7分钟即可完成检测，简便快捷。

（二）硫黄用量和硫熏时间对牛膝药材质量的影响

1. 不同干燥方法对牛膝化学成分影响

取新鲜牛膝样品，分成2组，一组进行50℃烘干处理，另外一组自然晒干。结果发现，两种处理的牛膝药材中5种成分含量均无显著差异（图5-14）。因此，说明在一定温度范围内加热处理对牛膝药材质量无显著影响，这也就排除了硫熏过程中加热对药材化学成分产生的影响。

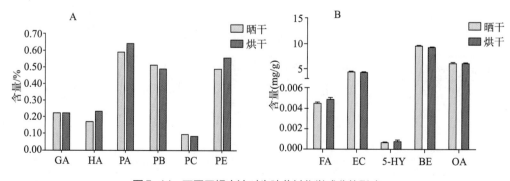

图5-14 不同干燥方法对牛膝药材化学成分的影响

2. 硫熏处理下牛膝药材化学成分含量的动态变化分析

取新鲜洗净的牛膝样品，蒸制10～20分钟，经蒸透断面无白心后，取出晾干表面水分。按照硫黄用量分成3个组，每个组（约350g）分别取新鲜牛膝放置在自制塑料箱上层，箱体两边各开一口，将硫黄放置在瓷盘中，点燃后放置在塑料箱底部，盖上顶盖，开始计时。分别在硫熏0、1、2、4、8、12和24小时时取出，50℃烘干，打粉备用。此外，空白组、对照组与硫熏组同步进行。取出后置于50℃烘干，打粉后用于含量测定。

采用UPLC-MS/MS对不同硫黄用量和硫熏时间下牛膝药材中5种主要化学成分含量进行分析测定（表5-6），得到4组牛膝药材（空白组A、1∶20组B、1∶40组C和1∶80组D）随硫熏时间，化学成分变化趋势（图5-15）。在无硫熏情况下，牛膝药材5种分析物的含量在0～24小时内无显著变化，各时间点与0小时相比均无显著差异（$P > 0.05$）。然而经过硫熏处理后，牛膝药材化学成分在量上发生明显变化，以硫熏前4小时的化学成分含量变化最为明显，同时从变化趋势上可以看出硫熏1～2小时后牛膝药材中化学成分含量变化显著（图5-15A）。说明在较短的时间内，二氧化硫就可与牛膝各化学成分发生磺酸化或氧化还原反应，而且存在明显的动态转化过程。因此，硫黄用量越多，熏蒸产生的二氧化硫越多，其对药材有效成分含量影响相对越大。

β-蜕皮甾酮、甜菜碱和齐墩果酸3个成分含量在硫熏24小时后均显著降低（$P < 0.001$，与0小时相比），降低最明显的为齐墩果酸（54.49%）。阿魏酸和5-羟甲基糠醛2个指标在硫熏24小时后显著升高（$P < 0.001$，与0小时相比），其中5-羟甲基糠醛含量升高16倍。此外，牛膝中5种成分均在硫熏1小时后含量发生极显著变化（$P < 0.001$，与0小时相比），齐墩果酸含量下降最多（38.75%），5-羟甲基糠醛含量增加最多（290%）。在硫熏1～2小时过程中，5种成分含量均呈上升趋势。特别是β-蜕皮甾酮、甜菜碱和齐墩果酸3个成分在1～2小时期间存在短暂升高，而后均逐渐下降，其原因可能是在二氧化硫与5种分析物反应产生亚硫酸盐的动态转化过程中，硫熏前1小时积累的大量亚硫酸盐的水解占主导地位，引起各成分短暂升高，而随着二氧化硫逐渐积累，反应体系又将重新产生亚硫酸盐，导致以上3种成分含量降低。在整个硫熏过程中，只有5-羟甲基糠醛含量逐渐升高，而阿魏酸在硫熏1小时后含量先降低（$P < 0.001$，与0小时相比），而后逐渐升高（图5-15B）。

  β–蜕皮甾酮、甜菜碱和齐墩果酸3个成分含量同样在硫熏24小时极显著降低（$P<0.001$，与0小时相比），阿魏酸和5–羟甲基糠醛2个指标在硫熏24小时后极显著升高（$P<0.001$，与0小时相比）。在硫熏1小时内，β–蜕皮甾酮、齐墩果酸、阿魏酸和5–羟甲基糠醛4个指标存在极显著变化（$P<0.001$，与0小时相比），而甜菜碱含量变化不显著（$P>0.05$，与0小时相比），结合各成分含量增加或降低的幅度分析，在该硫黄用量（1:40）条件下，硫熏对药材质量的影响相对于硫黄用量（1:20）组减弱（图5-15C）。此外，在硫熏1~2小时期间同样存在β–蜕皮甾酮和齐墩果酸2个成分先升高之后逐渐降低的变化趋势，这与亚硫酸盐的生成和降解密切相关。由于硫黄用量减少，5种成分含量的变化幅度相对变缓。齐墩果酸在硫熏2小时后含量极显著下降（$P<0.001$，与0小时相比），β–蜕皮甾酮在硫熏2小时后含量显著降低（$P<0.05$，与0小时相比）（图5-15D）。

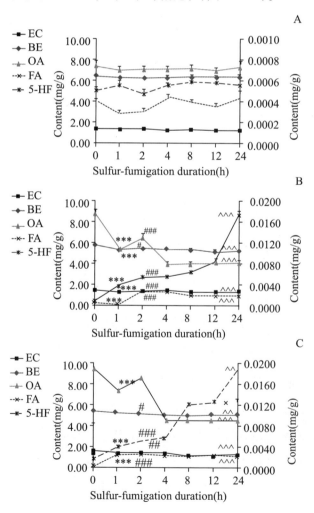

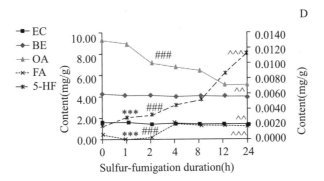

图5-15 硫黄熏蒸对牛膝药材化学成分变化趋势（A.空白组；B.1：20硫熏组；C.1：40硫熏组；

D.1：80硫熏组）

注：1小时与0小时相比，$^{***}P < 0.001$，$^{*}P < 0.05$；2小时与0小时相比，$^{###}P < 0.001$，$^{##}P < 0.01$，$^{#}P < 0.05$；24小时与0小时相比，$^{\wedge\wedge\wedge}P < 0.001$，$^{\wedge}P < 0.001$。

3. 基于PCA和PLS-DA的硫黄熏蒸牛膝质量评价

采用SIMCA-P软件对不同硫熏处理的牛膝药材5种化学成分进行PCA和PLS-DA分析（图5-16）。在不硫熏情况下，不同贮藏时间点牛膝药材中的5种化学成分含量无显著差异，表明外界因素（温度、湿度、药材差异）对牛膝药材质量无显著影响（图5-16A和5-16B）。在1：20硫熏处理条件下，不同硫熏时间点牛膝药材化学成分发生明显变化（图5-16C和5-16D）。7个硫熏时间点可以聚为5类，即0、1、2、4和8~24小时。根据聚类距离又可将2~24小时这5个时间点数据聚为一类，即在1：20处理组，根据化学成分含量差异大小，可将7个时间点数据分为3组，说明硫熏对牛膝药材质量影响最大的时间点主要集中在1~2小时，且硫熏1小时后就对药材成分含量影响较大，而在之后硫熏对牛膝化学成分含量影响变弱。

在1：40硫熏处理下，除0小时组聚为一类外，其他几组较为混乱，这也说明硫熏处理改变了药材成分含量（图5-16E）。PLS-DA分析发现，7组数据聚为5类，其中0小时未经硫熏处理单独聚为一类，硫熏1小时和2小时聚为一类，说明在该硫黄用量情况下，硫熏1小时和2小时对药材质量影响一致，考虑到节省硫熏时间，可以选择硫熏1小时。硫熏4小时单独聚为一类，8小时和12小时聚为一类，24小时聚为一类。总体上，除0小时外，其他几组可以聚为一大类（图5-16F）。比较可以得出，随着硫黄用量减少，其对牛膝药材质量的影响也相对变弱（图5-15D）。

在1：80硫熏处理下，PCA分析发现，7个时间点数据可分为2类，0~2小时聚为一类，4~24小时聚为一类（图5-16G）。PLS-DA分析表明，7个不同时间点牛膝化学成分可以单独聚为一类，其中0小时、1小时和2小时的3组可以聚为一类，4小时、8小时、12小时和24小时4组聚为一类，说明在此硫黄用量条件下，硫熏产生的二氧化硫与牛膝药材中各化学成分反应相对缓慢，直到硫熏4小时后牛膝药材化学成分含量发生显著变化（图5-16II）。

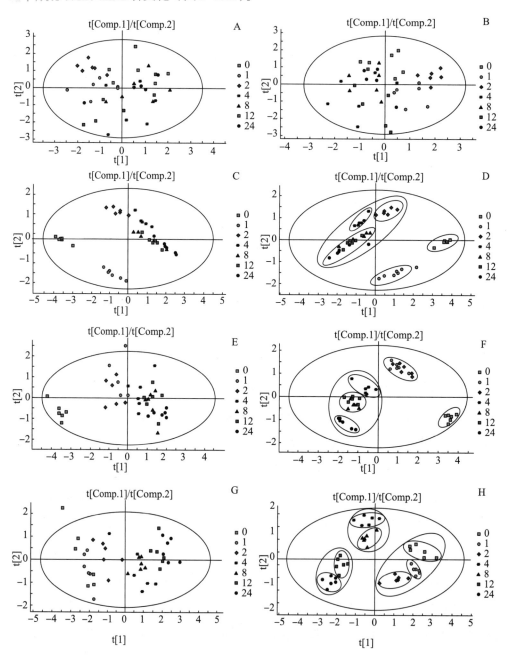

图5-16　不同硫熏处理条件下牛膝化学成分聚类分析［A.空白组（PCA）；B.空白组（PLS-DA）；C.1∶20（PCA）；D.1∶20（PLS-DA）；E.1∶40（PCA）；F.1∶40（PLS-DA）；G.1∶80（PCA）；H.1∶80（PLS-DA）］

硫黄用量越多，其对药材质量的影响越大，而随着硫黄用量减少，二氧化硫与牛膝各指标的反应也变缓，这主要反应在硫熏前 1～2 小时时间段，这提示合理的硫黄用量和硫熏时间对药材质量安全性异常重要（图 5-16D、5-16F、5-16H）。结合硫熏对牛膝药材化学成分的影响分析，在 1：40 硫黄用量处理条件下，硫熏 1 小时即可达到利于贮藏保存的目的，同时也能最大限度地降低硫熏对药材质量的影响。

表 5-6　不同硫熏处理下牛膝药材中 5 种分析物的含量（$n=3$, $\bar{x}\pm s$）

硫黄比例	硫熏时间（h）	FA（mg/g）	EC（mg/g）	5-HF（mg/g）	BE（mg/g）	OA（mg/g）
空白	0	0.0004 ± 0.0000	1.4421 ± 0.0724	0.0005 ± 0.0000	6.4671 ± 0.1693	7.4075 ± 0.5506
	1	0.0003 ± 0.0000	1.3800 ± 0.0236	0.0006 ± 0.0000	6.3134 ± 0.0877	7.0556 ± 0.3352
	2	0.0003 ± 0.0000	1.4455 ± 0.0608	0.0005 ± 0.0000	6.3034 ± 0.0600	7.1022 ± 0.3399
	4	0.0005 ± 0.0000	1.3128 ± 0.0776	0.0006 ± 0.0000	6.3263 ± 0.1498	7.2072 ± 0.2155
	8	0.0004 ± 0.0000	1.3972 ± 0.0854	0.0006 ± 0.0000	6.4605 ± 0.1789	7.2097 ± 0.3160
	12	0.0004 ± 0.0000	1.3167 ± 0.0904	0.0006 ± 0.0000	6.3836 ± 0.1755	7.0329 ± 0.2003
	24	0.0004 ± 0.0001	1.3927 ± 0.0636	0.0006 ± 0.0000	6.4436 ± 0.1844	7.3559 ± 0.5129
1：20	0	0.0007 ± 0.0000	1.5242 ± 0.0422	0.0010 ± 0.0000	5.8068 ± 0.1017	8.9145 ± 0.3441
	1	0.0001 ± 0.0000	1.3237 ± 0.0817	0.0039 ± 0.0002	5.4571 ± 0.1353	5.4604 ± 0.0367
	2	0.0028 ± 0.0001	1.3695 ± 0.0705	0.0054 ± 0.0002	5.5750 ± 0.1074	6.5795 ± 0.3707
	4	0.0027 ± 0.0001	1.3060 ± 0.0744	0.0055 ± 0.0001	5.4229 ± 0.0988	4.0628 ± 0.1717
	8	0.0022 ± 0.0001	1.3029 ± 0.0466	0.0064 ± 0.0003	5.3063 ± 0.2110	4.0841 ± 0.1785
	12	0.0021 ± 0.0001	1.2946 ± 0.0372	0.0086 ± 0.0005	5.2265 ± 0.1439	4.0782 ± 0.0933
	24	0.0020 ± 0.0001	1.3053 ± 0.0607	0.0174 ± 0.0008	5.2078 ± 0.1935	4.0567 ± 0.1504
1：40	0	0.0004 ± 0.0001	1.5753 ± 0.0244	0.0016 ± 0.0001	5.1425 ± 0.1329	8.8958 ± 0.4947
	1	0.0023 ± 0.0001	1.3945 ± 0.0632	0.0039 ± 0.0002	5.0030 ± 0.2322	7.0088 ± 0.3648
	2	0.0024 ± 0.0000	1.4723 ± 0.0564	0.0050 ± 0.0002	4.8794 ± 0.1956	8.1324 ± 0.4846
	4	0.0021 ± 0.0001	1.3917 ± 0.0886	0.0054 ± 0.0003	4.8252 ± 0.1149	4.3604 ± 0.2264
	8	0.0021 ± 0.0001	1.3921 ± 0.0375	0.0114 ± 0.0005	4.7819 ± 0.1917	4.3252 ± 0.2112
	12	0.0023 ± 0.0001	1.4055 ± 0.0500	0.0118 ± 0.0007	4.8299 ± 0.1566	4.3478 ± 0.1331
	24	0.0020 ± 0.0000	1.3954 ± 0.0415	0.0176 ± 0.0008	4.7996 ± 0.1843	4.2805 ± 0.1646

硫黄比例	硫熏时间（h）	FA（mg/g）	EC（mg/g）	5-HF（mg/g）	BE（mg/g）	OA（mg/g）
1：80	0	0.0006 ± 0.0000	1.5517 ± 0.0504	0.0017 ± 0.0001	4.2355 ± 0.1843	9.2994 ± 0.3756
	1	0.0001 ± 0.0000	1.5493 ± 0.0367	0.0029 ± 0.0001	4.1339 ± 0.0948	8.9488 ± 0.1642
	2	0.0002 ± 0.0000	1.4677 ± 0.0690	0.0032 ± 0.0002	4.1610 ± 0.0948	7.1165 ± 0.3897
	4	0.0022 ± 0.0001	1.4651 ± 0.1025	0.0045 ± 0.0001	4.0406 ± 0.1420	6.8222 ± 0.3084
	8	0.0018 ± 0.0001	1.4230 ± 0.0833	0.0052 ± 0.0003	4.0548 ± 0.0336	6.4791 ± 0.3041
	12	0.0018 ± 0.0001	1.4295 ± 0.0654	0.0086 ± 0.0005	4.0427 ± 0.0762	5.0811 ± 0.2354
	24	0.0017 ± 0.0001	1.4022 ± 0.0677	0.0116 ± 0.0005	4.0243 ± 0.0745	5.1450 ± 0.1416

4. 牛膝药材中二氧化硫残留动态变化分析

对3组硫黄用量（1：20、1：40、1：80）条件下不同硫熏时间牛膝样品二氧化硫残留量进行检测。结果显示，硫熏后牛膝药材中二氧化硫残留量总体呈现先升高直到12小时后才逐渐平稳的变化趋势（图5-17）。随着硫黄用量增大，牛膝药材中二氧化硫残留量升高。此外硫熏1小时后，1：20、1：40、1：80组二氧化硫残留量分别达到1738.04mg/kg、625.10mg/kg和425.10mg/kg，与0小时相比呈现极显著差异（$P<0.001$），超过2015年版《中国药典》规定的400mg/kg的最大限量值。说明硫熏处理后，在极短的时间内二氧化硫就能够快速渗透到牛膝药材中，且造成药材二氧化硫超标极为严重。在硫熏2小时后，1：20组和1：80组牛膝药材二氧化硫残留量与硫熏1小时相比呈现极显著差异（$P<0.001$），分别达到3291.02mg/kg和735.56mg/kg。而1：40处理组硫熏2小时，牛膝二氧化硫残留量与硫熏1小时的残留量相比呈现极显著差异（$P<0.01$），其残留量增长到906.94mg/kg。

合理的二氧化硫残留限量对用药安全至关重要。根据美国环保局提出的靶标危害系数法（THQ）及WHO提供的二氧化硫每日耐受摄入量［ADI=0.7mg/（kg·d）］，对中药材二氧化硫进行了风险评估，计算得到符合中药特点的二氧化硫最大残留限量值为750mg/kg。根据此限量值，发现1：20组中硫熏1小时二氧化硫残留量就远高于750mg/kg，而1：40组硫熏1小时可控制二氧化硫残留量在750mg/kg以内。另外，1：80组硫熏2小时内同样可满足限量值。因此，仅从二氧化硫残留情况来看，硫黄用量1：40、硫熏1小时以及硫黄用量1：80、硫熏2小时以内不会对人体健康带来风险。

综合硫熏对化学成分的影响程度以及二氧化硫残留安全限量值，建议最佳的牛膝硫熏工艺为硫黄与药材比值1∶40，熏蒸时间为1小时。

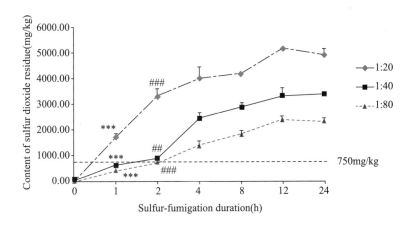

图5-17　不同硫黄用量和硫熏时间下牛膝中二氧化硫残留动态变化

注：与0小时相比，$^{***}P<0.001$；与1小时相比，$^{###}P<0.001$，$^{##}P<0.01$。

四、基于最佳硫熏工艺的牛膝提取物的细胞毒性评价

（一）牛膝提取物细胞活力评价

取硫熏前后的牛膝药材100g，先浸泡30分钟，取出后进行煎煮，分2次进行，第一次加10倍量的水，煎煮40分钟，第二次加6倍量水，煎煮20分钟，滤过，合并滤液，室内减压回收溶剂或冻干得到4份待测样品。其中，牛膝（NX）和硫熏牛膝（NX–S）水提物的质量分别为34.51g和44.08g。根据水提物和药材质量比值，计算得到2份样品的提取率分别为34.16%和43.89%。

然后对细胞进行给药处理，分别给予HK–2、L–02和PC–12等3种细胞不同剂量的NX和NX–S样品处理，得到牛膝2组样品均可不同程度的抑制HK–2、L–02和PC–12细胞的生长。与正常组、对照组相比，上述2组样品对HK–2、L–02和PC–12均具有不同程度的抑制作用，且随剂量浓度的增加抑制作用加强，具有浓度依赖关系（图5–18A、图5–18C、图5–18E）。

对比硫熏前后牛膝提取物的细胞活性发现，硫熏后的牛膝药材提取物对HK–2细胞的抑制率明显低于硫熏前，硫熏后的牛膝药材水提物在一定程度上更有利于

HK-2细胞的生长。对于L-02细胞，硫熏后牛膝不同剂量的提取物对L-02细胞生长的抑制作用高于硫熏前的样品，但并无显著差异（$P>0.05$），表明硫熏前后牛膝药材水提物对HK-2细胞的抑制作用基本一致。通过对HK-2和L-02细胞活性分析，发现硫熏后的牛膝提取物对HK-2和L-02细胞生长无显著影响。另外，对PC-12细胞培养液中细胞增殖活性研究发现，与正常对照组相比较，2组样品对PC-12促进作用随剂量浓度的增加而加强。此外，硫熏后的牛膝提取物对PC-12细胞的抑制作用减弱，与硫熏前无显著差异（$p>0.05$）。

（二）牛膝提取物细胞毒性评价

给予HK-2、L-02和PC-12细胞不同剂量的NX、NX-S样品处理，发现2组样品均可不同程度影响HK-2、L-02和PC-12细胞的增殖，且随着浓度增加增殖作用减弱。计算细胞相对增殖率（GRG）对硫熏前后牛膝提取物进行细胞毒性等级评定。

对HK-2细胞，NX组的细胞安全剂量范围为$0 \sim 100\mu g/mL$，NX-S组的安全剂量范围为$0 \sim 2000\mu g/mL$，说明硫熏后的牛膝水提物对HK-2的细胞毒性更小，说明硫熏牛膝药材在一定环境条件下更有利于HK-2生长（图5-18B）。对L-02细胞，NX组的细胞安全剂量范围为$0 \sim 1000\mu g/mL$，NX-S组的安全剂量范围为$0 \sim 100\mu g/mL$（图5-18D）。但$1000\mu g/mL$剂量硫熏前后牛膝水提物对L-02细胞毒性无显著差异。对PC-12细胞，NX和NX-S两组的安全剂量范围均为$0 \sim 2.5\mu g/mL$，说明硫熏前后牛膝药材提取物对PC-12细胞增殖无显著影响（图5-18F）。上述结果表明，在最佳硫熏工艺条件下硫熏牛膝药材提取物无显著细胞毒性。

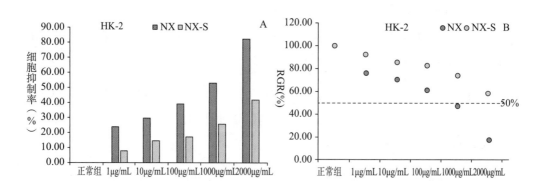

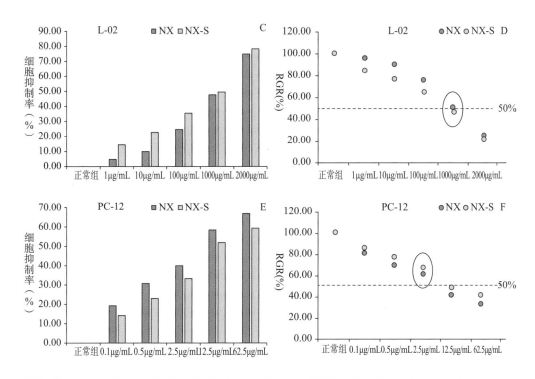

图5-18 不同剂量牛膝提取物对HK-2、L-02和PC-12细胞活性和毒性评价（A、B. HK-2；C、D. L-02；E、F. PC-12）

综上所述，各组药物均能抑制L-02、HK2细胞的增殖生长。相同浓度梯度下，硫熏处理的牛膝药材水提物对正常细胞生长无显著影响，与硫熏前的无显著性差异（$P>0.05$）。细胞毒性分析表明，硫熏后牛膝水提物对HK-2细胞毒性变小，对L-02细胞和PC-12细胞毒性无显著影响，说明在当前硫熏处理条件下，硫熏牛膝提取物不会对以上3种细胞产生显著的细胞毒性。因此，按照硫黄：药材=1：40，熏蒸1小时的硫熏工艺处理牛膝药材，能够保证药材质量和安全，再次验证了该硫熏工艺是合理可行的。

第六章
硫黄熏蒸对牡丹皮药材质量的影响

一、牡丹皮研究概述

（一）本草考证及资源现状

1.基原考证

宋代以前的文献中对牡丹的形态描述比较简单，魏晋时期《吴氏本草》记载："叶如蓬相值，黄色，根如指，黑，中有毒核。"唐代《唐本草》记录为："剑南所出者苗似羊桃，夏生白花，秋实圆绿，冬实赤色，凌冬不凋。根似芍药，肉白皮丹。"宋代《本草图经》中对牡丹的原植物和药材的性状描写比较详细，并且野生和花农所种供观赏的牡丹有区别。该书所提到的"山牡丹"即为现今野生单瓣花型牡丹。《本草衍义》中指出牡丹入药以单叶花红者为佳，家种牡丹次之，移枝嫁接的不能用，并且分析了嫁接牡丹不能用的原因是：花叶多，夺取了牡丹根部的营养。明清时期古籍中对牡丹花的颜色、花瓣类型、种子颜色、根的形态、颜色及长短均有详细的描述。纵观牡丹皮古文记载发现，后世对牡丹皮的形态描述均是在前人的基础上有所增补，说明清代以前丹皮的主流品种来源并未发生变化，因此以有代表性的《本草图经》和《本草纲目》为基础，其他古籍资料为参考，按其苗、叶、茎、花、果、根的形态，对"牡丹"的植物学形态特点作以下总结：

苗："苗似羊桃"，"二月于梗上止发五六叶耳"，说明牡丹于阴历二月开始发芽，小苗仅有五六片叶，小苗叶片形如杨桃。"苗似羊桃"，经查在古代有两种植物均谓"羊桃"，一种是现在的猕猴桃 *Actinidia chinensis* Planch，一种是杨桃 *Averrhoa carambola*。其中杨桃苗与牡丹苗形态较为相似。

叶："叶如蓬相值，黄色"，"二月于旧梗上生叶如掌大"，表明牡丹的叶片复叶如手掌大小，相互覆盖。经查，本草中"蓬"一般是"蓬蘽"的简称，多指蔷薇科植物覆盆子 *Rubus chingii* Hu 或同属植物蓬蘽 *Rubus hirsutus* Thunb。

茎梗："其茎便枯燥，黑白色"，"高三四尺"，表明牡丹茎木质，高约一米，土灰色。"茎梗枯燥"，是指丹皮茎杆干枯，木质化。

花："花有黄、紫、红、白数色"，"花亦有绯者……今禁苑又有深碧色者"，"如芙蓉而大，繁丽可爱"。"惟取红白单瓣者入药"，"惟单叶单瓣野生者……止用红白花者"，"其花、叶与人家所种者相似，但花只五、六叶耳"，说明牡丹品种繁多，但仅有开红、白花，花瓣单瓣型者做药用。"夏生白花"，"三月开花"，说明牡丹花约于阴历三月开花。

果实："秋实圆绿，冬实赤色"，"五月结子，黑色，如鸡头子大"，"五月结子黑色，类母丁香"，"五月结子圆，绿色，如鸡头子大"，表明牡丹秋天果实为绿色，冬季为赤红色，种子黑色，像芡实一样大小。"鸡头子"，学名为芡实。

根："根如指"，"根黄白色，可五、七寸长，如笔管大"，"中有毒核"，"根似芍药""其根皮红内白"，"皮色外红紫内粉白"，说明牡丹根外皮红色，肉质黄白色，具粉性，木心易于除去。"根似芍药"，现今所用的芍药也为毛茛科植物，其根的形态与牡丹相似。

另外，《植物名实图考》中简单记载了药用牡丹的种植技术，认为"入药必用单瓣者……种牡丹者必剔其嫩芽，则精脉聚于老干，故有芍药打头，牡丹修脚之谚"。此处的"嫩芽"是指"脚芽"，即从根茎上萌发的芽。摘除部分"脚芽"是为了使牡丹花叶少发，避免其力移于花叶而薄于根。

2. 历代品质评价

唐以前均认为牡丹以产于四川、重庆者为好，以皮色红者为佳。唐宋元时期牡丹开始有药用和观赏的区分，药用牡丹以产于安徽、重庆的野生单瓣花者为佳。明代药用牡丹以产于陕西、四川、重庆、安徽者为胜。清时期对牡丹皮的性状评价较为细致，大多认为牡丹皮以皮厚体粗、无须无潮、体糯性粉、不易变色者为佳。目前丹皮在外观性状上以皮厚，体粗，香气浓，亮晶星多者为上，并且多认为以安徽铜陵和四川垫江所产者为佳（表6–1）。

表6-1　牡丹皮品质评价表

年代	品质评价	出处
春秋	赤色者亦善	《范子计然》
南朝	色赤者为好	《本草经集注》
唐	今出合州（今四川重庆、垫江一带）者佳。出和州（今安徽和县、含山、江浦一带），宣州（今安徽马鞍山、高淳、南陵、繁昌、宣城、泾县、宁国、青阳、太平、石台、冬至、郎溪、广德、江苏溧阳等地）者并良	《四声本草》
宋	今出合州者佳。白者补，赤者利。出和州、宣州者并良	《嘉祐本草》
宋	惟山中单叶花红者为佳，家椑子次之。若移枝接者不堪用，为其花叶既多发，夺根之气也	《本草衍义》
宋	巴（今四川成都及附近的县、市）、蜀（今重庆市及附近县、市）、渝（今重庆市境内）、合州（今重庆市境内）者上，海盐（今浙江海盐）者次	《日华子诸家本草》
元	唯山中单叶花红者为佳	《本草衍义补遗》
明	时珍曰：牡丹，以色丹者为上	《本草纲目》
明	二八月采根，阴干。色赤者为好	《神农本经会通》
明	［道地］：巴蜀（今四川境内）、剑南（今四川大部分地区，及贵州北部、云南东部、甘肃文县）、合州（今重庆市境内）、和州（今安徽含山、和县一带）、宣州（今安徽东部，与浙江、江苏交界）者并良	《本草品汇精要》
明	以巴蜀、汉中者为胜	《药性粗评》
明	山谷花单瓣，根性完具有神	《本草蒙筌》
明	近以洛阳者为胜	《本草乘雅半偈》
清	通取皮厚实而粗大者佳	《本草汇笺》
清	单瓣花红者入药，肉厚者为佳	《本草备要》
清	用者当属苏丹皮为美。炳章按：丹皮产苏州阊门外张家山闸口者，皮红肉白，体糯性粉，无须无潮，久不变色，为最佳第一货。产凤凰山者，枝长而条嫩，外用红泥浆过，极易变色，亦佳。产甯国府南陵县木猪山者，名摇丹皮，色黑带红，肉色白起粉者，亦道地。滁州同陵及凤阳府定远出，亦名摇丹。有红土、黑土之分。红土者，用红泥浆上，待后其土色红汁浸入肉内，白色变红；黑土乃本色带紫，久远不变，亦佳。产太平府者，内肉起沙星明亮，性粳硬，为次。以上就产地分物质高下，其发售再以条枝分粗细大小，以定售价贵贱。选顶粗大者，散装木箱，曰丹王。最细碎作大把者，曰大把丹。其产地好歹与粗细，以别道地与否。然皆本国出品，非外国货也	《增订伪药条辨》

3.资源现状

目前，丹皮产地有安徽、重庆等地。其中主要产区为安徽，以亳州产量最大，以安徽铜陵地区所产丹皮质量最佳。重庆垫江所产丹皮受丹皮价格下降的影响及观赏牡丹高利润的冲击，产量逐渐萎缩，而其他产地的丹皮多为观赏牡丹的副产品，在市场上并不多见。不管是以丹皮酚含量、无机元素含量，还是多种成分含量为测定指标评价丹皮质量，均证明铜陵丹皮质量较好，验证了丹皮以安徽铜陵产者为好的说法。铜陵及垫江丹皮中丹皮酚含量明显高于其他产地，铜陵丹皮中其他多种成分（丹皮酚、丹皮总苷、丹皮多糖）含量亦明显高于其他产地，证明以铜陵及垫江所产者为胜的说法具有依据。

（二）产地加工变化

牡丹初始以"牡丹"为正名载于《神农本草经》，此时所用为其根，未去木心。至南北朝陶弘景所著《本草经集注》："色赤者为好，用之去心。"开始出现去心加工的炮制方法。此后，牡丹皮去除木心的加工方法沿用至今。至金代张元素《洁古珍珠囊》以后，因牡丹药用时均去木心，故以"牡丹皮"为正名载入此后的文献中。另外，关于牡丹皮刮皮问题，清代以前的文献中均未提及牡丹加工需要去皮，近代才有连丹皮、刮丹皮的说法。宋代开始，还用酒作为辅料，对其进行加工，现今已未见酒丹皮（表6-2）。

表6-2　牡丹皮历代采收加工方法表

时间	采收加工及加工炮制	出处
魏晋	二月、八月采，日干	《吴氏本草》
汉	二月、八月采根，阴干	《名医别录》
梁	色赤者为好，用之去心	《本草经集注》
刘宋	凡使，采得后日干，用铜刀劈破去骨了，细剉如大豆许，用清酒拌蒸，从巳至未，出，日干用	《雷公炮制论》
宋	二月、八月采，铜刀劈去骨，阴干用	《本草图经》
明	采根皮，去心	《本草集要》
明	八月采根，阴干	《神农本草经会通》
明	肉厚者佳，酒洗微焙	《本草通玄》
清	去心，酒洗用	《本草汇笺》
清	修治：根如笔管大者，以铜刀劈破，去骨，剉如大豆许，阴干，酒拌蒸三时，日干用	《本草述》
清	酒洗微焙	《本草汇》
清	凡实热者宜生用，若胃稍虚者，宜酒炒用	《冯氏锦囊秘录》

（三）市场硫熏现状

2016～2018年，对牡丹皮主产区及各药材市场对牡丹皮产地加工情况进行了调查，结果发现除铜陵地区以外，亳州、重庆所产牡丹皮均存在硫黄熏蒸的现象。且各大药材市场存在大量硫熏后的牡丹皮药材、切片及段，说明市场上牡丹皮硫熏现象比较严重。硫熏后牡丹皮中芍药苷类成分可转化为芍药苷亚硫酸酯类成分。而芍药苷类成分为牡丹皮中较为重要的药效成分。因此，硫熏可能会导致牡丹皮药材质量的下降。而2015年版《中国药典》中允许熏一定量硫黄的药材大多具有不易干燥或容易发霉的特点（或含糖量多，或含黏液质多，或含油脂多，或药材粗壮）。虽然采取硫熏加工可以使牡丹皮颜色统一，外观漂亮，但是牡丹皮相对比较容易干燥，不硫熏的情况下也不容易发霉。而且硫熏过程均会导致牡丹皮中化学成分含量发生较大的变化，影响牡丹皮质量，因此不建议在产地加工中使用硫熏的加工方法。

二、硫熏对牡丹皮药材化学成分影响研究

现代研究表明，牡丹皮主要化学成分为酚类及酚苷类、单萜及单萜苷类，其他成分还有三萜、甾醇及其苷类、黄酮、有机酸、香豆素等。药理研究表明，其药理作用主要有抗炎、抗菌、对心血管系统的调节作用、中枢抑制作用、免疫调节功能等。

（一）基于UPLC-Q-TOF-MS的牡丹皮化学成分分析

采用UPLC-Q-TOF-MS技术对牡丹皮中的化学成分进行系统表征的方法，为后续不同产地、不同加工方法及牡丹根不同部位化学成分的差异研究奠定基础。

1. 硫黄熏蒸牡丹皮样品有效化学成分检测条件的优化

为了更全面获得药材中所含的化合物信息，对提取溶剂、色谱条件、质谱条件等进行优化，选择最优条件对牡丹皮药材及对照品供试液进行LC-MS分析。其中负离子模式下显示出更为丰富的信息。后对其液相梯度洗脱条件进行了优化。最终在表6-3和表6-4所示液相色谱条件和质谱条件下，牡丹皮中化合物能够得到较好的分离效果，产生丰富的二级质谱碎片。

表6-3　液相条件

时间	A（0.1%甲酸水）	B（乙腈）
0	98%	2%
8分钟	90%	10%
14分钟	85%	15%
18分钟	80%	20%
20分钟	65%	35%
21分钟	35%	65%
21.5分钟	2%	98%
24分钟	2%	98%
24.5分钟	98%	2%
27分钟	98%	2%
流速	0.5mL/min	
柱温	40℃	
进样量	1μL	
检测波长	190～400nm	
色谱柱	Waters ACQUITY UPLC-T3-C18（2.1mm×100mm，1.7μm）	

表6-4　质谱条件

仪器	Waters Xevo-G2-S Q-TOF MS
毛细管电压	2000V
锥孔电压	40V
除溶剂气体	氮气
除溶剂气体流速	900L/h
除溶剂温度	450℃
离子源温度	100℃
扫描范围	m/z 50～1500Da
扫描时间	0.2s
碰撞气体	氩气
低能量扫描时碰撞能量	6eV
高能量扫描时碰撞能量	30～60eV
校正液	leucine encephalin
控制软件	MassLynx 4.1

2. 硫黄熏蒸牡丹皮差异性成分的鉴别及转化规律分析

取牡丹皮鲜样7株（Z1～Z7），去除木心，每株分为两份，一份正常晾干，另一份放入大塑料箱（提前留好气孔5个），点燃硫黄，盖上盖子，直至火苗熄灭，将气孔封上，密闭12小时，取出，晾干，得熏硫药材SM11～SM17。按照以上优化的仪器条件进行相关分析。

为了更好地对牡丹皮中化学成分进行鉴定，首先选择了芍药属中所含化学成分的一些对照品，并对这些对照品进行裂解规律的探索，根据裂解碎片及相关资料推测可能的裂解途径，确定各对照品的色谱保留时间。对供试品进行UPLC-Q-TOF-MS分析，将数据导入Masslynx4.1软件中自带的数据库以及Chemspider（http://www.chemspider.com/）和Scifinder（https://scifinder.cas.org/）得到可能的分子式及候选化合物。根据二级质谱碎片及标准品裂解规律，结合DAD特征光谱与化合物ClogP值等信息，以及芍药属已报道的相关研究进行成分鉴定。以Q-TOF-MS给出的碎片信息与数据库进行比对（图6-1），结合如下各类化合物裂解规律对相关化合物进行结构解析。

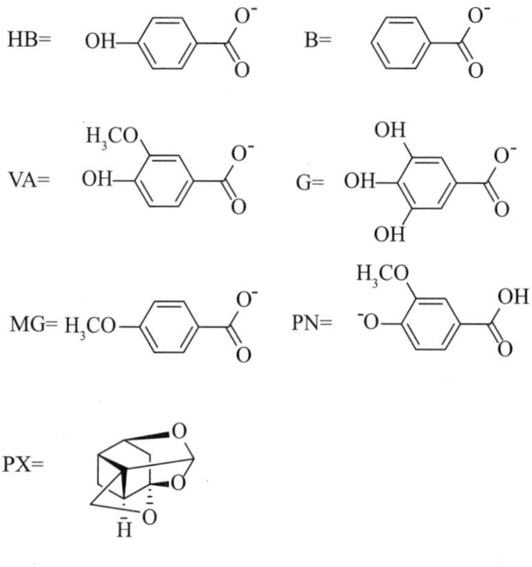

图6-1 牡丹皮中化合物常见碎片

（1）芍药苷类成分解析：芍药苷类成分都具有一个笼状的单帖母核结构，在其3号碳上通常与糖成苷，其10号碳上通常与含有苯环的有机酸形成酯键，6号位上通常连有羟基、羟甲基或其他基团，在糖的6号碳上有时又会和其他含苯环的有机酸（如苯甲酸）形成酯苷。在质谱中较易形成［M+HCOO］⁻、［M+Cl］⁻的加和峰，［M–H］⁻也较明显，如芍药苷具有525.16［M+HCOO］⁻、515.13［M+Cl］⁻的加和峰。此类成分最终会形成分子量为165.05的单帖母核碎片（丹皮酚苷类成分也会产生与其分子量一样的碎片，但丹皮酚苷类成分碎片中还有m/z150.03、m/z122.03、m/z89.02），此外还有一些与苯甲酸类成分相关的碎片，如HB（m/z121.03、m/z101.02），B（m/z137.02、m/z93.03），VA（m/z167.03），G（m/z169.01，m/z125.02、107.01）。在该类成分中一般最容易先失去与糖相连接的基团，然后失去11号位上连接的苯甲酸基团，最后断开单帖母核与葡萄糖之间的苷键。本实验中共鉴定出芍药苷类化合物27个（图6-2）。

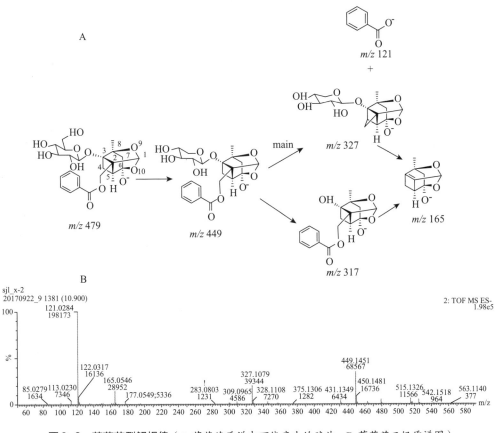

图6-2　芍药苷裂解规律（A.芍药苷质谱中可能产生的碎片；B.芍药苷二级质谱图）

（2）丹皮酚苷类成分解析：牡丹皮中的丹皮酚苷类成分在质谱中通常有165.05的丹皮酚母核结构，通常在其酚羟基上链接一个单糖，糖上有时另外连接单糖或其他没食子酰基。丹皮酚在本次建立的UPLC-Q-TOF-MS中响应很低，但其相应的苷类成分较容易离子化，而在质谱中有较高响应。其分子离子峰在其一级质谱中还有丰富的加和峰［M+Cl］⁻、［2M-H］⁻和［M+HCOOH］⁻。galloylsuffruticoside D裂解规律如图6-3所示。

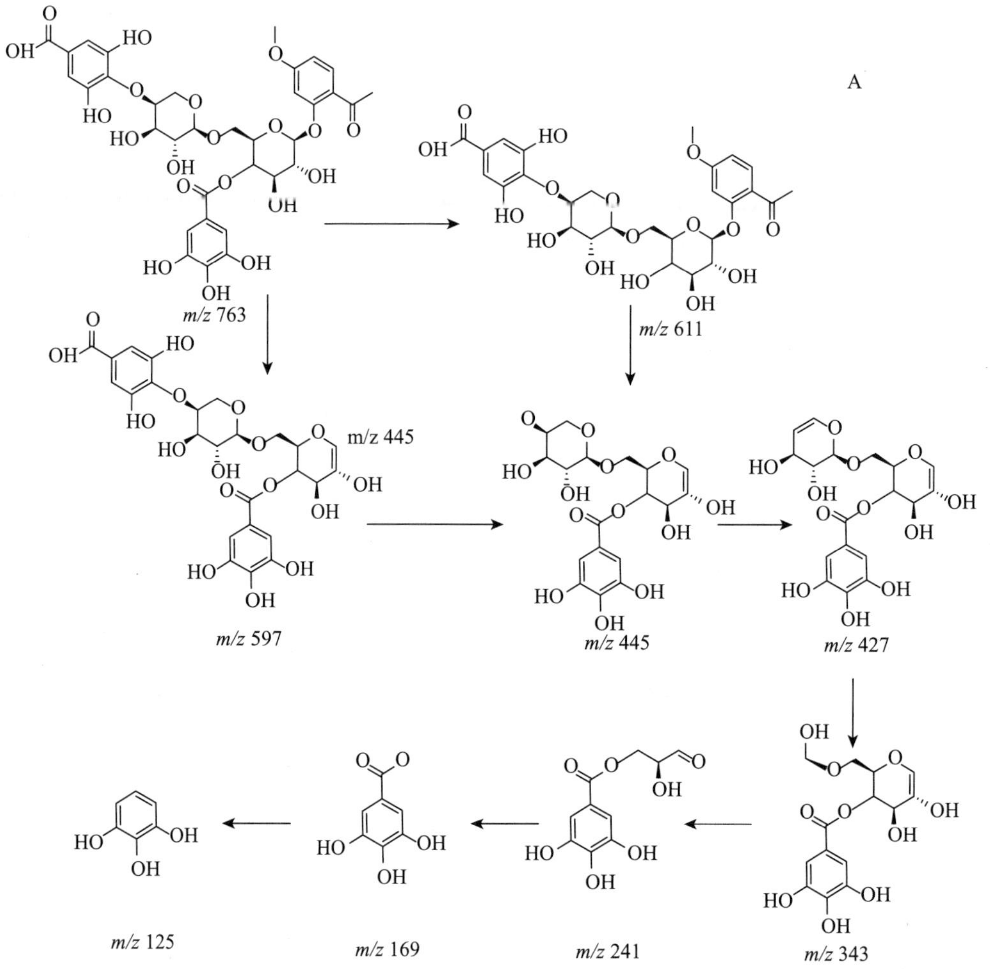

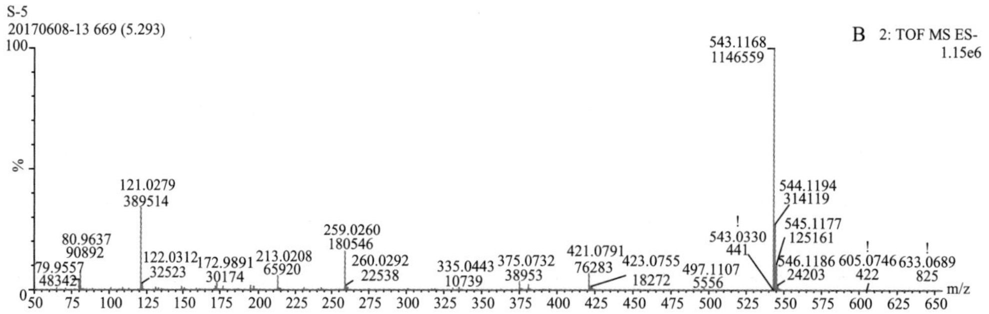

图6-3 Galloylsuffruticoside D裂解规律（A. Galloylsuffruticoside D质谱中可能产生的碎片；
B. Galloylsuffruticoside D二级质谱图）

化合物93的准分子离子峰为 m/z 763.17［M-H］⁻，二级质谱为611.16、597.11、579.09、445.10、381.08、343.06、169.01、125.02，与化合物suffruticoside D有相同的质谱裂解规律和相似的紫外吸收，故推测其应为suffruticoside D的糖与没食子酰基

成苷。此化合物为首次在芍药科植物中发现。与其结构类似的还有化合物96、98、100、102分别鉴定为galloylsuffruticoside C及其同分异构体galloylsuffruticoside A、B。这五种化合物均首次在芍药属植物中报道。

（3）可水解鞣质类成分解析：牡丹皮中的没食子酸鞣质通常是由没食子酸与葡萄糖通过苷键或酯键而形成的化合物。此类成分，除具有明显的［M-H］⁻，还具有明显的（M-2H）/2峰，在裂解的过程中连续中性丢失没食子酸及邻三羟基苯的中性碎片。此类成分在裂解的过程中会产生许多连续失去152Da和170Da的碎片。这些化合物会产生许多与没食子酸基团相关的碎片（169.01、125.01、123.01）。1,2,3,4,6-五没食子酰葡萄糖裂解规律如图6-4所示。

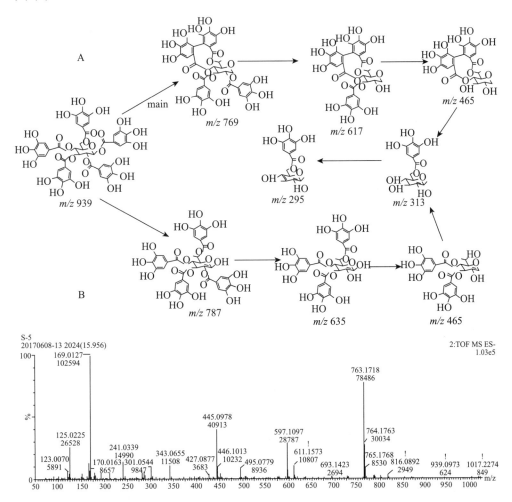

图6-4　1,2,3,4,6-五没食子酰葡萄糖苷裂解规律（A. 1,2,3,4,6-五没食子酰葡萄糖苷质谱中可能产生的碎片；B. 1,2,3,4,6-五没食子酰葡萄糖苷二级质谱图）

（4）缩合鞣质类成分解析：牡丹皮中的缩合鞣质是一类由儿茶素及其衍生物棓儿茶素等黄烷-3-醇类化合物以碳-碳键聚合而形成的化合物。此类成分通常可失去整片的儿茶素或棓儿茶素碎片。原花青素C1裂解规律如图6-5所示。化合物38和39鉴定为原花青素B3或其同分异构体。他们均具有 m/z 577.13［M-H］⁻的准分子离子峰，在其二级质谱中还有289.07、245.08、203.07、137.02、109.03的峰，这些二级质谱碎片均为儿茶素二级质谱裂解碎片一致。因表儿茶素二聚体具有较多的同分异构体，因此无法确定其具体的结构。

化合物46的准分子离子峰为 m/z 865.20［M-H］⁻，分子式为 $C_{45}H_{38}O_{18}$，除［M-H］⁻外，其具有与化合物38、39相同的二级质谱碎片（577.134、289.07、245.08、203.07、137.02、109.03）和相似的紫外吸收。根据其质谱裂解规律推测其为原花青素C，化合物47和化合物69具有与此相似的质谱裂解碎片，因此推断其分别为 arecatannin A-1或其同分异构体。化合物38、39、46、47、69均首次在芍药科植物中发现。

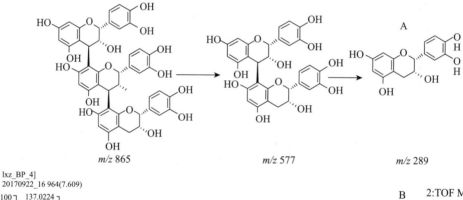

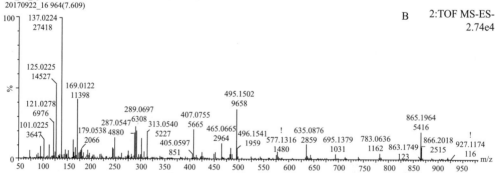

图6-5 原花青素C1二级质谱裂解图（A.原花青素C1质谱中可能产生的碎片；B.原花青素C1二级质谱图）

（5）芍药苷亚硫酸酯类裂解规律：芍药苷亚硫酸酯类仅在硫熏样品中检出，与芍药苷类成分具有相似的结构，仅在6号碳上有差别，芍药苷类是羟基，而芍药苷亚硫酸酯类为亚硫酸基团。$m/z80.96$、$m/z259.03$和$m/z213.02$均代表其含硫的单萜母核结构，其中$m/z259.03$响应较高，而其他碎片与芍药苷类成分类似，因此将m/z259.03导入到Masslynx V4.1中，搜索所有相关化合物。

化合物29准分子离子峰均为$m/z591.10$［M-H］$^-$，与$C_{23}H_{27}O_{16}S$具有94.69%的匹配度，碎片峰169.01和125.02代表化合物中含有没食子酰基基团，而259.0293、80.9639代表此化合物中具有含硫单萜母核，其他二级质谱碎片与6'-*O*-galloyl desbenzoylpaeoniflorin相同，故化合物29被鉴定为6'-*O*-galloyl desbenzoylpaeoniflorin sulfonate，为硫熏牡丹皮样品中新产生的化合物。

同样，化合物45、52、64、73、90、92、94被鉴定为mudanpioside D sulfonate、galloyloxypaeoniflorin sulfonate、galloylpaeoniflorin sulfonat、mudanpioside H sulfonate、mudanpioside C sulfonate、benzoyloxypaeoniflorin sulfonate和mudanpioside B sulfonate。芍药苷亚硫酸酯类成分裂解规律见图6-6和图6-7。上述化合物均与其对应的芍药苷类成分具有相同的质谱裂解碎片和相似的紫外吸收，这些化合物均为硫熏牡丹皮样品中新产生的化合物。所有化合物解析结果和部分化合物结构见表6-5。

A

m/z 543

m/z 121

m/z 421

m/z 375

m/z 259

m/z 497

m/z 213

m/z 162

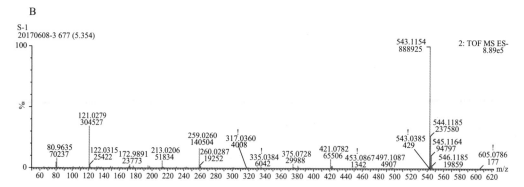

图6-6　芍药苷亚硫酸酯裂解规律（A.芍药苷亚硫酸酯质谱中可能产生的碎片；B.芍药苷亚硫酸酯二级质谱图）

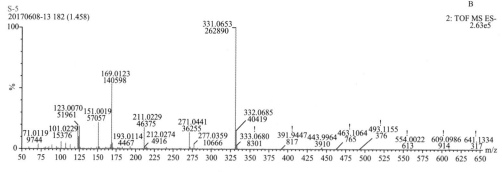

图6-7　化合物12裂解图（A.化合物12在质谱中可能产生的碎片；B.化合物12二级质谱图）

该研究运用超高效液相色谱串联四极杆飞行时间质谱技术对牡丹皮中化学成分质谱裂解规律进行分析，并对牡丹皮所含化合物进行系统解析。主要依据质谱裂解规律、精确分子量，参考芍药属化学成分的研究及天然产物数据库搜索等方法，并采用化合物的ClogP值对其同分异构体进行了有效区分，共鉴定出122个化学成分。

表6-5　牡丹皮中化学成分质谱鉴定

编号	保留时间（min）	实测值[M-H]⁻	计算值[M-H]⁻	误差（mDa）	分子式	化合物	加合离子[2M-H]⁻	二级碎片	紫外吸收
1①	0.57	96.9584	96.9596	1.2	H_2SO_4	Hydrogen sulfate	-	96.9584	-
2②	0.57	80.9641	80.9646	0.5	H_2SO_3	Bisulfite	-	80.9641	-
3	0.61	635.2037	635.2035	-0.2	$C_{23}H_{40}O_{20}$	Tetrasaccharide	1271.4175	605.1034, 503.1613, 455.1412, 353.1073, 311.0981, 293.0861, 233.0659, 191.0549, 179.0545, 149.0443, 133.0130, 113.0130	-
4	0.65	325.1129	325.1135	0.6	$C_{12}H_{22}O_{10}$	Dissaccharide	651.1998	311.0981, 293.0861, 233.0659, 191.0549, 179.0545, 149.0443, 133.0130, 113.0130	-
5⑧#	0.7	439.0919	439.091	-0.9	$C_{16}H_{24}O_{12}S$	Desbenzoylpaeoniflorin sulfonate	-	439.0919, 423.0984, 387.1138, 96.9589, 80.9635	-
6	0.82	635.2033	635.2035	0.2	$C_{23}H_{40}O_{20}$	Tetrasaccharide	1271.4176	605.1940, 503.1622, 455.1400, 353.1077, 311.0969, 293.0870, 233.0653, 191.0180, 179.0546, 149.0443, 133.0333	-
7	0.92	635.2033	635.2035	0.2	$C_{23}H_{40}O_{20}$	Tetrasaccharide	1271.4172	605.1865, 503.1622, 445.1400, 325.1132, 311.0969, 293.0870, 233.0653, 191.0180, 179.0546, 149.0443, 133.0333	-
8	1.08	325.1129	325.1135	0.6	$C_{12}H_{22}O_{10}$	Dissaccharide	651.1970	193.0714, 179.0555, 161.0442, 149.0449, 133.0338, 113.0239, 101.0234, 89.2034, 71.0129	-
9	1.17	375.1296	375.1291	-0.5	$C_{16}H_{24}O_{10}$	Debenzoylpaeoniflorin	751.2651	345.1173, 165.0529, 149.0438	-
10	1.24	325.1129	325.1135	0.6	$C_{12}H_{22}O_{10}$	Dissaccharide	651.2397	193.0706, 179.0555, 161.0442, 149.0449, 133.0338, 113.0239, 101.0234, 89.2034, 71.0129	-

续表

编号	保留时间（min）	实测值[M-H]⁻	计算值[M-H]⁻	误差（mDa）	分子式	化合物	加合离子[2M-H]⁻	二级碎片	紫外吸收
11	1.24	481.063	481.0618	-1.2	$C_{20}H_{18}O_{14}$	hexahydroxydiphenoyl-D-glucose or isomers	963.1312	371.1181, 331.0656, 325.1125, 300.9978, 275.0181, 229.0119, 203.0336, 149.0418, 101.0232	210
12®	1.42	609.1131	609.1125	-0.6	$C_{23}H_{30}O_{17}S$	Unkonwn	—	443.1207, 277.0379, 169.1026, 125.0230, 80.9460	—
13	1.46	331.0676	331.0665	-1.1	$C_{13}H_{16}O_{10}$	Galloyl-4-O-β-D-glucopyranoside	663.1406,	169.0131, 151.0025, 123.0078	216, 279
14	1.69	331.0682	331.0665	-1.7	$C_{13}H_{16}O_{10}$	Galloyl-3-O-β-D-glucopyranoside	663.1406	169.0120, 125.0225	215, 271
15*	1.69	169.016	169.0137	-2.3	$C_7H_6O_5$	Gallic acid	339.0375	125.0025, 101.0256	215, 271
16	1.83	375.1303	375.1291	-1.2	$C_{16}H_{24}O_{10}$	Isomer of debenzoylpaeoniflorin	751.2662	345.1174, 197.8056, 151.0746	—
17	2.13	331.0676	331.0665	-1.1	$C_{13}H_{16}O_{10}$	Galloyl glucose	663.1359	169.0129, 125.0232	211, 256
18	2.22	359.1347	359.1342	-0.5	$C_{16}H_{24}O_9$	1-O-β-D-Glucopyranosyl-paeonisuffrone	719.2756	359.1325, 197.8058	—
19	2.71	783.0662	783.0681	1.9	$C_{34}H_{24}O_{22}$	Pedunculagin	—	757.2024, 301.0553, 169.0121, 125.0227	204
20	2.78	463.1082	463.1088	0.6	$C_{18}H_{24}O_{14}$	Mudanoside B	927.2239	403.0866, 343.0666, 301.0562, 271.0452, 211.0220, 169.0132, 125.0231	215, 274
21	2.84	463.1093	463.1088	-0.5	$C_{18}H_{24}O_{14}$	Mudanoside B or isomers	927.2260	403.0869, 343.0659, 301.0558, 271.0344, 241.0344, 211.0257, 169.0131, 125.0226	214, 273
22	2.95	491.1758	491.1765	0.7	$C_{21}H_{32}O_{13}$	3,4,5-trimethoxybenzyl alcohol 7-O-α-L-arabinofuranosyl-(1→6)-β-D-glucopyranoside	-983.3608	491.1758, 463.1054, 403.0854, 373.0746, 300.9977, 275.0198, 233.0644, 179.0700, 89.0231	—

续表

编号	保留时间(min)	实测值[M-H]⁻	计算值[M-H]⁻	误差(mDa)	分子式	化合物	加合离子[2M-H]⁻	二级碎片	紫外吸收
23	3.26	783.0662	783.0681	1.9	$C_{34}H_{24}O_{22}$	Pedunculagin or isomers	–	757.1949, 739.1826, 403.0839, 343.0652, 300.9963, 169.0125, 125.0239	205
24[®]	3.29	559.111	559.1122	1.2	$C_{23}H_{28}O_{14}S$	Oxypaeoniflorin sulfonate	1119.2327	481.0553, 300.9971, 259.0260, 213.0216, 137.0228, 80.9634	–
25	3.53	787.2134	787.2144	1	$C_{30}H_{44}O_{24}$	Galloyl-tetra-saccharide	–	757.2094, 607.1445, 505.1182, 461.1300, 403.0893, 300.0893, 169.0125, 125.0225	214, 268
26	3.67	787.2133	787.2133	0	$C_{30}H_{44}O_{24}$	Galloyl-tetra-saccharide	–	757.2006, 678.0692, 607.1509, 505.1183, 463.1078, 403.0869, 343.0657, 301.0542, 169.0124, 125.0230	–
27	3.77	633.0728	633.0728	0	$C_{27}H_{22}O_{18}$	Corilagin or isomers	1267.1199	483.0763, 315.0714, 299.0749, 169.0084, 125.98711	210
28	3.82	483.0778	483.0775	-0.3	$C_{20}H_{20}O_{14}$	Digalloyl-O-α-D-glucopyranoside	967.1446	331.0691, 169.0131, 125.0229	212, 274
29[®#]	4.24	591.101	591.102	1	$C_{23}H_{28}O_{16}S$	6'-O-galloyl desbenzoylgalloylpaeoniflorin sulfonate	–	527.1042, 423.1062, 323.0786, 271.0437, 259.0293, 169.0131, 125.0245, 80.9639	215, 272
30	4.25	527.1403	527.1401	-0.2	$C_{23}H_{28}O_{14}$	6'-O-galloyl desbenzoylpaeoniflorin	1055.2762	497.1302, 313.0534, 300.9987, 275.0226, 169.0154, 125.0257	213, 274
31[®]	4.46	589.1226	589.1227	0.1	$C_{24}H_{30}O_{15}S$	Mudanpioside E sulfonate	–	275.0174, 259.0265, 231.0283, 213.0212, 167.0335, 123.0073, 80.9636	200
32	4.93	343.1392	343.1393	0.1	$C_{16}H_{24}O_8$	Mudanpioside F	–	–	216
33	5.05	445.0981	445.0982	0.1	$C_{18}H_{22}O_{13}$	Unknown	891.2010	300.9967, 275.0171, 169.0126, 125.0230	270

续表

编号	保留时间 (min)	实测值 [M-H]⁻	计算值 [M-H]⁻	误差 (mDa)	分子式	化合物	加合离子 [2M-H]⁻	二级碎片	紫外吸收
34	5.05	477.1262	477.1244	-1.8	$C_{19}H_{26}O_{14}$	Isorhamnetin-7-O-glucoside	955.2589	169.0130, 125.0230, 107.0124	
35®	5.37	543.1171	543.1172	0.1	$C_{23}H_{28}O_{13}S$	Paeoniflorin sulfonate	1087.2440	421.0797, 375.0736, 259.0266, 213.0212, 121.0281, 80.9637	196, 230
36*	5.43	183.0303	183.0293	-1	$C_8H_8O_5$	Methyl gallate	-	169.0113, 124.0146, 78.0091	216, 272
37	5.46	527.1403	527.1401	-0.2	$C_{23}H_{28}O_{14}$	11-O-galloyl debenzoylpaeoniflorin	1055.2762	497.1302, 313.0534, 300.9987, 275.0226, 169.0154, 125.0257	213, 274
38	5.77	577.1357	577.1346	-1.1	$C_{30}H_{26}O_{12}$	Procyanidin B3	1155.2792	425.0858, 407.0752, 289.0695, 245.0800, 203.0685, 161.0219, 137.0219, 125.0223, 109.0271	201, 279
39	5.99	577.1346	577.1346	0	$C_{30}H_{26}O_{12}$	Isomers of procyanidin B3	1155.2790	425.0919, 289.0703, 245.0800, 203.0700, 151.0380, 137.0229, 109.0282	-
40	6.18	477.1235	477.1244	0.9	$C_{19}H_{26}O_{14}$	Isorhamnetin-3-O-glucoside	955.2541	283.0434, 223.0220, 169.0117, 125.0117, 123.0062, 101.0213	214, 273
41*	6.28	289.0712	289.0712	0	$C_{15}H_{14}O_6$	(-)Epicatechin	579.1515	245.0824, 203.0704, 151.0386, 137.0235, 123.0441	203, 279
42#	6.64	345.1549	345.1549	0	$C_{16}H_{26}O_8$	Dihydro-mudanpioside F or Dihydro-mudanpioside G	-	345.1538	212, 275
43	6.94	495.1506	495.1503	-0.3	$C_{23}H_{28}O_{12}$	Oxypaeoniflorin	991.3101	465.1400, 333.0967, 165.0541, 137.0231, 93.0331	196, 258
44	7.17	495.1518	495.1503	-1.5	$C_{23}H_{28}O_{12}$	Salicylpaeoniflorin	991.2975	373.1127, 333.0972, 165.0539, 137.0230, 93.0327	196, 258
45®	7.29	573.1265	573.1278	1.3	$C_{24}H_{30}O_{14}S$	Mudanpioside D sulfonate	-	547.1505, 407.0768, 259.0262, 137.0235, 80.9637	-

续表

编号	保留时间（min）	实测值 [M-H]⁻	计算值 [M-H]⁻	误差（mDa）	分子式	化合物	加合离子 [2M-H]⁻	二级碎片	紫外吸收
46	7.29	865.1972	865.198	0.8	$C_{45}H_{38}O_{18}$	Procyanidin C1 or isomers	—	837.2101, 739.1667, 695.1407, 635.0869, 573.1268, 407.0755, 289.0697, 243.0279, 175.0379, 137.0224, 125.0224	204, 272
47	7.52	1153.2637	1153.2637	0	$C_{60}H_{50}O_{24}$	Arecatannin A-1or isomers	—	1153.2637, 865.1998, 789.2233, 769.2375, 671.0624, 635.0881, 573.1274, 495.1499, 291.0131,	205, 274
48	7.74	527.1403	527.1401	-0.2	$C_{23}H_{28}O_{14}$	Isomer of 6'-O-galloyl desbenzoylpaeoniflorin	1055.2905	495.1498, 313.0548, 169.0125, 137.0225, 125.0223	215, 271
49	8.02	475.1469	475.1452	-1.7	$C_{20}H_{28}O_{13}$	Ethanone,1-[4-[[2-O-(6-deoxy-α-L-mannopyranosyl)-β-D-glucopyranosyl]oxy]-2,6-dihydroxyphenyl]-, monohydrate	951.2818	343.1020, 181.0484, 166.0254, 137.0226, 125.0225	—
50	8.21	459.1608	459.1603	-0.5	$C_{20}H_{28}O_{12}$	Isomer of paeonolide	917.2543	407.0767, 287.0540, 167.0335, 123.0430	213, 281
51	8.21	525.1606	525.1608	0.2	$C_{24}H_{30}O_{13}$	Mudanpioside E	1051.3381	495.1465, 407.0767, 287.0540, 167.0335, 165.0541, 151.0384, 137.0228, 123.0430	—
52®	8.27	711.1225	711.1231	0.6	$C_{30}H_{32}O_{18}S$	Galloyloxypaeoniflorin sulfonate	—	657.1367, 259.0254, 167.0337, 137.0232, 80.9625	—
53	8.52	785.0837	785.0837	0	$C_{34}H_{26}O_{22}$	Pedunculagin II	—	635.0870, 577.1368, 525.1605, 407.0755, 300.9963, 169.0127, 125.0225, 101.0227	—
54	8.52	729.1457	729.1456	-0.1	$C_{37}H_{30}O_{16}$	Procyanidins B-13-O-gallate or isomers	—	657.1796, 495.1509, 289.0694, 169.0127, 125.0225, 101.0227	-278
55	8.67	1017.2109	1017.2113	0.4	$C_{52}H_{42}O_{22}$	Procyanidins AC-trimer 3-O-gallate or isomers	—	865.2102, 729.1421, 577.1334, 559.1232, 407.0760, 289.0696, 287.0536, 243.0279, 169.0224, 137.0225, 125.0225	—

续表

编号	保留时间（min）	实测值 [M−H]⁻	计算值 [M−H]⁻	误差（mDa）	分子式	化合物	加合离子 [2M−H]⁻	二级碎片	紫外吸收
56*	8.98	459.1505	459.1503	−0.2	$C_{20}H_{28}O_{12}$	Apiopaeonoside	919.3088	293.0863, 165.0544, 150.0308, 122.0359	209, 226, 269
57	9.14	327.1062	327.108	1.8	$C_{15}H_{20}O_{8}$	Paeonol−β−D−glucoside	—	165.0540, 150.0306, 122.0353	210, 226, 269
58	9.29	459.1507	459.1503	−0.4	$C_{20}H_{28}O_{12}$	Isomers of apiopaeonoside	919.3051	407.1270, 165.0540, 150.0304, 125.0227, 122.0358	213, 226, 270
59	9.35	629.1349	629.1354	0.5	$C_{26}H_{30}O_{18}$	6−O−Vanillylpaeoniflorin	1259.2892	477.1236, 165.0543	—
60*	9.64	459.1493	459.1503	1	$C_{20}H_{28}O_{12}$	Paeonolide	919.3087	459.1516, 293.0869, 165.0546, 150.0311, 122.0361	212, 227, 269
61	10.02	729.1464	729.1456	−0.8	$C_{37}H_{30}O_{16}$	Procyanidins B−13−O−gallate or isomers	1459.2972	577.1422, 451.1028, 289.0699, 245.0798, 169.0119, 125.0228, 121.0227	212, 276
62	10.3	1305.2787	1305.2723	−6.4	$C_{67}H_{54}O_{28}$	Arecatannin A−13−O−gallate or isomers	—	1153.2631, 1017.2094, 865.1989, 729.1469, 577.1353, 407.0763, 289.0699, 125.0227, 121.0264	—
63*	10.48	479.1556	479.1553	−0.3	$C_{23}H_{28}O_{11}$	Paeoniflorin	959.3191	449.1443, 327.1068, 165.0537, 121.0277	198, 232, 278
64®	10.88	695.1273	695.1282	0.9	$C_{30}H_{32}O_{17}S$	Galloylpaeoniflorin sulfonate	—	657.0927, 449.1428, 259.0272, 211.0234, 169.0131, 121.0284, 80.9639	—
65	10.94	787.0967	787.0994	2.7	$C_{34}H_{28}O_{22}$	Tetra−O−galloyl−β−D−glucose	—	617.0773, 465.0669, 313.0550, 300.9971, 169.0129, 125.0226	217, 268
66	11.01	729.1446	729.1456	1	$C_{37}H_{30}O_{16}$	Procyanidins B−13−O−gallate or isomers	1459.2972	577.1422, 451.1028, 289.0699, 245.0798, 169.0119, 125.0228, 121.0277	—

续表

编号	保留时间(min)	实测值[M-H]⁻	计算值[M-H]⁻	误差(mDa)	分子式	化合物	加合离子[2M-H]⁻	二级碎片	紫外吸收
67	11.01	729.1431	729.1421	-1	$C_{37}H_{30}O_{16}$	Procyanidins B-13-O-gallate or isomers	1459.2972	577.1345, 289.0674, 245.0798	–
68	11.18	647.1596	647.1587	-0.9	$C_{30}H_{32}O_{16}$	Galloyloxypaeoniflorin	1295.3275	525.1604, 515.1317, 509.1297, 399.0916, 313.0552, 211.0231, 169.0124, 137.0224, 125.0225, 121.0225	196, 226, 274
69	11.2	1153.27	1153.2614	-8.6	$C_{60}H_{50}O_{24}$	Arecatannin A-1	–	577.1274, 289.0698, 287.0547, 169.0119, 125.0275	–
70	11.56	1457.2732	1457.2655	-7.7	$C_{74}H_{58}O_{32}$	Arecatannin A-13, 3-di-O-gallate or isomers	–	1305.2894, 1169.2224, 1017.2103, 865.2131, 575.1165, 289.0687, 287.0547, 169.0489, 125.0224, 121.0278	–
71	11.64	635.0886	635.0884	-0.2	$C_{27}H_{24}O_{18}$	Tri-O-galloyl glucose	1271.1609	525.1624, 465.0680, 313.0562, 169.0128, 125.0231, 121.0281	–
72	11.96	611.1606	611.1612	0.6	$C_{27}H_{32}O_{16}$	Suffruticoside D	1223.3346	611.1606, 445.0979, 169.0126, 165.0543, 125.0224, 121.0278	216, 273
73®	12.44	679.1324	679.1333	0.9	$C_{30}H_{32}O_{17}S$	Mudanpioside H sulfonate	–	479.1199, 259.0225, 80.9636	–
74	12.55	509.1661	509.1659	-0.2	$C_{24}H_{30}O_{12}$	Mudanpioside D	1017.2162	497.1650, 479.1176, 449.1449, 407.0776, 165.0548, 151.0383, 137.0224, 121.0270	–
75	12.76	441.0826	441.0822	-0.4	$C_{22}H_{18}O_{10}$	Epigallocatachin 3-O-gallata	883.1595	289.0717	–
76	13.06	611.1609	611.1612	0.3	$C_{27}H_{32}O_{16}$	Isomer of suffruticoside B	1223.3292	445.0995, 343.0665, 183.0287, 169.0129, 165.0542, 125.0225, 123.0074	–
77	13.18	611.1618	611.1612	-0.6	$C_{27}H_{32}O_{16}$	Suffruticoside B	1223.3326	445.0971, 343.0665, 289.0690, 183.0287, 169.0129, 165.0542, 125.0225, 123.0074	216, 275

续表

编号	保留时间（min）	实测值[M-H]⁻	计算值[M-H]⁻	误差（mDa）	分子式	化合物	加合离子[2M-H]⁻	二级碎片	紫外吸收
78	13.26	441.0826	441.0822	-0.4	$C_{22}H_{18}O_{10}$	Epigallocatachin 3-O-gallata	883.1723	289.0689, 169.0126, 125.0225	—
79	13.29	787.0976	787.0994	1.8	$C_{34}H_{28}O_{22}$	Tetra-O-galloyl-β-D-glucose	—	617.0773, 465.0669, 313.0550, 300.9971, 169.0129, 125.0226	217, 268
80	13.64	300.9987	300.9984	-0.3	$C_{14}H_{6}O_{8}$	Ellagic acid or isomers	603.0045	183.0288, 169.0135	—
81®	13.64	399.0746	399.075	0.4	$C_{17}H_{20}O_{9}S$	Unkonwn	—	121.0282, 80.9639	—
82	13.71	787.099	787.0994	0.4	$C_{34}H_{28}O_{22}$	Tetra-O-galloyl-β-D-glucose	—	617.0773, 465.0669, 313.0550, 300.9971, 169.0129, 125.0226	217, 268
83	13.98	611.1605	611.1612	0.7	$C_{27}H_{32}O_{16}$	Suffruticoside C	1223.3301	445.0971, 169.0123, 165.0537, 125.0226	216, 272
84	14.05	787.101	787.0994	-1.6	$C_{34}H_{28}O_{22}$	Tetra-O-galloyl-β-D-glucose	—	617.0773, 465.0669, 313.0550, 300.9971, 169.0129, 125.0226	217, 268
85	14.18	611.163	611.1612	-1.8	$C_{27}H_{32}O_{16}$	Suffruticoside A	1223.3308	445.0980, 343.0656, 169.01130, 125.0230	215, 272
86	14.44	1394.9732	1394.9741	0.9	C62H44O38	Octa-gallylglucose	—	1243.1393, 1091.1263, 939.1138, 759.0905, 617.0787, 545.0579, 469.0522, 441.1403, 169.0129, 125.0228	—
87	14.87	631.1661	631.1663	0.2	$C_{30}H_{32}O_{15}$	Isomer of galloylpaeoniflorin	1263.3409	613.1544, 491.1180, 313.0551, 271.0447, 169.0128, 124.0155, 121.0279	215, 272
88	14.87	335.0406	335.0403	-0.3	$C_{15}H_{12}O_{9}$	Galloyl-4-O-methyl gallate	671.0886	183.0289, 169.0128, 124.0155, 121.0279	—
89	15.38	611.1607	611.1612	0.5	$C_{27}H_{32}O_{16}$	Isomers Suffruticoside A	1223.3303	445.0971, 343.0643, 169.0123, 155.0537, 125.0226	216, 273
90®	15.23	663.1384	663.1384	0	$C_{30}H_{32}O_{15}S$	Mudanpioside C sulfonate	—	631.1650, 509.2225, 499.1956, 259.0281	—

续表

编号	保留时间（min）	实测值[M-H]⁻	计算值[M-H]⁻	误差(mDa)	分子式	化合物	加合离子[2M-H]⁻	二级碎片	紫外吸收
91	15.15	335.1117	335.1131	1.4	$C_{17}H_{20}O_7$	Galloyl-3-O-methyl gallate	671.0886	183.0289, 169.0128, 124.0155, 121.0279	—
92[⑧]	15.78	663.1366	663.1384	1.8	$C_{30}H_{32}O_{15}S$	Benzoyloxypaeoniflorin sulfonate	1327.2946	617.1409, 541.0995, 509.2225, 499.1956, 435.0953, 287.0556, 259.0248, 137.0226, 121.0287, 80.9649	217
93[#]	15.94	763.172	763.1722	0.2	$C_{34}H_{36}O_{20}$	Galloylsuffruticoside D	—	611.1588, 597.1075, 579.0928, 445.0966, 381.0836, 343.0644, 169.0123, 125.0226	216, 275
94[#⑧]	16.05	693.1485	693.1489	0.4	$C_{31}H_{34}O_{16}S$	Mudanpioside B sulfonate	—	631.1636, 619.0878, 597.1075, 587.1781, 259.0262, 211.0224, 167.0337, 121.0274, 80.9641	—
95	16.09	631.1661	631.1663	0.2	$C_{30}H_{32}O_{15}$	Galloylpaeoniflorin	1263.3506	563.1958, 313.0529, 169.0125, 124.0148	—
96[#]	16.32	763.1722	763.1722	0	$C_{34}H_{36}O_{20}$	Galloylsuffruticoside C	—	611.1608, 445.0978, 343.0660, 241.0315, 169.0131, 125.0230	—
97	16.39	939.1094	939.1104	1	$C_{41}H_{32}O_{26}$	Penta-galloylglucose	—	769.0862, 617.0766, 763.1682, 617.0766, 601.0808, 465.0662, 447.0549, 403.0649, 169.0128, 125.0230	221, 280
98[#]	16.98	763.1701	763.1722	2.1	$C_{34}H_{36}O_{20}$	Galloylsuffruticoside C or isomers	—	611.1599, 597.1066, 445.0969, 343.0646, 169.0125, 125.0227	—
99	16.73	615.171	615.1714	0.4	$C_{30}H_{32}O_{14}$	Mudanpioside H	1231.3494	445.0965, 431.1330, 281.0652, 169.0125, 137.0125, 169.0125, 125.0232	—
100[#]	17.01	763.1691	763.1722	3.1	$C_{34}H_{36}O_{20}$	GalloylsuffruticosideA	—	611.1605, 445.0966, 343.0638, 169.0126, 125.0229	216, 274
101	17.19	645.1815	645.1819	0.4	$C_{31}H_{34}O_{15}$	6-O-Vanillyloxypaeoniflorin	1291.3817	509.1659, 469.0514, 311.0757, 137.0230	216, 270
102[#]	17.34	763.1691	763.1722	3.1	$C_{34}H_{36}O_{20}$	Galloylsuffruticoside B	—	611.1605, 445.0966, 343.0638, 169.0126, 125.0229	—

续表

编号	保留时间(min)	实测值[M-H]⁻	计算值[M-H]⁻	误差(mDa)	分子式	化合物	加合离子[2M-H]⁻	二级碎片	紫外吸收
103	17.4	315.0138	315.0141	0.3	$C_{15}H_8O_8$	2,3,8-Trihydroxy-7-methoxychromeno[5,4,3-cde]chromene-5,10-dione	631.0390	299.9903, 169.0127, 125.0235	—
104	17.74	1091.1204	1091.1213	0.9	$C_{48}H_{36}O_{30}$	Hexagallylglucose	—	939.1093, 769.0872, 617.0768, 545.0564, 469.0502, 447.0549, 403.0653, 169.0128, 125.0229	217, 279
105	17.99	1091.123	1091.1213	−1.7	$C_{48}H_{36}O_{30}$	Hexagallylglucose	—	939.1157, 769.0927, 617.0806, 545.0583, 469.0513, 447.0575, 169.0142, 125.0240	217, 279
106	18.4	1091.1202	1091.1213	1.1	$C_{48}H_{36}O_{30}$	Hexagallylglucose	—	939.1107, 787.0984, 769.0883, 617.0770, 545.0670, 447.0550, 403.0664, 295.0457, 169.0130, 125.0230	217, 280
107⑧	18.54	647.1431	647.1435	0.4	$C_{30}H_{32}O_{14}S$	Benzoylpaeoniflorin sulfonate	—	1295.3151, 617.0770, 525.1056, 445.0969, 259.0275, 169.0131, 121.0282, 80.9637	217, 279
108	18.72	1091.1215	1091.1213	−0.2	$C_{48}H_{36}O_{30}$	Hexagallylglucose	—	939.1089, 769.0880, 617.0771, 601.0813, 545.0576, 447.0553, 403.0666, 255.0441, 169.0129, 125.0230	217, 280
109	19.26	1243.1333	1243.1323	−1	$C_{55}H_{40}O_{34}$	Heptagallylglucose	—	, 1091.1217, 939.1102, 783.1777, 769.0887, 621.0641, 617.0787, 447.0550, 443.0884, 169.0131, 125.0234	218, 278
110	19.33	1243.1311	1243.1323	1.2	$C_{55}H_{40}O_{34}$	Heptagallylglucose	—	1091.1178, 939.1074, 769.0865, 621.0618, 617.0770, 487.0500, 447.0530, 235.0445, 169.0125, 125.0229	218, 279
111	19.47	1243.1323	1243.1323	0	$C_{55}H_{40}O_{34}$	Heptagallylglucose	—	1091.1208, 939.1094, 769.0878, 621.0630, 453.0563, 169.0129, 125.0385	217, 277

续表

编号	保留时间（min）	实测值[M-H]⁻	计算值[M-H]⁻	误差（mDa）	分子式	化合物	加合离子[2M-H]⁻	二级碎片	紫外吸收
112	19.52	599.1777	599.1765	-1.2	$C_{30}H_{32}O_{13}$	Mudanpioside C	1199.3613	477.1389, 449.1046, 137.0234, 121.0282, 93.0334	217, 274
113	19.73	629.1891	629.187	-2.1	$C_{31}H_{34}O_{14}$	Mudanoside J	1259.3870	599.1786, 507.1509, 469.0627, 311.0772, 167.0339, 165.0551, 121.0287	217, 278
114	19.78	939.1113	939.1104	-0.9	$C_{41}H_{32}O_{26}$	Penta-gallylglucose	-		
115*	19.88	599.176	599.1765	0.5	$C_{30}H_{32}O_{13}$	Benzoyloxypaeoniflorin	1199.3613	599.1764, 477.1389, 449.1046, 137.0234, 121.0282, 93.0334	197, 216, 262
116	20.03	629.1867	629.187	0.3	$C_{31}H_{34}O_{14}$	Isomer of mudanpioside B	1259.3765	599.1758, 505.2274, 167.0337, 137.0234, 121.0283	-
117	20.04	745.2327	745.2344	1.7	$C_{36}H_{42}O_{17}$	Suffruyabioside B	-	629.1859, 599.1758, 505.2280, 495.1990, 121.0287	-
118	20.09	629.1867	629.187	0.3	$C_{31}H_{34}O_{14}$	Mudanpioside B or isomers	1259.3623	599.1765, 505.2279, 137.0234, 121.0282, 101.0234	-
119	20.14	615.171	615.1714	0.4	$C_{30}H_{32}O_{14}$	Isomers of mudanpioside H	1231.3494	445.0965, 431.1330, 281.0652, 169.0125, 137.0125, 169.0125, 125.0232	-
120	20.27	329.0304	329.0297	-0.7	$C_{16}H_{10}O_8$	2,7-Dihydroxy-3,8-dimethoxychromeno[5,4,3-cde]chromene-5,10-dione	-659.2673	298.9875, 169.0131, 137.0234, 121.0281	-
121*	20.38	-	-	0	$C_9H_{10}O_3$	Paeonol	-	-	230, 268, 312
122*	20.77	583.1812	583.1816	0.4	$C_{30}H_{32}O_{12}$	Benzoylpaeoniflorin	1167.3677	553.1724, 431.1316, 165.0553, 121.0281	200, 231, 274

注：标"*"的化合物为使用标准品比对的化合物；标"#"的化合物为新化合物；标"®"的化合物为硫熏过程中产生的新化合物。

3. 牡丹皮硫黄熏蒸前后差异成分分析

如图6-8所示，牡丹皮熏硫后化学成分种类和含量均发生了较大的变化，因此对牡丹皮熏硫前后化学成分的差异进行了系统分析。

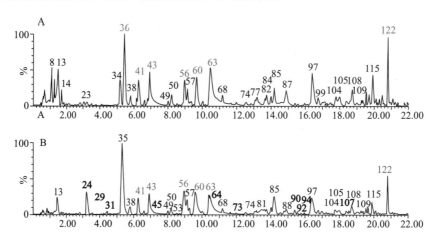

图6-8　样品中主要化合物（A.为正常样品；B.为硫熏样品；标粉色的化合物：与标准品比对的化合物；标黑色加粗字体：硫熏过程中新产生的含硫化合物）

将所获得的质谱数据导入到QI软件中，因负离子模式下可获得丰富的离子碎片，因此采用负离子模式进行PCA模式识别，结果正常、硫熏、质控样品完全分离，且同类型样品很好的聚在同一区域（图6-9A）。在PCA分析基础上，借助于OPLS-DA对数据进行两维数据分析，从而得到牡丹皮数据散点图。正常-硫熏散点图见图6-9B。选取VIP>10的化合物作为备选差异成分，正常-硫熏差异成分相对含量见图6-9C/D。硫熏过程中相关差异成分结构式及其可能发生的转化关系见图6-9E。在熏硫牡丹皮样品中共解析出13种新产生的含硫化合物（如图6-10所示），均为芍药苷类成分的6号碳上的羟基被硫酸酯化。

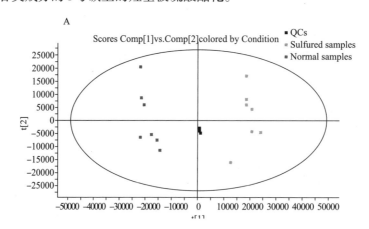

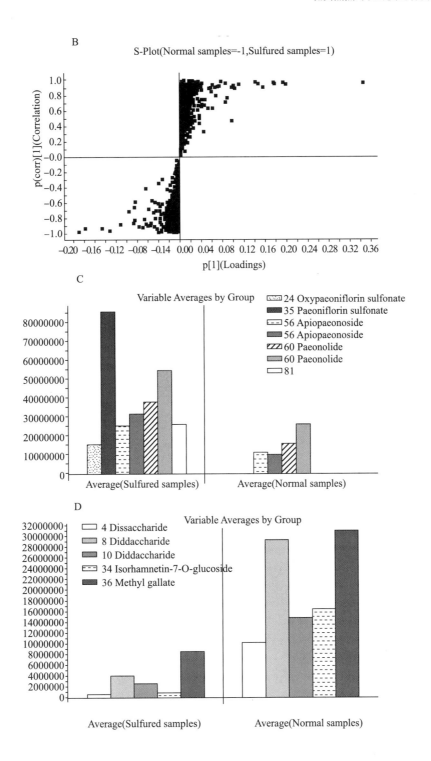

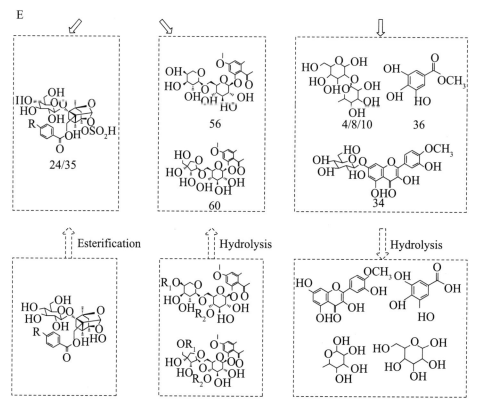

图6-9　硫熏前后化学成分差异分析及可能的转化关系（A. PCA聚类图；B. S-Plot图；C. 硫熏样品比正常样品多的成分；D. 正常样品中比硫熏样品多的成分；E. 硫熏过程中可能发生的化学成分转化）

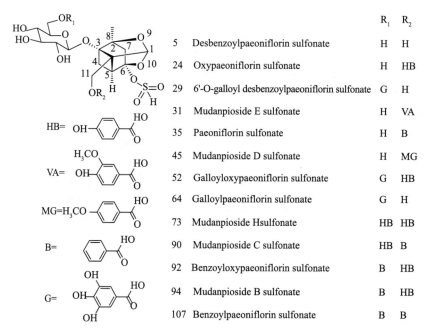

		R₁	R₂
5	Desbenzoylpaeoniflorin sulfonate	H	H
24	Oxypaeoniflorin sulfonate	H	HB
29	6'-O-galloyl desbenzoylpaeoniflorin sulfonate	G	H
31	Mudanpioside E sulfonate	H	VA
35	Paeoniflorin sulfonate	H	B
45	Mudanpioside D sulfonate	H	MG
52	Galloyloxypaeoniflorin sulfonate	G	HB
64	Galloylpaeoniflorin sulfonate	G	H
73	Mudanpioside Hsulfonate	HB	HB
90	Mudanpioside C sulfonate	HB	B
92	Benzoyloxypaeoniflorin sulfonate	B	HB
94	Mudanpioside B sulfonate	B	HB
107	Benzoylpaeoniflorin sulfonate	B	B

图6-10　硫熏过程中产生的芍药苷亚硫酸酯类化合物

（二）基于UPLC-Q-TRAP-MS-MS的牡丹皮化学成分定量分析

1.UPLC-Q-TRAP-MS-MS定量分析方法的建立

精密称取样品粉末0.02g，加入2mL甲醇溶液（70%），超声30分钟，12000rmp离心10分钟，取上清液1mL，加入70%甲醇溶液定容至10mL，过0.22μm的微孔滤膜，在负离子模式下，采用多反应监测模式（MRM）进行UPLC-TRAP-MS-MS定量分析。对相应液相条件和质谱条件进行优化，优化后结果见表6-8和表6-9。其中质谱条件的离子源：Turbo V；电离模式：ESI⁻；离子化温度（TEMP）；550℃。

表6-8　液相条件

时间（min）	A（0.1%甲酸水）	B（乙腈）
0	98%	2%
3	94%	6%
5	92%	8%
11	85%	15%
13	65%	35%
16	35%	65%
16.5	0%	100%
19	0%	100%
19.5	98%	2%
22	98%	2%
流速	0.5mL/min	
柱温	40℃	
进样量	1μL	
色谱柱	Waters ACQUITY UPLC-T3-C18（2.1mm×100mm，1.7μm）	

表6-9　UPLC-Q-TRAP-MS-MS质谱条件优化

化合物	t_R（min）	MRM参数				
		Q1Mass（Da）	Q3Mass（Da）	去簇电压（DP/V）	碰撞能量（CE/eV）	射出电压（CXP/V）
GA	2.4	168.9	125	−58	−21	−14
PY−1	9.26	459.2	165	−80	−38	−19
PY−2	9.26	459.2	293.2	−80	−38	−20
GM−1	6.59	182.9	124	−105	−29	−14
GM−2	6.59	182.9	168	−105	−20	−9
OP	7.71	495.3	136.9	−190	−34	−15
Paeonol−1	14.93	164.9	150	−34	−21	−18
Paeonol−2	14.93	164.9	122.1	−34	−29	−14
PentaG−1	12.87	939.2	768.9	−200	−46	−28
PentaG−2	12.87	939.2	616.9	−200	−55	−19
BOP−1	13.65	599	137.1	−208	−38	−11
BOP−2	13.65	599	477.2	−208	−32	−41
PX−1	9.91	459	293	−87	−16	−37
PX−2	9.91	459	165	−87	−33	−20
P−1	10.75	478.9	121	−83	−24	−16
P−2	10.75	478.9	165.2	−83	−31	−9
BP−1	14.14	583	121.1	−146	−23	−14
BP−2	14.14	583	431.3	−146	−23	−7
喷雾电压（V）			−4500			
Ion source（GS1）setting（Pis）			55			
Ion source（GS2）setting（Pis）			55			
Ion source（CUR）setting（Pis）			30			

方法学考察

①线性关系考察：将上述所得混合对照品溶液分别稀释1.5、2、5、10、15、25、50、100、150、200、500、1000、1500、2000、5000倍，得到不同浓度的混合对照品溶液。以对照品浓度X（μg/mL）为横坐标，峰面积Y为纵坐标绘制标准曲线。

各化合物标准曲线、线性相关系数及线性范围如表6-10所示。（因本方法中部分对照品线性范围窄，而样品中没食子酸甲酯、苯甲酰芍药苷、丹皮酚新苷、丹皮酚原苷、芍药苷的含量分布范围较宽，无法用同一条标准曲线定量，故对这几种化合物作了两条标准曲线，并在相应的线性范围内计算样品中化合物的含量）

②精密度试验：精密吸取同一混合对照品溶液，连续进样6次，分别计算各对照品的峰面积的RSD%值，结果表明仪器精密度良好（表6-10）。

③重复性试验：取同一份样品粉末6份，制备供试品溶液，进行测定，分别计算待测组分的质量分数的RSD值，结果表明方法重复性良好（表6-10）。

④稳定性试验：取同一份供试品溶液于12小时、24小时、36小时、48小时、60小时、72小时进行测定，计算待测组分含量的RSD值，结果表明部分供试品溶液在3日内稳定性良好（表6-10）。而没食子鞣质类成分稳定性不好，可能是由于该类成分具多羟基，在溶液中易氧化。

2. 硫黄熏蒸对牡丹皮中化学成分的影响

牡丹皮经硫黄熏蒸后，其中的苯甲酰芍药苷、苯甲酰氧化芍药苷及丹皮酚的含量极显著降低（$P<0.05$）；丹皮酚新苷及丹皮酚原苷的含量极显著升高（$P<0.05$）；芍药苷及1,2,3,4,6-五没食子酰葡萄糖苷的含量显著升高（$P<0.1$）；而氧化芍药苷及没食子酸甲酯的含量略有升高，但两组差异不明显；没食子酸的含量变化不显著（图6-11）。

表6-10 方法学考察相关数据

化学成分	密度（%）	稳定性（%）	重复性（%）	标准曲线1	线性范围1（μg/mL）	R	标准曲线2	线性范围2（μg/mL）	R
GM	0.890	18.8	2.33	$Y=4000000X+188768$	$0.0390 \sim 1.17$	0.993	$Y=3000000X+931717$	$0.195 \sim 3.90$	0.992
BP	4.63	4.02	5.94	$Y=61680X+4906$	$0.111 \sim 2.21$	0.999	$Y=34296X+85194$	$2.21 \sim 22.1$	0.995
Paeonol	1.81	3.41	2.80	$Y=11776X+43791$	$4.32 \sim 130$	0.997	–	–	–
PX	2.21	5.39	4.17	$Y=195989X+2868.4$	$0.0200 \sim 0.798$	0.996	$Y=141357X+105378$	$0.798 \sim 2.00$	0.994
P	1.85	5.82	3.35	$Y=34556X+33510$	$0.568 \sim 28.4$	0.993	$Y=27993X+114470$	$2.84 \sim 56.8$	0.991
BOP	2.27	3.14	1.57	$Y=1000000X+68741$	$0.0588 \sim 2.94$	0.998	–	–	–
PentaG	1.21	10.2	2.27	$Y=320786X-75359$	$0.601 \sim 30.1$	0.997	–	–	–
PY	3.29	6.99	6.03	$Y=43331X+776.1$	$0.0258 \sim 0.774$	0.997	$Y=31476X+28527$	$0.774 \sim 25.8$	0.996
GA	1.39	2.97	1.90	$Y=2000000X+38758$	$0.0114 \sim 2.27$	0.999	–	–	–
OP	1.27	4.99	1.56	$Y=67897X+276003$	$0.0329 \sim 13.3$	0.995	–	–	–

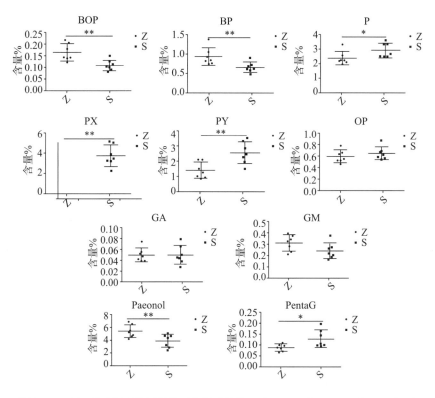

图6-11　同一批药材硫黄熏蒸前后化学成分差异（Z.正常样品；S.硫黄熏蒸样品）

注：**在0.05水平（双侧）上相关；*在0.1水平（双侧）上相关。

（三）硫熏对牡丹皮药材质量影响综合评价

在硫黄熏蒸牡丹皮样品中共解析出13种新产生的含硫化合物，均为芍药苷类成分的6号碳上的羟基被硫酸酯化。同时，硫黄熏蒸造成的酸性环境加速了初级苷类成分的水解，含量降低，而次级苷的含量升高。

同时建立牡丹皮中10种化学成分的含量测定方法，测定正常、硫黄熏蒸牡丹皮中化学成分含量的差异。牡丹皮经硫黄熏蒸后，牡丹皮中芍药苷及氧化芍药苷的含量均升高，而苯甲酰芍药苷及苯甲酰氧化芍药苷的含量均降低。芍药中芍药苷类成分在硫黄熏蒸的过程中会转化为芍药苷亚硫酸酯类成分，而牡丹皮中亦含有芍药苷类成分，硫黄熏蒸后牡丹皮中芍药苷及氧化芍药苷类成分的含量应当降低。实验结果表明，芍药苷及氧化芍药苷类成分硫黄熏蒸后含量升高，说明其在转化为芍药苷亚硫酸酯类的同时，其他芍药苷类成分如Mudanpioside A、4-O-butylpaeoniflorin、4-O-ethylpaeoniflorin、4-O-methylgalloyloxypaeoniflorin等可能水解转化为芍药苷及氧化芍药苷，导致其含量升高。而苯甲酰芍药苷及苯甲酰氧化芍药苷的含量均降低，一方面可能是其转化为芍药苷亚硫酸酯类成分，另一方面可能是硫黄熏蒸导致的酸性环境使其水解。丹皮酚新苷及原苷的含量在硫黄熏蒸的过程中均升高，可能是由于丹皮中Suffuticoside A、B、C、D等成分水解造成的。

由此可见，硫黄熏蒸加工会导致牡丹皮中次生代谢产物含量发生变化，有些成分含量升高，有些成分含量降低。这些化学成分含量的变化必然导致临床疗效的改变，因此在尚未明确其中化学成分的转化关系及化学成分的转化量与硫黄熏蒸程度之间关系，新产生的化合物的药理和毒理作用不明，且无法控制硫熏程度的情况下，应尽量不用硫黄熏蒸。

第七章
硫黄熏蒸等干燥方法对山药粉及其淀粉质量的影响

一、山药研究概述

山药为薯蓣科（*Dioscoreaceae*）薯蓣属（*Dioscorea* L.）多个种的统称，是一种药粮菜兼用的高效经济作物。《神农本草经》将其列为上品，《本草纲目》概括其功用为"益肾气，健脾胃，止泄痢，化痰涎，润皮毛"。现代研究表明，山药具有提高免疫力、改善消化、降血糖、降血脂、抗氧化、抗肿瘤、抗突变、延缓衰老、促进肾脏再生修复、调节酸碱平衡等作用。此外，其干品蛋白质含量一般在6%～16%，还富含山药淀粉、多糖、尿囊素、氨基酸及矿质元素，具有很高的营养价值和药用价值，深受市场欢迎。

（一）本草考证及资源现状

《神农本草经》列为上品，名为"署豫"。在本草中，山药沿用的名称尚有署预、薯预、薯蓣等。有关山药产地的最早记载见春秋战国时期《山海经》，"景山北望少泽，其草多薯蓣"，景山在今山西闻喜县。

唐代以前本草，《名医别录》曰：署预"生嵩高山山谷"。《吴普本草》曰：署豫"生临朐钟山"。《本草经集注》曰：薯蓣"今近道处处有，东山南江皆多，南康间最大而美"。《唐本草》认为"蜀道（今四川）者尤良"。嵩高山即嵩山，在河南登封；临朐在山东，钟山即蒋山，在江苏；"东山南江"一说为山东、江南；南康在今江西。宋《图经本草》对山药产地的记载为："薯预生嵩高山山谷，今近道处处有之，以北都四明者为佳。"该书中有薯蓣属植物的滁州薯蓣、明州薯蓣，永康军薯蓣的附图。北都为山西太原。四明、明州均以浙江鄞县四明山为名，明州为今宁波。滁州在安徽。永康军为四川灌县。从以上本草得知，宋代以前山药产地在山西、河南、山东、浙江、江苏、安徽、江西、四川等地，其中评价出产"佳"或"良"的产地，各种本草说法不同。

明代以后本草对山药产地的记载，转述了前代记述，对于出产"佳"或"良"的产地的记载逐渐集中到河南古怀庆府。如《救荒本草》云："怀孟间产者入药最佳。"《本草品汇精要》载："今河南者佳。"《本草蒙筌》云："南北郡俱产，惟怀庆者独良。"《本草原始》云："今人多用怀庆者。"《植物名实图考》云："生怀庆山中者白细坚实，入药用之。"《本草求真》载："淮产色白而坚者良。"20世纪30年代《药物出产辨》更是明确山药"产河南怀庆府、沁阳、武陟、温孟4县"。显然，现代认为的山药道地产区（古怀庆地区）在明代已经显现。

（二）采收及产地加工现状

山药自古就用干药材入药，有"此物贵生，干方入药。盖生湿则滑，不可入药，熟则只堪啖，亦滞气"之说。干山药（山药药材）采收加工技术讲究，怀山药更是如此。山药药材商品规格有毛山药、光山药和山药片。现代山药的采收加工技术关键在于，冬季茎叶枯萎后采挖，刮去外皮，用硫黄熏后，山药块根水分渗出，干燥；光山药还要用清水浸至无干心，再用木板搓成圆柱状，晒干，打光。光山药商品以粗细均匀，挺直，表面光滑洁白为佳。

查阅古籍发现，现代的山药采收加工技术与古代本草记载有两点明显不同。一是采收时间不同，《名医别录》记载：薯蓣"二月八月采根暴干"。山药采收时间变化大致开始在明代，此时山药大多为栽培，推论山药采收时间的变化可能与此有关。二是加工方法不同。雷敩曰：薯蓣"采得以钢刀刮去赤皮，洗去涎，蒸过暴干用"。苏颂《图经本草》记载："采粗根刮去黄皮，以水浸之，掺白矾少许入水中，经宿净洗去涎，焙干用"。寇宗奭曰："冬月以布裹手，用竹刀刮去皮，于屋檐下风迳处，盛竹筛中，不得见日色。一夕干五分，俟全干收之"。历代本草记载山药干燥方法是用刀刮去外皮，用水洗或用矾水浸泡去涎（黏液），暴干或烘干，而硫黄熏蒸、搌水和光山药加工等内容未见于本草方书记载。山药道地产地河南温县的《温县志》记载："1900年郑门庄人郑国通在无意中发现了光山药加工技术。"硫黄熏蒸技术才得以逐渐使用，至今有100余年。

二、硫黄熏蒸等干燥方法对山药粉性质的影响

（一）硫黄熏蒸等干燥方法下干燥的山药

鲜山药难储存、易腐烂，晾晒风干是产地采收的新鲜山药的传统干燥方法，此方法操作简单且成本低，但干燥时间较长，对天气的依赖性、对劳动力的要求均较大。近代多采用硫黄熏蒸，硫熏山药大大缩短了干燥时间，可以预防病虫害，并且外观好看。然而，硫熏后山药药材中残留的SO_2和重金属会危害人体健康，且影响成分和药效。因此，为了加工品质好的山药药材，科研人员一直致力于寻找能替代硫黄熏蒸的现代加工干燥技术。热风干燥技术是最常用的干燥方法之一，干燥成本相对较低。冷冻干燥加工的产品品质较佳，但由于设备开发技术、处理量小、成本较高等原因，限制其推广使用。微波干燥速度快，效率高，但单独使用容易对部分药材造成空心，对淀粉含量较高的药材，由于高温造成药材淀粉糊化，改变其外观性状，目前采用微波联用热风干燥等其他技术炮制山药正在小范围使用。富含淀粉的中药材的干燥技术一直是产地加工研究中的难题，尤其对于淀粉含量高的山药等药材，选择合适的干燥方法是一个挑战。研究人员将通过比较硫熏干燥与风干、热风干燥、冷冻干燥和微波干燥对山药生物活性成分、抗氧化活性，以及山药淀粉相关的理化性质、结构及营养学性质等的影响，选择最佳的干燥方法，进行推广使用。

新鲜的山药样品洗净，去皮，切成15～20cm的段，分成5组，每组重大约1000g。第一组采用风干的方法，干燥时长约10天；第二组采用硫熏干燥法，山药段等距放置在网状的隔板上，下方容器中放置5g硫黄，点燃，待其生成蓝色火焰时，密闭熏蒸4小时后。取出放置通风橱内晾干，约7天；第三组采用热风干燥法，60℃，风速0.15m/s，烘干48小时；第四组采用冷冻干燥法，在冰箱中预冻24小时后，置冷冻干燥设备，设置冷阱温度−50℃，真空度20Pa，干燥48小时；第五组采用微波干燥法，700W干燥5分钟，100W干燥2小时。干燥所得山药样品见彩图7-1。

（二）硫黄熏蒸等干燥方法对山药粉不同性质的影响

1. 不同干燥方法对山药粉水分、灰分、浸出物及 SO_2 残留含量的影响

不同干燥方法干燥的山药样品水分含量为9.11%~11.78%，均小于16%，符合《中国药典》规定；灰分为2.88%~3.68%，均小于4%，符合《中国药典》规定；浸出物含量为12.29%~28.21%，显著高于药典限量最低值7%，其中冷冻干燥样品的浸出物含量最高，热风干燥样品次之，硫熏干燥样品的浸出物含量最低（表7-1）。通过 SO_2 残留量测定，硫熏样品中 SO_2 残留量为283.79mg/kg，数据证明硫黄熏蒸确实会造成 SO_2 残留于药材中。

表7-1　不同干燥方法干燥山药的水分、浸出物、灰分及 SO_2 残留

样品	水分（%）	灰分（%）	浸出物（%）	SO_2（mg/kg）
AD	10.39 ± 0.32^a	3.68 ± 0.10^b	18.92 ± 0.58^b	4.75 ± 2.19^a
SFD	9.40 ± 0.03^a	3.38 ± 0.01^b	11.84 ± 1.30^a	283.79 ± 5.22^b
HAD	9.71 ± 0.46^a	3.63 ± 0.00^b	22.71 ± 0.12^c	7.93 ± 2.13^a
FD	11.78 ± 0.90^b	2.88 ± 0.02^a	28.21 ± 0.32^d	6.55 ± 1.24^a
MWD	9.11 ± 0.02^a	3.46 ± 0.03^b	12.29 ± 0.04^a	5.82 ± 2.07^a

注：不同的字母指在同一列存在显著性差异（$P \leq 0.05$）。

AD. 风干山药；SFD. 硫熏山药；HAD. 热风干燥山药；FD. 冷冻干燥山药；MWD. 微波干燥山药。

2. 不同干燥方法对山药粉总淀粉、直链淀粉、蛋白和持水力的影响

山药粉末的总淀粉含量为51.61%~67.92%，热风干燥样品总淀粉含量最高，微波干燥最低（表7-2）。微波干燥样品中的游离糖含量为29.23%，显著高于其他组别。结果表明微波干燥过程中高温可能导致淀粉水解为游离糖，从而导致总淀粉含量下降。风干山药中蛋白含量最高为5.29%，然而硫熏山药，热风干燥山药和微波干燥山药均显示了较低的蛋白含量，分别为0.16%、0.19%和0.38%。对于硫熏样品，可能是由于硫熏过程中，SO_2 与水结合生成亚硫酸，亚硫酸使蛋白分子失活，导致蛋白含量较低。对于热风干燥和微波干燥的样品，干燥过程中的高温使蛋白分子的三维构象变弱，从而导致蛋白损失。

不同干燥方法制备的山药样品直链淀粉含量也存在显著性差异，热风干燥山药的直链淀粉含量最高（10.04%），热风干燥温度为60℃，此温度下酶和淀粉间

的结合活性增加，包括 α-淀粉酶、β-淀粉酶、葡糖淀粉酶以及普鲁兰酶等在内很多中低温酶，在55℃和60℃之间时酶活最高。硫熏山药中的直链淀粉含量较高（9.18%），可能由于支链淀粉在酸性条件下水解成直链淀粉，有学者研究结果表明，原淀粉经不同类型的酸如 HCl、HNO$_3$ 和 H$_2$SO$_4$ 水解后，直链淀粉的含量由原来的 21%～33% 增高到 29%～59%，酸的种类不同其水解程度不同，直链淀粉含量也存在显著差异。

不同山药粉末的持水力在90.39%～207.95%之间，其中风干山药粉末的持水力最弱，而微波干燥山药粉末的持水力最强（表7-2）。微波干燥过程中，药材中心温度可达130～140℃，温度越高可能对淀粉的破坏程度越大。此外，淀粉的糊化程度和破碎程度可能也是影响淀粉持水力的重要因素。

表7-2　不同干燥方法干燥山药的蛋白、直链淀粉、总淀粉、总糖、游离糖和持水力

Sample	Protein（%）	Amylose（%）	TG（%）	FSG（%）	TS（%）	WBC（%）
AD	5.29 ± 0.02^e	8.76 ± 0.07^c	75.95 ± 0.14^b	4.90 ± 0.58^b	63.94 ± 0.40^b	90.39 ± 0.26^a
SFD	0.16 ± 0.00^a	9.18 ± 0.1^d	73.70+0.14^a	0.00 ± 0.00^a	66.33 ± 0.13^c	117.36 ± 1.7^b
HAD	0.19 ± 0.0^b	10.04 ± 0.06^e	85.11 ± 0.28^d	9.64 ± 0.00^d	67.92 ± 0.25^d	161.15 ± 3.0^c
FD	1.20 ± 0.0^d	7.55 ± 0.31^b	76.83 ± 0.42^c	5.77 ± 0.00^c	63.96 ± 0.38^b	161.39 ± 1.5^c
MWD	0.38 ± 0.00^c	6.81 ± 0.19^a	86.58 ± 0.14^e	29.23 ± 0.29^e	51.61 ± 0.14^a	207.95 ± 3.2^d

注：不同的字母指在同一列存在显著性差异（$P \leqslant 0.05$）。
　　AD.风干山药；SFD.硫熏山药；HAD.热风干燥山药；FD.冷冻干燥山药；MWD.微波干燥山药。

3.不同干燥方法对山药粉体外水解的影响

淀粉的体外消化水解能力主要通过快速消化淀粉（RDS）、缓慢消化淀粉（SDS）和抗性淀粉（RS）含量进行评价。不同干燥方法对山药粉的体外水解作用见表7-3，结果表明，不同干燥方法山药粉的抗性淀粉含量存在显著性差异，其中硫熏山药粉抗性淀粉含量最高为61.16%，微波干燥山药粉末中的抗性淀粉含量最低为24.56%。风干、冷冻干燥和热风干燥山药的抗性淀粉含量在34.13%～44.46%之间。数据分析表明，两种传统干燥方法加工的山药粉其RS含量较高，而三种现代干燥方法加工的山药粉其SDS含量相对较高，SDS也是一种受欢迎的膳食营养成分。

表7-3　不同干燥方法干燥山药的快速消化淀粉、缓慢消化淀粉和抗性淀粉含量以及水解指数和血糖指数

Sample	RDS（%）	SDS（%）	RS（%）	HI（%）	GI（%）
AD	2.76 ± 0.26^a	16.73 ± 0.2^b	44.46 ± 0.0^d	44.03 ± 0.3^b	63.88 ± 0.2^b
SFD	1.41 ± 0.17^a	3.77 ± 0.10^a	61.16 ± 0.2^e	15.94 ± 0.7^n	48.46 ± 0.4^a
HAD	16.80 ± 1.3^b	16.98 ± 1.0^b	34.13 ± 0.2^b	69.03 ± 1.1^d	77.61 ± 0.6^d
FD	3.78 ± 0.85^a	21.15 ± 0.5^c	39.02 ± 1.4^c	55.81 ± 1.2^c	70.35 ± 0.6^c
MWD	3.92 ± 0.79^a	23.13 ± 0.5^d	24.56 ± 1.3^a	82.41 ± 1.5^e	84.95 ± 0.8^e

注：不同的字母指在同一列存在显著性差异（$P \leq 0.05$）。

AD.风干山药；SFD.硫熏山药；HAD.热风干燥山药；FD.冷冻干燥山药；MWD.微波干燥山药。

4. 不同干燥方法对山药粉溶胀度和溶解度的影响

本部分考察了山药粉从50℃到90℃溶胀度和溶解度的变化过程，结果分别见表7-4和表7-5。5组山药粉末样品的溶胀度和溶解度均随着温度的升高而增强，且溶胀度和溶解度都高于山药纯淀粉的溶胀度和溶解度。溶胀度测定结果表明，冷冻干燥山药粉末，硫熏山药粉末，热风干燥山药粉末和风干山药粉末在50℃、60℃和70℃时并无显著差异，而微波干燥样品的溶胀度均高于其他样品。此外，在50℃、60℃和70℃这三个温度下的溶胀度与直链淀粉的含量呈负相关（r=-0.736、-0.749、-0.731，$P \leq 0.05$）（图7-1），可能由于直链淀粉结构会抑制淀粉颗粒的溶胀造成。

溶解度结果表明，90℃加热条件下时，冷冻干燥山药粉末的溶解度相对较低为36.30%，其他三种干燥方法加工的山药其粉末溶解度在41.01%～45.71%之间。热风干燥山药粉相较于其他样品，溶解度随温度增高而增强的变化最为显著，低温时其溶解度最低，尤其当温度升高至80℃时其溶解度迅速增强，90℃时溶解度高达约45.71%。

表7-4　不同干燥方法干燥山药的溶胀度

样品	不同温度下的溶胀度（%）				
	50℃	60℃	70℃	80℃	90℃
AD	3.85 ± 0.19^a	4.22 ± 0.16^a	5.00 ± 0.12^a	8.66 ± 1.76^a	12.45 ± 0.74^a
SFD	4.36 ± 0.00^a	4.71 ± 0.02^a	5.84 ± 0.69^a	9.72 ± 0.49^a	14.81 ± 0.35^b
HAD	4.22 ± 0.07^a	4.45 ± 0.02^a	4.47 ± 0.17^a	13.51 ± 1.78^b	14.23 ± 0.20^b
FD	4.56 ± 0.58^a	5.00 ± 0.88^a	5.01 ± 0.22^a	14.24 ± 0.41^b	14.95 ± 0.08^b
MWD	10.57 ± 0.40^b	11.22 ± 0.18^b	11.89 ± 0.51^b	14.42 ± 0.26^b	14.44 ± 0.34^b

注：不同的字母指在同一列存在显著性差异（$P \leq 0.05$）。

AD.风干山药；SFD.硫熏山药；HAD.热风干燥山药；FD.冷冻干燥山药；MWD.微波干燥山药。

表7-5　不同干燥方法干燥山药的溶解度

样品	不同温度下的溶解度（%）				
	50℃	60℃	70℃	80℃	90℃
AD	39.61 ± 0.36[e]	39.43 ± 0.60[d]	40.33 ± 0.24[e]	40.92 ± 0.44[c]	41.20 ± 0.16[b]
SFD	27.84 ± 0.24[b]	37.08 ± 0.68[c]	38.29 ± 0.33[d]	41.98 ± 0.50[c]	42.26 ± 0.08[c]
HAD	19.69 ± 0.20[a]	20.14 ± 0.23[a]	23.56 ± 0.19[a]	42.83 ± 0.26[c]	45.71 ± 0.41[d]
FD	30.50 ± 0.28[c]	30.74 ± 0.34[b]	31.46 ± 0.65[b]	33.10 ± 0.35[a]	36.30 ± 0.98[a]
MWD	32.93 ± 0.08[d]	34.17 ± 0.62[b]	34.34 ± 0.60[c]	36.96 ± 0.57[b]	41.01 ± 0.16[b]

注：不同的字母指在同一列存在显著性差异（$P \leqslant 0.05$）。
　　AD.风干山药；SFD.硫熏山药；HAD.热风干燥山药；FD.冷冻干燥山药；MWD.微波干燥山药。

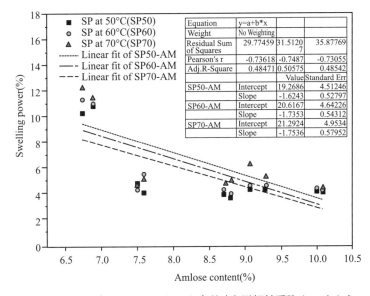

图7-1　直链淀粉含量和溶胀度（50℃、60℃和70℃）的皮尔逊相关系数（SP.溶胀度；AM.支链淀粉）

5. 不同干燥方法对山药粉微观形貌的影响

（1）山药粉末的扫描电镜图像：山药粉末的扫描电镜图像如彩图7-2所示。一般情况下，淀粉颗粒呈椭圆形或卵圆形，颗粒尺寸范围为8～80μm，且表面光滑。而本研究中山药粉末颗粒的表面明显被一些其他物质附着，如纤维和蛋白等。风干、硫熏、热风和冷冻干燥山药粉末的淀粉颗粒多呈椭圆形和卵圆形，有极少的颗粒呈不规则形，颗粒尺寸在8～40μm。然而，微波干燥样品显示块儿状和不规则的结构，表面粗糙且有裂纹。部分颗粒破碎成小块儿，大部分淀粉颗粒凝结成大块，尺寸在50～80μm，远大于其他样品中的淀粉颗粒，此凝结大块儿颗粒为山药粉中淀粉颗粒糊化后重新粘结形成。

（2）山药粉末的偏光显微镜图像：不同干燥方法干燥的山药粉末的偏光显微镜图像如彩图7-3所示。在风干、硫熏、热风、冷冻干燥样品中均具有明显的偏光十字，而微波干燥样品中的人部分偏光十字消失，表明微波干燥造成山药粉末大部分淀粉颗粒被糊化，只存在少量未被完全糊化的淀粉颗粒脐点显示较弱的偏光十字特征。其他学者在研究莲子淀粉时也发现莲子淀粉在糊化过程中其颗粒结构和同质异晶分布发生变化，造成偏光十字消失或不明显。

6.不同干燥方法对山药粉结晶度的影响

根据天然淀粉的X射线衍射图形特征，将淀粉晶型分为A型、B型和C型三大类。A型淀粉的X射线衍射图在15°、17°、18°和23°有相应的衍射峰，B型淀粉的X射线衍射图在5.5°、17°、22°和24°有相应的衍射峰，而C型淀粉的X射线衍射峰是A型和B型多晶物的结合，其衍射峰在主要5.5°、15°、17°、18°和23°处。风干、硫熏、热风、冻干样品的X射线衍射峰出峰位置基本一致（图7-2），均呈现出A型结晶排列，在15.0°和23.0°（2θ）有较强的衍射峰，在17.0°和18.0°（2θ）则拥有双峰，并且在19.9°（2θ）有较弱的衍射峰。热风干燥山药的结晶度最低为17.52%，风干山药的结晶度最高为23.05%（表2-6）。微波干燥山药粉的所有特征吸收消失，淀粉结

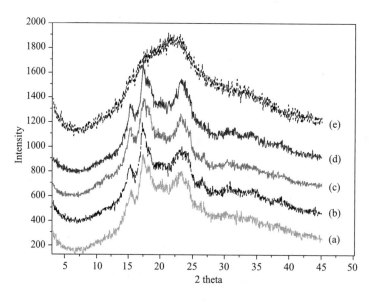

图7-2　不同干燥方法干燥山药的X射线衍射图（a.风干山药；b.硫熏山药；c.热风干燥山药；d.冷冻干燥山药；e.微波干燥山药）

构基本没有结晶区域，其结晶度趋向于零，表明微波干燥山药的淀粉颗粒基本完全糊化，淀粉结构以无定形区域为主。微波干燥过程中高温导致淀粉颗粒糊化，Cai 等（2014）学者研究了 C 型莲藕淀粉，同样发现在温度 85℃时莲藕淀粉结构也呈无定形结构，并且在糊化的过程中晶体结构（长程有序）逐渐消失。

7. 不同干燥方法对山药粉红外光谱的影响

山药富含淀粉，其淀粉含量高达 60% ~ 80%，因此，山药原粉的红外光谱特征主要取决于其淀粉特征。淀粉的红外光谱对分子水平（短程有序）结构的改变是敏感的，如链构象和双螺旋顺序的改变。山药粉末的去卷积红外光谱见图 7-3，在 800 ~ 1200cm^{-1} 的吸收区域为 C—C、C—OH 和 C—H 的伸缩振动，表明了淀粉聚合物的构象的改变以及水合作用的过程，红外光谱图中此区域范围内分别在 995、1022 和 1047cm^{-1} 有特征吸收。在 1047cm^{-1} 和 1022cm^{-1} 处的特征吸收分别与淀粉的有序结构和无定形结构有关，而 995cm^{-1} 的谱带和单螺旋晶体结构有关。峰强度的比值在 1047/1022（$R_{1047/1022}$）和 995/1022（$R_{995/1022}$）分别表示淀粉的结晶度和分子的有序程度。$R_{1047/1022}$ 和 $R_{995/1022}$ 的值见表 7-6，样品的 $R_{1047/1022}$ 值从 0.8753 到 0.9576，和结晶度的变化趋势一样，其中微波干燥样品最低，风干样品的值最高。$R_{995/1022}$ 值最低的是热风干燥样品为 0.9273，最高的是冷冻干燥样品为 1.0168。与冷冻干燥和风干山药样品相比，微波干燥样品、热风干燥样品和硫熏样品在 1022cm^{-1} 处的吸收较强，

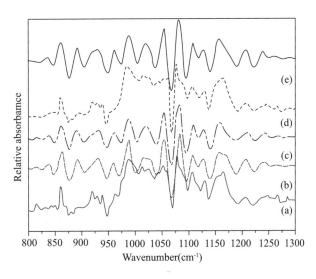

图7-3　不同干燥方法干燥山药的去卷积红外图（a.风干山药；b.硫熏山药；c.热风干燥山药；d.冷冻干燥山药；e.微波干燥山药）

在1047cm^{-1}处的吸收较弱。上述结果表明，微波、热风和硫熏干燥的山药淀粉颗粒外部区域的有序程度相较于冻干和风干淀粉低。

表7-6　不同干燥方法干燥山药的红外吸收比值和相对结晶度

Sample	IR ratio of absorbance		Relative crystallinity（%）
	$R_{1047/1022}$	$R_{995/1022}$	
AD	0.9576	1.0001	23.05 ± 1.66[d]
SFD	0.8939	1.0119	19.43 ± 1.71[b]
HAD	0.8798	0.9273	17.52 ± 0.89[a]
FD	0.9049	1.0168	22.83 ± 0.00[c]
MWD	0.8753	0.9403	—

注：不同的字母指在同一列存在显著性差异（$P \leq 0.05$）。

AD.风干山药；SFD.硫熏山药；HAD.热风干燥山药；FD.冷冻干燥山药；MWD.微波干燥山药。

8.不同干燥方法对山药粉中活性成分含量的影响

山药粉末中尿囊素、总黄酮和总可溶性多酚含量测定结果见表7-7。干燥后样品和新鲜样品的尿囊素含量存在显著差异，新鲜山药中尿囊素含量为2.70%，干山药中尿囊素含量为0.99%～2.57%。四种不同干燥方法组别间尿囊素含量也存在显著性差异，其中冷冻干燥山药中尿囊素含量最低，热风干燥山药中尿囊素含量最高，硫熏样品的尿囊素含量为1.76%。Fu等（2006）报道尿囊素含量会因储存时间和条件的改变而发生变化，尿囊素在弱碱性环境中水解成尿囊酸，在酸性环境下水解成尿素和乙醛酸。山药干样品中总可溶性多酚含量在0.97～1.10mg CE/g，显著低于新鲜山药样品中多酚含量1.38mg CE/g（表7-7）。干山药粉末之间的总可溶性多酚含量没有显著性差异。

微波干燥山药、硫熏干燥山药和新鲜山药中的总黄酮含量分别为0.79mg RE/g，0.80mg RE/g和0.83mg RE/g，无显著差异。然而其他干山药样品中的总黄酮含量显著降低，风干、热风和冷冻干燥山药中的黄酮含量分别为0.67、0.61和0.54mg RE/g。这可能是由于在干燥的过程中，氧化酶（多酚氧化酶或过氧化氢酶）的活性导致了多酚类成分的损失，而黄酮是广泛存在于植物中的多酚类成分。在硫熏干燥的过程中，生成的亚硫酸属于还原性成分，显著抑制了氧化酶活性，因此总黄酮含量相对较高。Bai等（2013）报道漂烫温度高于110℃，漂烫时间超过90秒，葡萄中多酚氧化酶活性残留低于10%，微波干燥的第一阶段温度高达130~140℃，对氧化酶的活性有明显的抑制作用，可能是总黄酮含量相对较高的原因。

9.不同干燥方法对山药粉抗氧化活性的影响

山药粉末的抗氧化活性采用体外DPPH清除能力和总还原力测定两种方法进行评价，结果见表7-7。硫熏样品显示出了较强的DPPH自由基清除能力，其EC_{50}值为36.57mg/mL，强于新鲜山药的抗DPPH活性（EC_{50}，39.53mg/mL）。微波干燥山药的EC_{50}值为49.32mg/mL，比新鲜山药的抗氧化活性弱，热风干燥（EC_{50}，59.77mg/mL），风干（EC_{50}，68.46mg/mL）和冷冻干燥山药（EC_{50}，106.83mg/mL）依次次之。相关性分析结果表明，DPPH自由基清除活性的EC_{50}值与总黄酮含量呈负相关（$r=-0.798$，$P \leqslant 0.01$）（表7-8）。

干山药粉末的总还原力从159.56μmol AC/g到199.87μmol AC/g，显著低于新鲜山药（333.01μmol AC/g）。冷冻、热风和风干山药样品的还原力分别为199.87、193.88和192.21μmol AC/g，高于硫熏（175.53μmol AC/g）和微波干燥样品（159.56μmol AC/g）。相关性分析结果显示，还原力和总可溶性多酚含量呈正相关（$r=0.707$，$P \leqslant 0.05$），还原力和总黄酮含量之间未见相关性，说明不同的多酚类成分具有不同的抗氧化活性（表7-8）。

表7-7　不同干燥方法干燥山药的尿囊素、总黄酮和可溶性总多酚含量和抗氧化活性

Sample	Allantoin（%）	TF（mg RE/g）	TSP（mg CE/g）	EC_{50}（mg/mL）	RP（μmol AC/g）
Fresh	2.70 ± 0.01^e	0.83 ± 0.01^d	1.38 ± 0.10^b	39.53 ± 0.07^b	333.01 ± 7.39^d
AD	1.16 ± 0.02^b	0.67 ± 0.04^c	0.99 ± 0.04^a	68.46 ± 0.16^e	192.21 ± 0.53^c
SFD	1.76 ± 0.01^c	0.80 ± 0.02^d	1.10 ± 0.03^a	36.57 ± 0.02^a	175.53 ± 5.28^b
HAD	2.57 ± 0.04^d	0.61 ± 0.00^b	1.06 ± 0.0^a	59.77 ± 0.16^d	193.88 ± 1.49^c
FD	0.99 ± 0.01^a	0.54 ± 0.00^a	0.97 ± 0.08^a	106.83 ± 0.18^f	199.87 ± 3.65^c
MWD	1.15 ± 0.01^b	0.79 ± 0.03^d	1.09 ± 0.03^a	49.32 ± 0.11^c	159.56 ± 0.13^a

注：不同的字母指在同一列存在显著性差异（$P \leqslant 0.05$）。

Fresh.新鲜山药；AD.风干山药；SFD.硫熏山药；HAD.热风干燥山药；FD.冷冻干燥山药；MWD.微波干燥山药。

表7-8 不同方法干燥山药粉末中总黄酮、总可溶性总多酚、DPPH自由基半数清除率和还原力之间的相关性分析

Parameter	TF	TSP	DPPH（EC_{50}）	RP
TF	1			
TSP	−0.632	1		
DPPH（EC_{50}）	−0.798**	−.527	1	
RP	0.078	.707*	−.083	1

注：*$P \leq 0.05$，**$P \leq 0.01$。

10.不同干燥方法对山药粉健脾养胃活性的影响

（1）对脾虚小鼠胃排空、肠推进的影响：与模型组相比，五组干燥山药均能明显降低脾虚小鼠胃排空率和肠推进率，从而抑制胃排空和小肠推进运动，且五组结果与空白对照组小鼠比较，没有显著差异，五组干燥山药粉间也无显著差异（表7-9）。说明不同干燥方法对山药的健脾养胃功效影响不显著。

（2）对脾虚小鼠脾脏指数及胸腺指数的影响：五组干燥山药对脾虚小鼠的脾脏和胸腺指数影响，与模型组及空白对照组小鼠比较，均无显著性差异（表7-9），给药组小鼠的胸腺指数均稍高于模型组。

表7-9 不同干燥方法干燥山药对脾虚小鼠胃排空、肠推进、脾脏指数及胸腺指数的影响

组别	GE（%）	IP（%）	SI（%）	TI（%）
空白	54.90 ± 5.71*	69.21 ± 4.56*	0.45 ± 0.15	0.51 ± 0.09
模型	71.21 ± 3.28	82.69 ± 3.78	0.31 ± 0.02	0.42 ± 0.02
AD	53.76 ± 6.64*	70.03 ± 5.73*	0.35 ± 0.04	0.47 ± 0.04
SFD	53.70 ± 5.16*	70.75 ± 5.51*	0.47 ± 0.14	0.50 ± 0.13
HAD	57.15 ± 4.78*	68.71 ± 3.85*	0.37 ± 0.12	0.45 ± 0.01
FD	57.19 ± 4.01*	70.47 ± 6.39*	0.31 ± 0.05	0.49 ± 0.02
MWD	54.82 ± 4.99*	69.25 ± 4.33*	0.30 ± 0.04	0.46 ± 0.03

注：*表示与模型组比较$P \leq 0.05$。

Blank.空白对照；Model.模型对照；AD.风干山药；SFD.硫熏山药；HAD.热风干燥山药；FD.冷冻干燥山药；MWD.微波干燥山药。

11. 不同干燥方法的山药粉综合指标的主成分分析

选取实验结果中有显著性差异的数据，对其进行主成分分析（PCA）（图7-4）。前三个主成分占总方差的91.4%，主成分1、2和3分别占总方差的39.4%、34.1%和

17.9%。第一主成分主要与总黄酮含量、总可溶性多酚含量、DPPH清除活性的EC_{50}值、还原力、90℃时的溶解度相关，相关系数的绝对值范围为0.772~0.954。第二主成分与直链淀粉、总淀粉、抗性淀粉、持水力及尿囊素含量紧密相关。第三主成分主要受蛋白含量和90℃时的溶胀度影响。五种不同干燥山药粉末被分成两组，第一组包括硫熏山药和热风干燥山药，综合评分是正值（图7-7C）。第二组包括风干山药、微波干燥山药和冷冻干燥山药，综合评分是负值。上述结果表明硫熏和热风干燥对主成分有类似的影响，与风干、微波和冷冻干燥对主成分的影响显著不同。

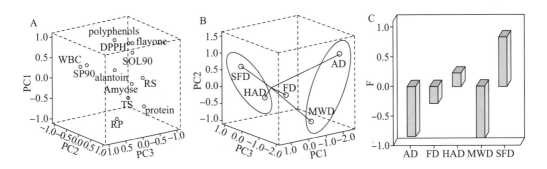

图7-4　不同干燥方法干燥山药的主成分分析（A.主成分分布散点图；B.主成分分析载荷图；C.主成分分析分数直方图）

　　通过比较不同干燥方法对山药粉粉末学性质及抗氧化性和健脾养胃生物活性作用，发现热风干燥样品尿囊素含量较高，总可溶性多酚含量以及还原力，且主成分分析综合评分较高，表明热风干燥是一种较理想的山药干燥方法。从淀粉相关性质的角度来看，冷冻干燥山药的缓慢消化淀粉和抗性淀粉相较于其他几种现代干燥方法总和最高，具有一定的应用前景，如制备附加值高的降糖降脂山药功能食品等。综合分析，热风干燥更适合用于山药产地加工推广使用。本部分研究成果对山药产地加工干燥、产品研发、应用等提供了重要的数据参考。

三、硫黄熏蒸等干燥方法对山药淀粉性质的影响

（一）硫黄熏蒸等干燥方法干燥山药样品的制备及淀粉的提取

1.不同干燥方法制备山药样品

取新鲜山药洗净、去皮、切片（3mm），将山药片分成4组，每组约500g，并将

其从 1 ~ 5 编号。第一组山药片采用风干方法，干燥时间约 3 天；第二组采用硫熏干燥方法，山药片均匀摆放在网状隔板上，下面放盛有 2.5g 硫黄的搪瓷碗，点燃硫黄，待其生成蓝色火焰后，密闭熏蒸 24 小时，将其取出，放在通风橱内晾干 2 天；第三组采用热风干燥方法，山药片于含有 0.3% 维生素 C、0.5% 柠檬酸和 0.6% 氯化钠的混合溶液中浸泡 2.5 小时，于 60℃、风速 0.15m/s 条件下烘干 10 小时；第四组采用冷冻干燥方法，–20℃ 冰箱中预冻 12 小时，后置于冷冻干燥设备，冷阱温度 –50℃，真空度 20Pa，干燥 18 小时。干燥所得样品的水分含量均小于 12%，符合《中国药典》要求，新鲜山药和干燥山药样品见彩图 7-4。

2. 山药样品中淀粉的提取

干山药片粉碎后，过 200 目筛，淀粉的提取采用 Jiang 等（2013）方法。干山药粉末于蒸馏水中浸泡 1 小时，然后用 200 目筛洗此混合溶液，收集筛下溶液。提取的淀粉溶液静置过夜，倒去上清液，淀粉再次加蒸馏水溶液混匀，静置 3 小时，淀粉沉淀后，倒去上清液，此过程重复 7 次。最后淀粉用 95% 的乙醇洗涤沉淀 3 次，3000g 离心 10 分钟，弃上清液及上层杂质。白色的淀粉再次用 95% 的乙醇洗涤沉淀，重复离心 3 次，3000g 离心 10 分钟，室温干燥，过 200 目筛，得山药淀粉。以从鲜山药中分离的淀粉作为对照。

（二）硫黄熏蒸等干燥方法对山药淀粉不同性质的影响

1. 不同干燥方法对山药淀粉水分、直链淀粉含量、持水力及糊透明度的影响

以鲜山药提取的淀粉为对照，进行不同干燥方法制备的山药片提取淀粉性质比较研究。鲜山药提取的淀粉中水分含量为 7.41%，干燥山药中的淀粉含水量显著降低含量为 3.76% ~ 4.56%（表 7-10）。鲜山药淀粉中的直链淀粉含量为 28.25%，显著高于干山药中的淀粉 12.73% ~ 24.66%，且在干山药样品中，热风干燥山药淀粉的直链淀粉含量最低，冷冻干燥山药淀粉的直链淀粉含量最高。此结果与山药粉末中直链淀粉含量测定结果相反，可能由于在淀粉提取过程中导致了淀粉颗粒内部的结晶水含量发生变化，从而影响直链淀粉含量。不同方法干燥的山药其淀粉持水力为 138.33% ~ 262.88%，鲜山药淀粉的持水力为 111.67%。皮尔逊相关性分析结果显示，持水力与直链淀粉的含量呈负相关（r=–0.743，$P \leqslant 0.01$）（表 7-11），这是由于直链淀粉含量升高会导致持水力的降低，多数羟基更容易和淀粉结合形成氢键和共价键。鲜山

药淀粉的糊透明度最高为6.23%，其次是冷冻山药和风干山药分别为5.3%和4.25%。热风干燥样品的最低为2.1%，这可能是由于山药在60℃干燥时，长直链淀粉断裂成短链，当淀粉在过量的水中搅拌加热后，淀粉颗粒溶胀导致直链淀粉更容易溶出。

表7-10　不同干燥方法干燥山药淀粉水分、直链淀粉、持水力及糊透明度

Sample	Moisture（%）	Amylose（%）	WBC（%）	Paste clarity（%T）
Fresh-S	7.41 ± 0.01^c	28.25 ± 0.18^e	111.67 ± 1.16^a	6.23 ± 0.20^e
AD	3.95 ± 0.06^a	21.76 ± 0.12^c	172.91 ± 2.47^c	4.25 ± 0.21^c
SFD	3.84 ± 0.02^a	16.65 ± 0.18^b	144.20 ± 1.70^b	3.95 ± 0.64^b
HAD	4.56 ± 0.03^b	12.73 ± 0.24^a	262.88 ± 6.44^d	2.1 ± 0.14^a
FD	3.76 ± 0.07^a	24.66 ± 0.12^d	138.33 ± 3.89^b	5.3 ± 0.28^d

注：不同的字母指在同一列存在显著性差异（$P \le 0.05$）。

Fresh-S.新鲜山药中的淀粉；AD.风干山药；SFD.硫熏山药；HAD.热风干燥山药；FD.冷冻干燥山药。

2.不同干燥方法对山药淀粉溶胀度和溶解度的影响

山药淀粉的溶胀度和溶解度均随着加热温度的升高而增大，而其增长的速率不同（表7-12和表7-13）。从50℃到70℃溶胀度和溶解度增长缓慢，从70℃到90℃增长速率迅速加快，说明在加热过程中，淀粉的晶体结构被破坏，70℃时淀粉开始被糊化，水分子与直链淀粉和支链淀粉的游离羟基通过氢键键合导致持水力和溶解度的增加。Tester等（1990）报道了直链淀粉对溶胀度具有抑制作用，通过相关性分析发现在50℃时溶胀度和直链淀粉含量呈负相关（$r=-0.542$，$P \le 0.05$），然而在90℃时溶胀度和直链淀粉含量呈正相关（$r=0.950$，$P \le 0.01$）（表7-11）。

表7-11 不同方法干燥山药中淀粉的营养成分和性质的相关性分析

Parameter	Moisture	AM	WBC	PC	RDS	SDS	RS	HI	GI	$R_{1047/1022}$	$R_{1047/1035}$	Cryst	SP_{50}	SP_{90}
Moisture	1													
AM	00.492	1												
WBC	-0.339	-0.743**	1											
PC	0.499	0.965**	-0.886**	1										
RDS	0.012	-0.707*	0.827**	-0.763**	1									
SDS	0.004	-0.832**	0.676*	-0.822*	0.737*	1								
RS	-0.010	0.808**	-0.821**	0.840*	-0.959**	-0.898**	1							
HI	0.023	-0.784**	0.848**	-0.832*	0.969**	0.869**	-0.994**	1						
GI	0.023	-0.784**	0.848**	-0.832*	0.969**	0.869**	-0.994**	1.000**	1					
$R_{1047/1022}$	0.473	0.673*	-0.771**	0.788**	-0.365	-0.631*	0.502	-0.517	-0.517	1				
$R_{1047/1035}$	0.720*	0.578	-0.709*	0.705*	-0.218	-0.353	0.290	-0.314	-0.314	0.927**	1			
Crys	0.882**	0.843**	-0.614*	0.827*	-0.392	-0.435	0.437	-0.418	-0.418	0.634*	.741**	1		
SP_{50}	-0.091	-0.542	0.887*	-0.697	0.725	0.552	-0.703	0.768	0.769	-0.707	-.619	-.356	1	
SP_{90}	0.209	0.950**	-0.758**	0.929**	-0.807**	-0.954**	0.924**	-0.903*	-0.903*	0.645*	.447	.639*	-.612	1

注：*$P \leqslant 0.05$，**$P \leqslant 0.01$。

AM.直链淀粉；WBC.持水力；PC.糊透明度；RDS.快速消化淀粉；SDS.缓慢消化淀粉；RS.抗性淀粉；HI.水解指数；GI.血糖指数；$R_{1047/1035}$.1047处与1035处红外吸收的比值；$R_{1047/1022}$.1047处与1022处红外吸收的比值；Crys.结晶度；SP_{50}.50℃的溶胀度；SP_{90}.90℃的溶胀度。

表7-12 不同干燥方法干燥山药的溶胀度

Sample	不同温度下的溶胀度（%）				
	50℃	60℃	70℃	80℃	90℃
Fresh-S	2.65 ± 0.01[b]	3.53 ± 0.02[e]	4.89 ± 0.02[d]	10.5 ± 0.03[e]	18.03 ± 0.02[d]
AD	2.90 ± 0.06[c]	2.98 ± 0.06[a]	3.52 ± 0.08[a]	8.66 ± 0.07[b]	17.17 ± 0.14[c]
SFD	2.33 ± 0.01[a]	3.10 ± 0.05[b]	3.49 ± 0.02[a]	9.59 ± 0.03[c]	15.86 ± 0.02[b]
HAD	3.80 ± 0.05[e]	4.20 ± 0.00[f]	4.09 ± 0.07[c]	9.97 ± 0.11[d]	13.83 ± 0.06[a]
FD	2.85 ± 0.00[c]	3.34 ± 0.02[c]	3.69 ± 0.01[b]	10.42 ± 0.05[e]	18.74 ± 0.06[e]

注：不同的字母指在同一列存在显著性差异（$P \leqslant 0.05$）。

Fresh-S.新鲜山药中的淀粉；AD.风干山药；SFD.硫熏山药；HAD.热风干燥山药；FD.冷冻干燥山药。

表7-13 不同干燥方法干燥山药的溶解度

Sample	不同温度下的溶解度（%）				
	50℃	60℃	70℃	80℃	90℃
Fresh-S	1.39 ± 0.01[b]	4.6 ± 0.05[c]	7.08 ± 0.16[b]	10.09 ± 0.33[b]	12.89 ± 0.14[a]
AD	1.19 ± 0.04[a]	2.34 ± 0.00[a]	4.47 ± 1.42[a]	13.10 ± 0.51[d]	22.70 ± 0.77[e]
SFD	1.28 ± 0.09[a]	2.71 ± 0.10[b]	3.76 ± 0.11[a]	11.03 ± 0.19[bc]	16.51 ± 0.29[bc]
HAD	2.42 ± 0.01[d]	6.03 ± 0.01[e]	8.65 ± 0.69[c]	11.88 ± 0.96[c]	17.39 ± 0.34[c]
FD	1.71 ± 0.05[c]	3.35 ± 0.00[b]	6.44 ± 0.10[b]	10.39 ± 0.50[b]	18.02 ± 0.36[cd]

注：不同的字母指在同一列存在显著性差异（$P \leqslant 0.05$）。

Fresh-S.新鲜山药中的淀粉；AD.风干山药；SFD.硫熏山药；HAD.热风干燥山药；FD.冷冻干燥山药。

3.不同干燥方法对山药淀粉微观形貌的影响

山药淀粉颗粒尺寸不均，直径范围为8~30μm，呈椭圆形、卵圆形或不规则形，不同干燥方法制备的山药中提取的淀粉以及鲜山药提取的淀粉，其样品颗粒在电镜下观察发现各样品间微观性状差异不大（彩图7-5），只是淀粉颗粒粒度范围与Wang等（2006）报道的8~75μm有所差异，证明干燥对淀粉的微观形态性状未造成显著影响。

4. 不同干燥方法对山药淀粉结晶度的影响

山药淀粉的晶型不同于山药粉末的A型晶型，显示出典型的C型结晶模式，在5.6º（2θ）（典型的B型特征衍射峰）处有弱的衍射峰，在15º（2θ）有较小衍射峰，

17°（*2θ*）和23°（*2θ*）处有强的衍射峰（典型的A型特征衍射峰）（图7-10）。C型淀粉的晶型是A型和B型多晶物的混合，A型和B型淀粉均呈双螺旋排列，B型较A型的双螺旋排列更加紧密，而且在螺旋结构内部的水含量不同，B型淀粉中的螺旋水分子多于A型。因此，对于从山药粉末到山药淀粉晶型的变化，可能是由于从山药粉末中提取淀粉的过程中，使部分淀粉颗粒中的螺旋水分子增多，部分晶体结构由A型变为B型，从而造成山药淀粉为A型和B型的混合晶型C型，也有可能由于山药粉中的其他物质如蛋白、脂类等对晶体结构有影响使原粉显示A型结晶特征。对X射线衍射图计算淀粉的相对结晶度，发现鲜山药提取淀粉的相对结晶度最高为25.52%，显著高于干燥后的干山药中淀粉的结晶度（10.56%~14.55%）（表7-14）。相对结晶度和水分含量呈正相关（*r*=0.882，*P*≤0.01）（表7-11），结晶度的降低可能是由于干燥过程中淀粉中结晶水的减少。

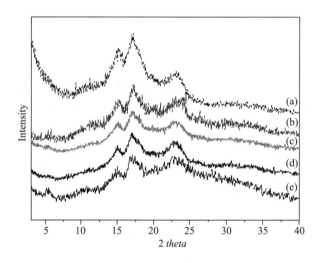

图7-5　不同干燥方法干燥山药的X射线衍射图（a.新鲜山药淀粉；b.风干山药淀粉；c.硫熏山药淀粉；
d.热风干燥山药淀粉；e.冷冻干燥山药淀粉）

5.不同干燥方法对山药淀粉红外光谱的影响

不同干燥方法干燥山药的淀粉其红外图谱无显著性差异，1047cm⁻¹、1022cm⁻¹和1035cm⁻¹三个谱带对淀粉的结晶度变化敏感（图7-6）。在1047cm⁻¹和1022cm⁻¹吸收处的比值$R_{1047/1022}$及1047cm⁻¹和1035cm⁻¹的吸收处的比值$R_{1047/1035}$代表了短程有序淀粉与无定形淀粉的比值。不同干燥条件下山药淀粉$R_{1047/1022}$和$R_{1047/1035}$的值见表7-14。通过相关性分析发现，$R_{1047/1022}$和$R_{1047/1035}$的值是正相关（*r*=0.927，*P*≤0.01），且和相对结晶度间也显示了正相关性（*r*=0.634，*P*≤0.05；*r*=0.741，*P*≤0.01）（表7-11）。

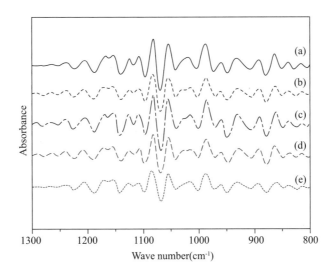

图7-6　不同干燥方法干燥山药中淀粉的去卷积红外图（a.风干山药样品；b.硫熏山药样品；c.热风干燥山药样品；d.冷冻干燥山药样品；e.微波干燥山药样品）

表7-14　不同干燥方法干燥山药淀粉的红外吸收比值和相对结晶度

Sample	IR ratio of absorbance		Relative crystallinity（%）
	1047/1035（cm^{-1}）	1047/1022（cm^{-1}）	
Fresh-S	0.991	0.921	25.52 ± 0.39e
AD	0.9748	0.9116	10.56 ± 0.46[a]
SFD	0.9847	0.9187	14.55 ± 1.35[d]
HAD	0.9767	0.9121	11.27 ± 0.49[b]
FD	0.9810	0.9184	13.48 ± 2.84[c]

注：不同字母指在同一列存在显著性差异（$P \leqslant 0.05$）。

　　Fresh-S.新鲜山药中的淀粉；AD.风干山药；SFD.硫熏山药；HAD.热风干燥山药；FD.冷冻干燥山药。

6. 不同干燥方法对山药淀粉体外水解的影响

鲜山药中的抗性淀粉含量为80.92%，硫熏山药淀粉中的抗性淀粉含量为76.28%，热风干燥山药中的抗性淀粉含量最低为60.60%，而风干山药和冷冻干燥山药淀粉的抗性淀粉含量相对较高（表7-15）。相关性分析显示，直链淀粉含量和抗性淀粉含量呈正相关（$r=0.808$，$P \leqslant 0.01$），与快速消化淀粉及缓慢消化淀粉负相关（$r=-0.707$，$P \leqslant 0.05$；$r=-0.832$，$P \leqslant 0.01$）（表7-11），可能是由于淀粉颗粒中的直链淀粉可以抵抗酶水解。

山药淀粉的水解指数从25.17%到81.12%，其中冷冻干燥样品最低，热风干燥样品最高，血糖指数与之对应冷冻干燥山药淀粉最低为53.53%，热风干燥最高84.25%（表7-15）。血糖指数与抗性淀粉含量呈显著负相关（$r=-0.997$，$P \leqslant 0.01$）。

表7-15　不同干燥方法干燥山药中淀粉的快速消化淀粉、缓慢消化淀粉、抗性淀粉、水解指数和血糖指数

Sample	RDS/%	SDS/%	RS/%	HI	GI
Fresh-S	5.23 ± 0.39^c	13.85 ± 0.12^b	80.92 ± 0.41^d	38.43 ± 0.75^c	60.81 ± 0.41^c
AD	2.01 ± 0.47^{ab}	14.94 ± 0.24^b	83.04 ± 0.71^e	33.40 ± 0.01^b	58.05 ± 0.68^b
SFD	7.80 ± 0.66^d	15.92 ± 0.48^b	76.28 ± 0.18^c	43.86 ± 0.67^d	63.79 ± 0.37^d
HAD	19.46 ± 0.46^e	19.94 ± 0.23^c	60.60 ± 0.23^a	81.12 ± 0.31^f	84.25 ± 0.17^f
FD	2.50 ± 0.24^{ab}	9.01 ± 0.47^a	88.49 ± 0.24^f	25.17 ± 0.01^a	53.53 ± 0.37^a

注：不同的字母指在同一列存在显著性差异（$P \leqslant 0.05$）。

Fresh-S.新鲜山药中的淀粉；AD.风干山药；SFD.硫熏山药；HAD.热风干燥山药；FD.冷冻干燥山药。

7.不同干燥方法的山药淀粉综合指标的主成分分析

基于数据相关矩阵的山药淀粉不同指标主成分分析，结果表明前3个主要成分占总变量的95.10%，第一主成分、第二主成分和第三主成分分别贡献了58.09%、23.57%和13.45%。直链淀粉含量、持水力、糊透明度、抗性淀粉含量、溶胀度在第一主成分上有较高载荷，相关系数的绝对值在0.723和0.973之间（图7-7A）。结晶度、溶解度（60℃）和红外吸收比值$R_{1047/1022}$在第二主成分上有较高的载荷，相关系数的绝对值在0.719和0.783之间。$R_{1047/1035}$在第三主成分上有较高的载荷，相关系数的绝对值为0.882。主成分分析载荷图表明，新鲜山药淀粉、冷冻山药淀粉和硫熏

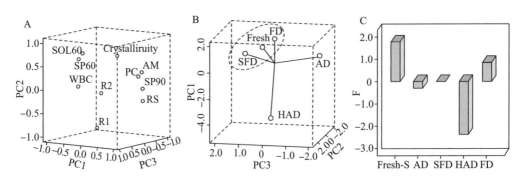

图7-7　不同干燥方法干燥山药的主成分分析（A.主成分分布散点图；B.主成分分析载荷图；C.主成分分析分数直方图）

山药淀粉可以归为一类（图7-7B），其综合评分为分别为1.770、0.837和0.004（图7-7C）。风干样品和热风干燥样品的综合评分均为负值，其绝对值分别为0.278和2.334。结果显示，热风干燥对山药淀粉的性质影响显著。

以上研究表明，硫熏干燥及其他几种现代干燥技术对山药淀粉颗粒的微观形貌、晶体结构类型没有显著性影响，但对其直链淀粉含量、持水率、糊透明度、溶解度、润胀度等理化性质均有较大影响。此外，干燥山药药材过程中对其淀粉的结晶度、体外消化性质也产生影响，且不同干燥方法间存在显著性差异。热风干燥山药，其淀粉的持水力和糊透明度显著高于其他干燥方法，这类淀粉适用于食品行业产品的稳定剂、乳化剂及增稠剂。体外消化性质研究结果表明山药淀粉中抗性淀粉含量很高，是一种具有开发前景的降糖、降脂类产品的重要原料。

第八章
硫黄熏蒸等干燥方法对浙贝母粉质量的影响

一、浙贝母研究概述

浙贝母（*Fritillaria thunbergii* Miq）为百合科、贝母属多年生草本植物，成熟期干燥鳞茎入药，性寒，具有清热润肺、解毒散结之效。是"浙八味"地道药材中的一味。因其原产于浙江宁波象山，主产地在浙江，且在浙江省的种植面积占全国总面积高达90%，故简称象贝，又称浙贝。目前，市场上的浙贝母药材以人工栽培为主，浙江省产区主要集中在鄞州、开化等地，江苏、安徽和福建等地也有种植。以贝母素甲和贝母素乙为代表的甾体类生物碱是贝母属植物特有的一类次生代谢产物，也是浙贝母中特有的药效成分。研究表明，甾体类生物碱在祛痰镇咳、降压活血、镇痛抗溃疡、抗炎抗氧化、抗肿瘤等方面具有重要的药用价值。

（一）本草考证及资源现状

贝母始载于《神农本草经》，列为中品。古代本草仅有贝母记载，不分种，至明万历二十四年（1596年）《本草纲目》仍总称贝母。到明天启四年（1642年）倪朱谟著《本草汇言》始有"川者为妙"之说。清乾隆二十二年（1757年）吴仪洛著《本草从新》详述了贝母的品质，称谓"川者最佳，园正底平，开瓣，味甘"。到清乾隆三十年（1765年）赵学敏著《本草纲目拾遗》才将浙贝母与川贝母明确分开。在植物形态、采收期及产地方面，唐显庆四年（657年）苏敬著《新修本草》记载："贝母，其叶似大蒜，四月蒜熟时采，良……出润州、荆州、襄州者最佳。江南诸州亦有。"其中润州即今江苏镇江,与产江南者皆指浙贝母。明代倪朱漠撰《本草汇言》云:"贝母,开郁、下气、化痰之药也。润肺消痰,止咳定喘,则虚劳火结之证……必以川者为妙。若解痈毒,破癥结,消实痰,敷恶疮,又以土者为佳。然川者味淡性优,土者味弱性劣,二者以区分用。"此处,倪朱漠将浙江本地产的贝母称"土者",四川产的称"川者"。至此,川贝母、浙贝母始以产地冠名划分开来。18世纪50年代,世界著名的瑞典分类学家林奈将贝母属以"*Fritillaria* L."命名于《植物种志》与《植物属志》中。清乾隆三十年赵学敏著《本草纲目拾遗》:"浙贝出象山,俗称象贝母,皮糙味苦,独颗无瓣,顶圆心斜。"又引叶暗斋云:"宁波象山所出贝母,亦分两瓣。味苦而不甜,其顶平而不尖,不能如川贝之像荷花蕊也。象贝苦寒解毒,利痰开宣肺气。儿肺家挟风火有痰者宜此。"以上所述,川贝、浙贝之形态与现代所用川贝、浙贝完全一致。至此,川贝与浙贝明确分开。

浙贝母主要分布于中国,韩国、日本也有少量栽培。浙贝母少有野生,主要栽培于浙江、江苏(大丰、南通、海门、如东)、上海;江西、湖北、湖南、安徽、福建也有少量种植。浙江是浙贝母的主产地,其总产量约占全国的70%。浙贝母资源主要分布于浙江鄞县(樟溪河及鄞江流域两岸,主产区是章水、鄞江两)、金华磐安、杭州市郊、余姚。近年来随着种植业结构调整的深入,东阳、永康、开化、舟山、给云、文成、青山等市县浙贝母的栽培面积迅速扩大,特别是一些山区大量发展浙贝母,使新产区日趋增多,而且有不断扩大的态势。

(二)采收及产地加工现状

新鲜的浙贝母初夏采挖后如不及时干燥容易腐烂,晾晒法、硫黄熏蒸等为产地最常用的传统加工方法。晒干后储存,此方法简单且成本低,但耗时较长,浙贝母易被灰尘、昆虫、酶和微生物污染。硫熏能缩短干燥时间,防虫,且使外观亮白,然而硫熏过程中产生的SO_2对人体健康有害,影响成分和药效。热风干燥技术是最常用的干燥方法之一,干燥成本相对较低。冷冻干燥药材品质好,然而成本高,限制了其广泛应用。红外干燥是一种干燥时间短,干燥效率高的方法。微波干燥也具有速度快的优点,且可以预防干燥材料的收缩。然而,微波加热通常会造成富含淀粉类中药材的淀粉糊化,通常被用作淀粉改性使用。通过比较传统干燥方法（晒干和硫熏干燥）和现代干燥方法（热风干燥、冷冻干燥、红外干燥和微波干燥），考察生物活性成分，淀粉相关的理化性质、结构等，以及浙贝母止咳化痰活性。

二、硫黄熏蒸等干燥方法干燥的浙贝母

新鲜浙贝母洗净后切约4mm厚片，随机分成6组，每组200g。第一组采用晒干的方法，干燥时间约7天；第二组采用硫黄熏制法，浙贝片均匀地摆放在一个网状隔板上，下面放置盛有1g硫黄的容器，点燃硫黄，待其生成蓝色火焰时，密闭熏蒸室，4小时后，将其取出，放通风橱内，晾干，大约7天；第三组采用微波干燥法，700W（130～140℃）干燥5分钟，100W（60～70℃）干燥30分钟；第四组采用红外干燥法，250W（85～105℃）干燥2小时；第五组采用热风干燥的方法，风速0.15m/s，60℃条件下干燥10小时；第六组采用冷冻干燥法，-20℃的冰箱中预冻12小时后，置于冷冻干燥机中，冷阱温度-50℃，真空度20Pa，干燥18小时。六组干燥方法制备的样品见彩图8-1。

干燥的浙贝片经粉碎后，过200目筛后，筛下部分装袋保存，用于活性成分含量、止咳祛痰活性及淀粉相关性质的研究。

三、硫黄熏蒸等干燥方法对浙贝母粉指标成分和性质的影响

（一）不同干燥方法对浙贝母粉指标成分含量的影响

1.不同干燥方法对浙贝母粉水分、灰分、浸出物及SO_2残留含量的影响

不同干燥方法干燥浙贝母样品的水分含量在7.79%～12.96%之间，均小于《中国药典》规定的18%；灰分在2.97%～4.04%之间，均小于《中国药典》规定的6%；不同干燥方法制备的样品其浸出物含量存在显著性差异，含量在20.96%～30.92%之间，显著高于《中国药典》规定的不低于8%，其中冷冻干燥样品的浸出物含量最高，硫熏干燥样品浸出物含量最低。通过SO_2残留量测定，结果显示硫熏样品中SO_2残留量为200.65mg/g，而其他样品含有极微量SO_2，证明硫黄熏蒸会造成浙贝母样品中SO_2残留（表8-1）。

表8-1 不同干燥方法干燥浙贝母的水分、浸出物、灰分及SO₂残留

Sample	Moisture（%）	Extract（%）	Ash（%）	SO₂（ppm）
SD	11.61 ± 0.04^d	26.45 ± 0.41^d	3.66 ± 0.01^b	6.67 ± 0.22^a
SFD	12.28 ± 0.02^e	20.96 ± 0.73^a	2.97 ± 0.03^a	200.65 ± 3.32^b
MW	9.60 ± 0.04^b	23.63 ± 0.36^b	3.94 ± 0.01^c	7.54 ± 0.32^a
IR	10.23 ± 0.01^c	24.79 ± 0.18^c	3.94 ± 0.01^c	6.92 ± 0.78^a
HAD	12.96 ± 0.04^f	23.52 ± 0.29^b	3.71 ± 0.07^b	6.34 ± 0.32^a
FD	7.79 ± 0.01^a	30.92 ± 0.08^e	4.04 ± 0.00^c	6.55 ± 0.63^a

注：不同的字母指在同一列存在显著性差异（$P \leq 0.05$）。

SD.晒干浙贝母；SFD.硫熏干燥浙贝母；MWD.微波干燥山药；IR.红外干燥浙贝母；HAD.热风干燥浙贝母；FD.冷冻干燥浙贝母。

2.不同干燥方法对浙贝母粉贝母素甲和贝母素乙含量的影响

本研究对几种干燥方法对两种生物碱含量的影响进行比较，所有样品的贝母素甲和贝母素乙的含量总和均高于《中国药典》规定的0.08%（W/W），相比其他几种干燥方法，微波干燥对样品中贝母甲素和贝母乙素含量影响较大，两种生物碱含量最低，这可能是由于微波干燥过程中的高温导致的（图8-1）。热风干燥样品中贝母甲素和贝母乙素含量最高，且该工艺操作性较强，适合产地推广使用。硫黄熏蒸干燥的浙贝母中两种生物碱含量显著低于热风干燥，Duan等（2012）采用超高效液

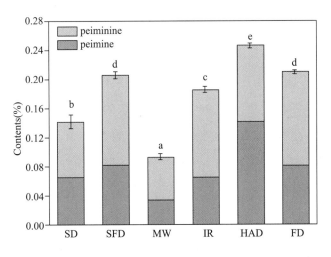

图8-1 不同干燥方法干燥浙贝母中贝母素甲和贝母素乙含量（SD.晒干浙贝母样品；SFD.硫熏浙贝母样品；MW.微波干燥浙贝母样品；IR.红外干燥浙贝母样品；HAD.热风干燥浙贝母样品；FD.冷冻干燥浙贝母样品）

注：不同字母表示组间存在显著差异，$P \leq 0.05$。

相色谱结合蒸发光散射检测器（UPLC-ELSD）进行了指纹图谱分析和主要生物碱测定，研究了硫黄熏蒸过程的潜在危害，发现硫黄熏蒸样品的主要活性成分损失显著，指纹图谱更具破坏性。

（二）不同干燥方法对浙贝母粉性质的影响

1.不同干燥方法对浙贝母粉蛋白、总淀粉、直链淀粉和持水力的影响

对不同干燥方法的浙贝母粉其淀粉含量、蛋白和直链淀粉含量及持水率等进行了分析测定，结果显示总淀粉的含量为65.31%～68.91%。微波干燥和红外干燥导致浙贝母中总淀粉含量低于其他干燥方法，很有可能是由微波和红外干燥过程中高温导致了淀粉的糊化或变性，影响了总淀粉含量测定值（表8-2）。

不同干燥方法加工后浙贝母粉末的蛋白含量具有显著性差异，其中硫熏干燥、微波干燥和红外干燥浙贝母蛋白含量较低，分别为0.33%，0.39%和1.16%。而冷冻干燥浙贝母粉的蛋白含量最高，达到5.48%，晒干和热风干燥浙贝母粉蛋白含量次之，分别为4.35%和4.17%。微波干燥和红外干燥过程中产生的高温使蛋白细胞的三维结构破坏，其溶解性改变，导致蛋白在水中的溶出度较低。此外硫黄熏蒸干燥蛋白含量较低的原因是可能由于硫熏过程中，硫和氧气结合产生SO_2，SO_2与水结合生成亚硫酸，亚硫酸使蛋白分子失活，从而导致蛋白含量较低。

不同干燥方法加工的浙贝母粉样品，其表观直链淀粉、可溶性直链淀粉和不溶性直链淀粉的含量存在显著性差异（表8-2）。硫熏浙贝母的表观直链淀粉含量最高为21.51%，可能是由于支链淀粉在酸性条件下被水解成直链淀粉。热风干燥浙贝母中表观直链淀粉次之为16.94%，热风干燥的温度为60℃，在此温度下，包括 α-淀粉酶、β-淀粉酶、葡糖淀粉酶及普鲁兰酶等酶和淀粉的结合活性增加，而这些酶的活性最佳温度正好在55～60℃之间。不同干燥方法加工的浙贝母粉中可溶性直链淀粉含量也存在显著差异，微波干燥浙贝母中可溶性直链淀粉含量最低为3.86%，而硫熏浙贝母中最高为13.47%。微波干燥浙贝母粉水不溶性直链淀粉含量最高（10.93%），而晒干浙贝母粉最低（4.57%）。水不溶性直链淀粉是能与碘反应的支链淀粉中的长链B部分，支链淀粉的热降解可能导致水不溶性直链淀粉含量较高的原因之一，且微波干燥过程中直链淀粉的降解和重排导致了直链淀粉-直链淀粉、直链淀粉-支链淀粉链间及直链淀粉-脂质的相互作用增强。以上这些因素都能使水不溶性直链淀粉含量增加。同时，分子键的加强也可能是造成可溶性直链淀粉含量降低的原因。

表8-2　不同干燥方法干燥对浙贝母的蛋白、总淀粉、表观直链淀粉、可溶性直链淀粉、不溶性直链淀粉和持水力的影响

Sample	Protein（%）	TS（%）	AAM（%）	SAM（%）	IAM（%）	WBC（%）
SD	4.35 ± 0.00^c	67.34 ± 0.13^b	14.53 ± 0.04^c	9.96 ± 0.01^c	4.57 ± 0.05^a	146.05 ± 1.37^a
SFD	0.33 ± 0.00^a	68.91 ± 0.26^c	21.51 ± 0.02^e	13.47 ± 0.38^e	8.04 ± 0.36^d	191.01 ± 5.18^c
MWD	0.39 ± 0.01^a	65.31 ± 0.13^a	14.79 ± 0.02^c	3.86 ± 0.27^a	10.93 ± 0.29^e	192.28 ± 1.82^c
IRD	1.16 ± 0.01^b	65.47 ± 0.13^a	11.37 ± 0.04^a	5.93 ± 0.01^b	5.44 ± 0.05^b	179.52 ± 1.06^b
HAD	4.17 ± 0.02^c	68.51 ± 0.13^c	16.94 ± 0.24^d	11.33 ± 0.09^d	5.61 ± 0.14^b	144.09 ± 4.56^a
FD	5.48 ± 0.04^d	68.43 ± 0.13^c	12.39 ± 0.33^b	5.71 ± 0.07^b	6.69 ± 0.40^c	144.36 ± 2.23^a

注：不同的字母指在同一列存在显著性差异（$P \leqslant 0.05$）。

SD.晒干浙贝母；SFD.硫熏干燥浙贝母；MWD.微波干燥山药；IR.红外干燥浙贝母；HAD.热风干燥浙贝母；FD.冷冻干燥浙贝母。

几种不同干燥方法干燥的浙贝母粉末中，热风干燥样品的持水力最低为144.09%，而微波干燥样品的持水力最高为192.28%。持水力和不溶性直链淀粉含量之间呈正相关（$r=0.730$，$P \leqslant 0.05$），这可能是由于微波干燥使淀粉的结构改变，使水进入淀粉颗粒，淀粉和水之间接触不受阻碍引起（表8-3）。

2.不同干燥方法对浙贝母粉的微观形貌的影响

晒干、硫熏干燥、红外干燥、热风干燥和冷冻干燥浙贝母粉末的SEM微观形貌较为相似（彩图8-2）。淀粉颗粒表面较为光滑，呈圆形或卵圆形，颗粒尺寸5～40μm，小颗粒的平均粒径5～20μm，大颗粒的尺寸在25～40μm之间，其中卵圆形大颗粒占多数。这与Wang等（2007）描述的浙贝母淀粉颗粒的微观形貌一致。然而，微波干燥浙贝母粉末颗粒的微观形貌与原粉颗粒比较，发生显著变化，微波干燥的浙贝母粉末颗粒呈块状和不规则的形状，表面粗糙，且有许多层状带，颗粒尺寸在80～130μm，远大于其他样品中淀粉颗粒，其微观结构应该发生显著变化。Naguleswaran等（2014）分析微波造成淀粉颗粒微观结构发生改变，可能是由于淀粉中直链淀粉的溶出，加热过程中支链淀粉结晶区的损失，淀粉颗粒内部的淀粉粒的重结晶等造成。

表8-3 不同方法干燥浙贝母的营养成分和性质的相关性分析

parameter	Protein	TS	AAM	SAM	IAM	WBC	RDS	SDS	RS	HI	GI	Crys	$R_{1047/1022}$	$R_{1047/1035}$
Protein	1.000													
TS	0.457	1.000												
AAM	-0.214	0.715*	1.000											
SAM	0.227	0.862**	0.770**	1.000										
IAM	-0.648*	-0.279	0.267	-0.409	1.000									
WBC	-0.972**	-0.442	0.177	-0.315	0.730*	1.000								
RDS	-0.461	-0.426	0.095	-0.496	0.886**	0.496	1.000							
SDS	-0.378	-0.073	0.225	-0.388	0.908**	0.529	0.728*	1.000						
RS	0.458	0.308	-0.121	0.523	-0.964**	-0.564	-0.920**	-0.935**	1.000					
HI	-0.525	-0.325	0.160	-0.495	0.976**	0.613*	0.936**	0.913**	-0.994**	1.000				
GI	-0.525	-0.325	0.160	-0.495	0.976**	0.613*	0.936**	0.913**	-0.994**	10.000**	1.000**			
Crys	0.555	0.546	-0.007	0.540	-0.825**	-0.591	-0.917**	-0.632*	0.834**	-0.847**	-0.847**	1.000		
$R_{1047/1022}$	0.787**	0.445	-0.283	0.133	-0.606*	-0.690*	-0.680*	-0.226	0.466	-0.538	-0.538	0.777**	1.000	
$R_{1047/1035}$	0.710*	0.217	-0.496	-0.065	-0.613*	-0.613*	-0.670*	-0.263	0.467	-0.539	-0.539	0.729*	0.969**	1.000

注: *$P \leqslant 0.05$, **$P \leqslant 0.01$。

TS.总淀粉; AAM.表观直链淀粉; SAM.可溶性直链淀粉; IAM.不溶性直链淀粉; WBC.持水力; RDS.快速消化淀粉; SDS.缓慢消化淀粉; RS.抗性淀粉; HI.水解指数; GI.血糖指数; $R_{1047/1022}$.1047处与1022处红外吸收的比值; $R_{1047/1035}$.1047处与1035处红外吸收的比值; Crys.结晶度。

3.不同干燥方法对浙贝母粉结晶度的影响

不同干燥方法制备的浙贝母粉末的X射线衍射（XRD）结果见图8-2，其中晒干、硫熏、红外、热风和冷冻干燥的浙贝母粉末显示了相似的XRD衍射类型。这些样品均为B型结晶排列，在16.8º（2θ）处有强的吸收峰，在5.3º（2θ）、14.6º（2θ）、19.3º（2θ）、22º（2θ）和23.9º（2θ）处有小的吸收峰，与Wang等（2007）报道的浙贝母淀粉的晶型一致，这些样品的结晶度在18.33% ~ 22.58%。而微波干燥浙贝母粉末的XRD结果显示，16.8º（2θ）、19.3º（2θ）和22º（2θ）处的吸收峰强度均减弱了，5.6º（2θ）、14.6º（2θ）和23.9º（2θ）处的吸收峰都消失了，并且其结晶度降低到7.63%，结果表明B型晶体结构逐渐转变成了A型，且结晶区域显著减少。这一现象可能是由于微波干燥粉末的含水量显著降低所致。Zhang等（2014）认为A型结晶体具有紧密双螺旋排列，在每个单斜晶体单元只有8个水分子，而B型晶体结构有一个更开放的双螺旋排列，在每个六角形晶体单元中有36水分子。结晶度和不溶性直链淀粉含量之间有显著的负相关（$r=-0.825$，$P \le 0.01$），Cai等（2015）在大米淀粉的研究中也发现类似的现象。支链淀粉是对淀粉的结晶度有贡献的，而直链淀粉会破坏支链淀粉的结晶排列。

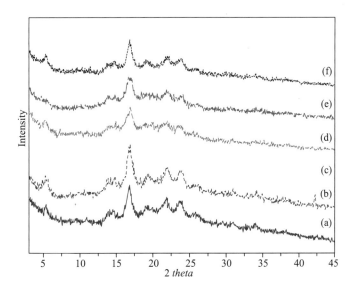

图8-2　不同干燥方法干燥浙贝母的X射线衍射图（a.晒干；b.硫熏干燥；c.微波干燥；d.红外干燥；
e.热风干燥；f.冷冻干燥）

4.不同干燥方法的浙贝母粉的红外谱图

在红外谱图的指纹区，在 $985 \sim 1161 cm^{-1}$ 的三个特征峰是 C—O 键的振动引起的，和淀粉的有序结构相关（图8-3）。在 $985 cm^{-1}$ 处的峰主要归因于 C—O—H 的弯曲振动，$1159 cm^{-1}$ 和 $1086 cm^{-1}$ 处的峰分别和 C—O 和 C—C 的伸缩振动相关。从红外谱图我们发现微波干燥浙贝母在 $985 cm^{-1}$ 处的吸收峰减弱，无定形区 $1022 cm^{-1}$ 处的吸收峰增强，这一现象表明微波干燥导致浙贝母的无定形区增加，而其他样品之间没有明显的变化。在此谱图上的重要吸收谱带还有 $1653 cm^{-1}$ 处的吸收，和淀粉的结晶水相关，$2927 cm^{-1}$ 处的明显吸收和 —CH₂ 的 C—H 伸缩振动有关，在 $3300 cm^{-1}$ 处的宽带和羟基的伸缩振动有关，其中包含游离羟基和结合羟基（内部和外部分子结合羟基）。谱带 $1047 cm^{-1}$、$1022 cm^{-1}$ 和 $1035 cm^{-1}$ 与结晶度的改变相关，这几个吸收带的吸收比值 $R_{1047/1022}$ 和 $R_{1047/1035}$ 是红外谱图的重要参数，是短程有序淀粉与分子的无定形淀粉的比值（表6-4）。$R_{1047/1022}$ 和 $R_{1047/1035}$ 在微波干燥浙贝母中最低分别是0.9145和0.9735，在冷冻干燥浙贝母中最高分别是0.9749和1.0181。相关性分析结果显示 $R_{1047/1022}$、$R_{1047/1035}$ 均和结晶度呈正相关（$r=0.777$，$P \leqslant 0.01$；$r=0.729$，$P \leqslant 0.01$），和不溶性直链淀粉含量呈负相关（$r=-0.606$，$P \leqslant 0.05$；$r=-0.613$，$P \leqslant 0.05$）（表8-4）。Sevenou 等（2002）报道短程有序是长程有序的先决条件，然而短程有序存在长程有序不一定存在，这也说明了微波干燥对浙贝母淀粉的结晶结构造成了破坏。

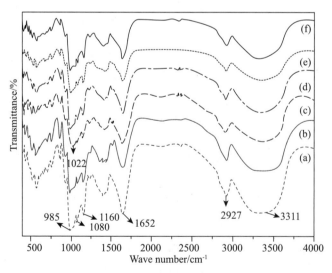

图8-3　不同干燥方法干燥浙贝母的红外谱图（a.晒干；b.硫熏干燥；c.微波干燥；d.红外干燥；e.热风干燥；f.冷冻干燥）

表8-4　不同干燥方法干燥浙贝母的红外吸收比值和相对结晶度

样品	相对结晶度（%）	$R_{1047/1022}$	$R_{1047/1035}$
SD	19.67 ± 1.51^b	0.9543	0.9929
SFD	18.33 ± 1.48^b	0.9329	0.9779
MWD	7.63 ± 0.80^a	0.9145	0.9735
IRD	20.08 ± 1.28^b	0.9377	0.9947
HAD	19.32 ± 2.45^b	0.9344	0.9869
FD	22.58 ± 2.72^b	0.9749	1.0181

注：不同的字母指在同一列存在显著性差异（$P \leqslant 0.05$）。

　　SD.晒干浙贝母；SFD.硫熏干燥浙贝母；MWD.微波干燥山药；IR.红外干燥浙贝母；HAD.热风干燥浙贝母；FD.冷冻干燥浙贝母。

5.不同干燥方法对浙贝母粉体外水解的影响

不同干燥方法干燥浙贝母的快速消化淀粉（RDS）、缓慢消化淀粉（SDS）和抗性淀粉（RS）含量见表8-5。浙贝母粉末的快速消化淀粉、缓慢消化淀粉和抗性淀粉含量分别为2.72%～19.83%、19.7%～42.76%和4.15%～62.59%，且不同干燥方法三种类型淀粉的含量存在显著差异。微波干燥浙贝母粉与其他几种干燥方法相比，可消化淀粉含量较高（RDS+SDS），RS含量相对较低。相关性分析结果表明，抗性淀粉含量和相对结晶度之间存在正相关性（$r=0.834$，$P \leqslant 0.01$），和不溶性直链淀粉含量之间存在负相关（$r=-0.964$，$P \leqslant 0.01$）。Noda等（2003）报道淀粉颗粒中的直链淀粉可以防御酶的水解，从样品的扫描电镜图中发现，微波干燥样品表面粗糙且有裂缝，Dhital等（2011）研究结果表明此类结构的淀粉颗粒比结构相对完整、表面更为光滑的淀粉颗粒在水解过程的前期更容易被酶解。在Palav等（2007）的研究中也发现，微波湿热处理小麦淀粉，导致其抗性淀粉含量降低。而Zhang等（2010）研究发现微波湿热处理美人蕉淀粉时，其抗性淀粉含量比原淀粉高出两倍。不同来源的淀粉经微波或微波湿热处理后，其抗性淀粉含量变化显著不同，可能是由于在微波处理的过程中原粉水分含量不同所致。Buffler等（1993）指出，在微波加热过程中极性分子在微波场中试图定位自己的方向发生旋转产生摩擦从而产生热量。热风干燥、红外干燥和冷冻干燥的浙贝母粉末其RS含量相对其他干燥方法高，尤其是热风干燥样品，其RS含量达到62.59%，在Correia等（2012）的研究中发现，60℃干燥板栗淀粉中抗性淀粉含量最高。

浙贝母粉末的水解指数在35.66%～98.71%，血糖指数在59.29%～93.90%之间。热风干燥浙贝母粉末显示了较低的水解指数和血糖指数，而微波干燥浙贝母粉末的水解指数和血糖指数均最高。血糖指数和产品的营养品质、适宜人群等紧密相关，低血糖指数淀粉除满足正常人群外，还适宜于开发糖尿病患者食用产品。

表8-5　不同干燥方法干燥浙贝母中的快速消化淀粉、缓慢消化淀粉、抗性淀粉、水解指数和血糖指数

样品	RDS（%）	SDS（%）	RS（%）	HI	GI
SD	10.53 ± 1.29^c	33.19 ± 0.97^d	35.08 ± 0.48^c	62.83 ± 1.08^b	74.21 ± 0.59^b
SFD	10.79 ± 0.01^c	39.34 ± 0.95^e	27.24 ± 1.39^b	74.54 ± 1.56^c	80.63 ± 0.85^c
MWD	19.83 ± 1.33^d	42.76 ± 1.00^f	4.15 ± 0.51^a	98.71 ± 2.00^d	93.90 ± 1.10^d
IRD	4.50 ± 1.01^{ab}	22.23 ± 1.34^b	59.18 ± 0.50^e	39.55 ± 1.16^a	61.42 ± 0.64^a
HAD	5.93 ± 0.05^b	19.70 ± 0.27^a	62.59 ± 0.46^f	35.66 ± 0.88^a	59.29 ± 0.48^a
FD	2.72 ± 0.00^a	27.62 ± 0.63^c	55.66 ± 0.92^d	39.32 ± 0.74^a	61.30 ± 0.41^a

注：不同的字母指在同一列存在显著性差异（$P \leqslant 0.05$）。

SD.晒干浙贝母；SFD.硫熏干燥浙贝母；MWD.微波干燥山药；IR.红外干燥浙贝母；HAD.热风干燥浙贝母；FD.冷冻干燥浙贝母。

6. 不同干燥方法对浙贝母粉止咳祛痰活性的影响

（1）浙贝母的止咳活性：采用昆明小鼠对不同干燥方法制备的浙贝母进行镇咳活性研究，咳嗽次数结果表明，与空白对照相比，硫熏干燥、微波干燥和红外干燥浙贝母没有显著性差异（$P > 0.05$），但红外干燥浙贝母与其他两组小鼠的咳嗽次数减少（图8-4）。冷冻干燥、晒干和热风干燥浙贝母显著地降低了小鼠的咳嗽次数。此外，观察小鼠咳嗽潜伏期发现，只有晒干浙贝母和空白对照之间有显著差异（$P \leqslant 0.05$），咳嗽潜伏期较长。晒干和冷冻干燥浙贝母组与空白对照组虽无统计学差异，其咳嗽潜伏期比空白对照及其他给药组潜伏期长。总之，晒干浙贝母止咳效果最佳，热风干燥和冷冻干燥浙贝母次之，而硫熏浙贝母止咳效果差可能和其本身的SO_2残留量或残留引起的其他成分变化有关。

（2）浙贝母的祛痰活性：祛痰活性结果表明，与空白对照相比，热风干燥、冷冻干燥、硫熏干燥及晒干给药组的祛痰作用显著（$P \leqslant 0.01$），红外和微波干燥浙贝母与空白对照相比也有祛痰作用，但效果不明显（图8-5）。祛痰实验结果与样品中贝母素甲和贝母素乙含量之和的变化趋势类似，推测浙贝母的祛痰作用与贝母生物

碱成分含量相关。结合止咳实验结果，热风干燥、冷冻干燥和晒干浙贝母具有好的止咳祛痰活性，在药材加工过程中，冷冻干燥成本高，而晒干时间较长且受天气的制约，因此热风干燥是浙贝母干燥工艺条件最适合推广使用。

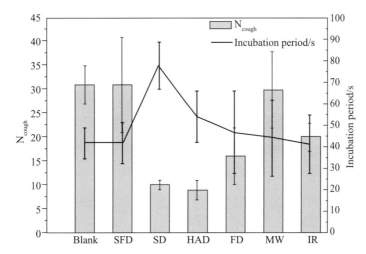

图8-4　不同干燥方法浙贝母对咳嗽次数及潜伏期的影响（Blank.空白对照；SD.晒干浙贝母样品；SFD.硫熏浙贝母样品；MW.微波干燥浙贝母样品；IR.红外干燥浙贝母样品；HAD.热风干燥浙贝母样品；FD.冷冻干燥浙贝母样品）

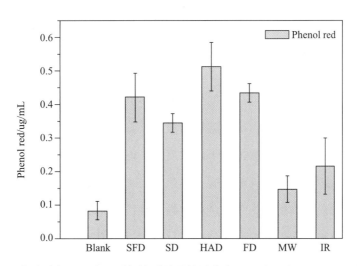

图8-5　不同干燥方法浙贝母对呼吸道酚红分泌量的影响（Blank.空白对照；SD.晒干浙贝母样品；SFD.硫熏浙贝母样品；MW.微波干燥浙贝母样品；IR.红外干燥浙贝母样品；HAD.热风干燥浙贝母样品；FD.冷冻干燥浙贝母样品）

7.不同干燥方法浙贝母粉综合指标的主成分分析

选取实验结果中有代表性组别，对其进行主成分分析（PCA）（图8-6）。前三个主成分占总方差的88.59%，主成分一、二和三分别占总方差的62.83%、15.14%和10.62%。第一主成分主要与以下这些成分相关，贝母甲和贝母乙总含量、蛋白含量、不溶性直链淀粉含量、持水力、抗性淀粉含量、结晶度、血糖指数、祛痰活性、咳嗽次数及$R_{1047/1022}$和$R_{1047/1035}$，与第一主成分关系密切，相关系数的绝对值从0.728到0.906［图8-6（A）］。第二主成分与咳嗽潜伏期紧密相关。第三主成分主要受总淀粉含量影响。主成分评分图见图8-6（B），热风干燥和冷冻干燥浙贝母可划为一组，综合评分是正值，且分值相差不大［图8-6（C）］。硫熏干燥和红外干燥浙贝母可划为一组，综合评分是负值，且分值相近。这个结果表明，热风干燥和冷冻干燥对浙贝母的成分影响类似，而微波干燥浙贝母与其差异较大，综合评分为负值且绝对值最大。

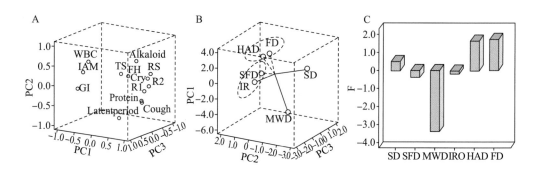

图8-6　不同干燥方法干燥浙贝母的主成分分析（A.主成分分布散点图；B.主成分分析载荷图；C.主成分分析分数直方图）

不同干燥方法干燥浙贝母品质的影响显著不同，微波干燥浙贝母，淀粉颗粒发生糊化，晶型也发生了转变，抗性淀粉含量显著降低，且其中的贝母素甲和贝母素乙的总含量显著，该干燥方法虽然干燥速度快，但其对有效成分含量和粉末学性质影响显著，故不适合用于浙贝母干燥。热风干燥和冷冻干燥能较好地保留浙贝母的贝母素甲与贝母素乙含量，止咳祛痰活性强，且抗性淀粉含量高。结合主成分分析结果，热风干燥和冷冻干燥综合评分高且分值相近，因此，热风干燥和冷冻干燥适合浙贝母的干燥加工，结合加工成本、产量及推广综合分析，热风干燥最佳，最适合浙贝母产地加工干燥的推广使用。

第九章
中药材无硫加工替代技术研究

一、中药材常用无硫加工替代技术

中药材干燥是中药材加工的核心技术，中药材干燥的过程也是其药性形成的过程。在中医药发展的历史长河中，历代药学工作者在中药材的干燥方面积累了丰富的经验，遵循古训，采用现代干燥先进技术，研究发展现代中药材干燥技术是当务之急。

历史文献中记载的传统干燥方法有晒干、风干或阴干，这些方法成本低、操作简单、干燥药材的量不受限制的优点，如黄芩、白芷及红参的晒干所得药材品质较佳，然而，此方法干燥时间长、干燥效率低，且受天气因素的制约。到了近代，药材加工广泛使用硫熏的方法，该方法设备简单、成本低廉、干燥时间短，不受天气制约，且硫熏后的药材品相美观、质地坚硬、防霉、防虫。然而，硫熏的副作用较多，尤其是重金属和二氧化硫的残留，有损于人体健康，此外，还有化学成分、药效、气味、质地、颜色的变化，科研工作者力求找到更为科学的中药材干燥加工方法。现代常用的干燥方法有热风干燥、远红外干燥、微波干燥和真空冷冻干燥。

热风干燥设备操作方便，成本低、效率高、不受天气的制约，且温度可控，因此在中药干燥中广泛应用。热风干燥药材见表9-1，在山药、黄芩及大枣的干燥中，热风干燥所得药材品质有所降低。然而药材的品质和干燥参数有很大的关系，同样条件下，当归片干燥效果就比当归个有效成分含量高；而对白芷、柴胡、三七、天麻，通过多实验条件比较，确定了热风干燥的最佳工艺。成本低也是热风干燥的一大优势，在五味子的干燥中，虽然热风干燥五味子的五味子醇甲含量略低于真空干燥，然而从成本及实用性角度仍可选择热风干燥。

表9-1　热风干燥在药材干燥中的应用

药材	干燥条件	评价指标	特点
山药	切片厚5mm，风速0.15m/s，风温（50℃、65℃、80℃）切片厚5mm，风温60℃，风速（0.2、0.4、0.6m/s）	感官（组织状态、色泽、气味）、复水率、多糖得率	感官品质随风温和风速增大而降低；复水率与之相反；多糖得率，随风速增大而降低，随风温升高而增加；与微波干燥和冷冻干燥相比，干燥速率及感官品质均居中；多糖得率最低
黄芩	60℃烘干	黄芩苷、黄芩素、汉黄芩素及总黄酮含量	黄芩苷含量最低，黄芩素、汉黄芩素含量最高；总黄酮含量不高；黄芩素在黄芩中含量较低，被忽略，以黄芩苷和总黄酮为指标，热风干燥处于劣势
大枣	热风60℃、70℃、80℃和90℃	色泽、维生素C、总黄酮及环腺苷酸含量	随着温度的升高维生素C含量降低；总黄酮变化无规律，70℃、90℃次之；环腺苷酸随温度的升高先升高后降低；与短中红外相比，色泽不佳、维生素C、总黄酮及环腺苷酸含量均较低
白芷	45℃、50℃、60℃和70℃热风恒温；热风变温：45℃→含水量50%→50℃、60℃和70℃；热风变温缓速：45℃→含水量50%→50℃、60℃、70℃→含水量30%→缓速8小时→50℃、60℃、70℃	外观性状、香豆素类成分及挥发油含量	热风变温干燥的白芷，香豆素类与挥发油类成分整体均较高；恒温干燥的白芷，香豆素类成分含量随干燥温度升高而降低；热风变温的白芷，香豆素类与挥发油类成分整体优于热风恒温干燥的白芷；而变温干燥的白芷，外观、性状整体得分较低，且干燥时间长；中波红外干燥的白芷，香豆素类与挥发油类成分虽略高于控温控湿50℃干燥的白芷，但其会造成内部褐化
当归	60℃热风干燥（片干10小时、个子干42小时）	阿魏酸、阿魏酸松柏酯、川芎内酯类成分等	热风干燥当归片中化学成分与鲜当归类似；而个子当归中则没有此现象；热风干燥当归片比阴干用时短，且比其他干燥方法成分总含量高；热风干燥个子效果不及真空、微波、远红外
五味子	40℃、50℃和55℃烘干	木脂素类、5-羟甲基糠醛（5-HMF）、总糖、总酸	五味子醇甲含量随着温度的升高而降低，而有害物质5-HMF随着温度的升高而增大；与真空干燥相比，烘干五味子醇甲含量略低，从成本、实用性综合分析，五味子可采用50℃烘干
柴胡	温度：40℃、50℃、55℃、60℃、65℃、70℃；风速：0.4m/s、0.7m/s、1.0m/s、1.2m/s、1.5m/s	干燥时间、皂苷保存率、色泽	干燥温度和风速对各指标影响显著；最终确定70℃，风速0.4m/s，干燥效果最佳
三七	热风恒温：35℃、40℃、45℃、50℃；分阶段干燥：35℃（8h）→40℃、40℃（7h）→45℃、45℃（6h）→50℃、50℃（5h）→55℃；结合风速、辅料密度、间歇时间、加热时间进行正交实验	色泽、香气、形态	确定恒温干燥最佳工艺：35℃，风速0.5m/s，辅料密度：11kg/m³，间歇时间20分钟，加热时间2.5小时；分阶段干燥的最佳条件为35℃（8h）→40℃或40℃（7h）→45℃；风速：0.5m/s；辅料密度：7kg/m³，间歇时间20分钟，加热时间3小时

续表

药材	干燥条件	评价指标	特点
天麻	干燥温度：60℃、70℃、45℃、50℃，结合煮制时间、辅料密度、湿度进行正交实验	色泽、香气、形态	确定最佳干燥工艺：煮16分钟，湿度30%，辅料密度：5kg/m³，60℃干燥
薄荷	恒温热风：60℃、70℃；变温热风：45℃（含水量40%）→50℃；45℃（含水量40%）→60℃	2种单萜类；4种酚酸类；5种黄酮类化学成分组成和含量变化	热风干燥对活性成分的保留作用优于微波干燥与红外干燥；低温（40~45℃）干燥对活性成分总量的保留显著高于高温（60~70℃）干燥。最适干燥方法为热风变温45~60℃干燥
山茱萸	烘干温度：45℃、55℃、65℃、75℃、85℃	浸出物、马钱苷、莫诺苷含量	与阴干、晒干、远红外干燥、真空减压干燥相比，55℃加工样品外观性状最好

　　远红外干燥是通过红外线使分子、原子振动，温度迅速升高，将水分从物体内驱出而达到干燥目的。远红外干燥最大的特点是干燥时间短，能耗低。关于远红外干燥对药材质量的影响报道差异较大。一些文献报道，远红外干燥对有效成分保留较好，有学者在使用远红外干燥人参、红参的研究中发现，与热风干燥相比，远红外干燥品总酚、总黄酮含量高；远红外干燥菊花中的总黄酮，总多酚含量高，抗炎抗癌活性好；经红外干燥的云南罗平小黄姜，其6-姜酚含量较高；温莪术的传统干燥替代方法中，红外干燥效果最好；而在许多文献中关于红外干燥的报道都是使化学成分含量降低，例如溪黄草、川麦冬、天麻、桑叶。远红外干燥没有像热风干燥那样被广泛应用于药材的干燥中，可能是由于没有找到合适的干燥条件，或者是远红外干燥成本较高限制了其推广使用。

　　微波干燥也是一种干燥速度快、干燥效率高的现代干燥手段，其干燥机理是微波电场中的水分子经过激烈摩擦而产生大量的热，从而使水分迅速蒸发，干燥从物料内部开始。微波频率是影响药材干燥品质的重要因素，莲子在高微波频率下干燥，其总游离氨基酸含量增高而总淀粉含量下降；大枣在90W的微波频率下干燥质量好，能耗低；枇杷花茶在420W下微波干燥，其中的总酚、总黄酮、游离氨基酸、咖啡因和三萜烯酸含量保留最好。有些药材适合采用微波干燥，比如丹参，微波干燥丹参外皮颜色鲜亮红艳，断面呈淡黄色，质硬，参味浓，且有效成分丢失少；微波干燥的姜姜烯含量高；而有些药材不适用微波干燥，比如天麻、桑叶，微波干后化学成分下降显著。

真空冷冻干燥避免了高温常压蒸发对干燥物质产生的氧化、分解现象，保持药材原有的营养成分和较高的有效成分。例如，冷冻干燥枳实的辛弗林、总多酚和柠檬苦素类化合物的保留率均较高；冷冻干燥桑葚的花青素含量最高；冷冻干燥黄芪有效成分的保留率最高。冷冻干燥成本高、能耗大，更加适合贵重药材的干燥，例如檀木、鹿茸、三七、铁皮石斛均使用冷冻干燥。

除了以上提到的干燥方法，薄层干燥、热泵干燥、高压电场干燥以及几种干燥方式的联合干燥也是常用的干燥方法。

综上所述，目前使用的最多的干燥方法仍然是热风干燥；红外干燥和微波干燥因其干燥原理常使药材内部性状发生改变，且其对药材化学成分的影响过于极端（最好或最差），大规模应用较少；冷冻干燥是对化学成分保留最好的干燥方法，因其成本高，目前只用于一些大型企业或贵细药材的干燥。有时候单一的干燥方法很难达到预期的干燥效果，一些科研工作者发现把几种干燥方法集成组合可以缩短干燥时间，减少能耗，以一种更加温和的干燥方式达到更加强大的效果，改进产品质量。目前联用干燥技术已广泛应用于水果蔬菜和农作物的干燥中，联用技术也将成为药材干燥的主要技术。

二、天麻无硫产地加工替代技术研究

（一）不同干燥工艺对天麻药效成分、营养成分与抗营养因子的影响

不同干燥工艺天麻主要药效成分及营养成分含量如表9-2所示。可见，真空冷冻干燥天麻的天麻素含量最高，40℃烘干的天麻最低；天麻多糖含量表现为微波干燥最低，其他几种干燥方式干燥的天麻，天麻多糖含量在19%～22%。从营养成分来看，天麻粗脂肪含量表现为40℃烘干者最高，60℃烘干的最低；天麻粗纤维含量表现为80℃烘干者最高，40℃烘干者最低；天麻还原糖含量集中在0.7%~1.1%；淀粉表现为40℃烘干者最高，微波干燥者最低。天麻粗蛋白含量表现为60℃烘干的最高，80℃烘干的最低。可见，真空冷冻干燥天麻主要药效成分含量最高，40℃烘干、真空冷冻干燥天麻营养价值较高，80℃烘干天麻营养价值较低。

表9-2　不同干燥工艺天麻药效成分及营养成分含量（n=5，%）

干燥工艺	天麻素	天麻多糖	粗脂肪	粗纤维	还原糖	淀粉	粗蛋白
40℃	0.358 ± 0.006	21.81 ± 0.16	1.55 ± 0.06	4.33 ± 0.13	0.95 ± 0.12	23.12 ± 0.08	4.76 ± 0.15
60℃	0.774 ± 0.003	19.08 ± 0.21	0.86 ± 0.04	6.00 ± 0.12	0.77 ± 0.06	17.13 ± 0.09	5.11 ± 0.13
80℃	0.537 ± 0.007	21.74 ± 0.12	0.91 ± 0.05	6.66 ± 0.09	1.01 ± 0.09	18.67 ± 0.11	3.36 ± 0.11
真空冷冻干燥	0.857 ± 0.009	20.41 ± 0.11	1.09 ± 0.05	6.33 ± 0.13	1.00 ± 0.09	19.32 ± 0.07	4.61 ± 0.13
微波干燥	0.635 ± 0.011	11.61 ± 0.21	0.96 ± 0.03	5.78 ± 0.09	0.89 ± 0.10	16.15 ± 0.09	3.98 ± 0.16

　　不同干燥工艺干燥的天麻中抗营养因子含量如表9-3所示。与参考值相比，不同干燥工艺下天麻的植酸、非淀粉多糖含量、蛋白酶抑制剂和植物凝集素含量均低于参考值。可见，不同干燥工艺下天麻均具有较高的食用安全性。

表9-3　不同干燥工艺天麻抗营养因子含量（n=5）

干燥工艺	植酸（%）	非淀粉多糖（%）	胰蛋白酶抑制剂（mg/g）	植物凝集素（%）
40℃	0.22 ± 0.03	5.61 ± 0.13	0.73 ± 0.04	0.141 ± 0.012
60℃	0.06 ± 0.01	6.30 ± 0.12	0.42 ± 0.03	0.072 ± 0.003
80℃	0.29 ± 0.05	8.97 ± 0.09	0.84 ± 0.02	0.128 ± 0.006
真空冷冻干燥	0.22 ± 0.02	5.89 ± 0.08	0.53 ± 0.05	0.080 ± 0.004
微波干燥	0.16 ± 0.01	6.79 ± 0.06	0.68 ± 0.04	0.146 ± 0.09
大豆、玉米	1.97	9	3	0.19

　　产地加工对中药材品质具有显著影响已为广大研究者所熟知。如真空冷冻干燥天麻的天麻素含量显著高于蒸煮烘干、鲜天麻直接烘干及新鲜（未经处理）的天麻。蒸制后真空冷冻干燥天麻的天麻素含量是烘干天麻的1.94倍。研究发现蒸制后真空冷冻干燥天麻药效成分含量较高，外观品质好，且易粉碎食用方便，而且营养价值亦较高，不同干燥工艺对天麻抗营养因子含量无显著影响，均具有较高的食用安全性。

　　综上所述，天麻产地、商品级别、干燥工艺等对天麻的药效成分和营养成分含量均会产生显著影响，但抗营养因子不受上述因素影响，天麻具有较高的食用安全性。

（二）昭通乌天麻的变温干燥工艺研究

1.蒸制时间对天麻断生程度影响

由于天麻素具有较好的水溶性，多项研究表明蒸制断生天麻的天麻素含量显著高于煮制断生，因此本研究采用蒸制方式对天麻进行断生。不同于传统的以燃煤作为热源的家用蒸锅，本研究所使用的药材蒸煮机具有密封性好、加热快的特点。因此，传统蒸锅的蒸制参数（蒸制时间）无法应用于该蒸制设备，需重新探索。在95℃下对天麻分别蒸制2分钟、3分钟和4分钟。

传统工艺考证天麻断生是否完成的主要方法为对光观察，查看其透光情况。即天麻对光照后中间通透，切开无白心者为最恰当断生程度。本研究在天麻蒸制结束后，将天麻卷入纸筒中对太阳光进行观察，同时还对天麻进行了横切，观察其透心程度。

不同蒸制时间对天麻断生程度影响如图9-1所示。95℃蒸制2分钟后，对光观察天麻，未发现明亮的散射光（彩图9-1 A1）；将其从中间剖开，可见天麻内有两个不同颜色的环形圈，直径各占1/2；外圈断面呈暗白色，内圈呈亮白色，说明该条件下天麻已有一半蒸熟断生（彩图9-1 B1）。95℃蒸制3分钟后，天麻体内略通透（彩图9-1 A2），断面暗白色与亮白色直径比约为3∶1（彩图9-1 B2），说明天麻断生程度随着时间的延长而增加。95℃蒸制4分钟后，麻体通透、光亮（彩图9-1 A3），断面均呈暗白色，颜色均匀，无白心（彩图9-1 B3），说明此时天麻已全部蒸透，断生切底。可见，天麻在95℃下蒸制4分钟即可完成断生，故本实验中所有断生操作均按此参数进行。

2. 一步恒温干燥

一步恒温干燥法下，天麻的干基含水率和干燥速率变化如图9-2所示。可见，天麻达到安全含水率（15%）的时间为132小时。天麻干燥过程中干燥速率呈持续下降趋势，总体上表现为0～12小时最快，12～84小时速度变缓，96小时后变缓慢。

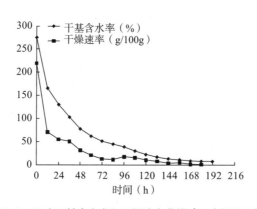

图9-2 天麻干基含水率和干燥速率曲线（一步恒温干燥）

一步恒温干燥法下天麻的外观形态如彩图9-2所示。可见天麻整体形变显著，表现为发生纵向不规则垛叠；表皮呈灰白色，皱缩，粗糙，环纹处现不规则黑斑；内部空心。该干燥工艺下干燥时间虽显著低于热烟气直接干燥法，但天麻外观形态不能满足市场要求。

3. 二步快速升温干燥

二步快速升温干燥天麻的干基含水率和干燥速率变化如图9-3所示。可见，天麻达到安全含水率（15%）的时间为132小时。天麻干燥过程中干燥速率呈持续下降趋势，表现为0~12小时较慢，12~84小时快速下降，84~120小时速度变缓，120小时以后趋于平稳。二步快速升温干燥法干燥的天麻的外观形态如彩图9-3所示。与一步快速升温干燥相比，天麻整体形变程度减轻，表现为纵向不规则垛叠减少；但表皮仍呈灰白色皱缩、粗糙；环纹处和表皮垛叠后形成的凹陷处亦可见黑斑。该干燥方法虽对天麻外观形态有所改善，但仍无法满足市场需求。同时也说明降低干燥温度可改善干燥天麻的外观形态。

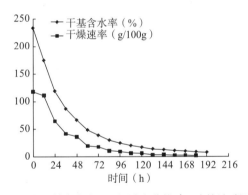

图9-3　天麻干基含水率和干燥速率曲线（二步快速升温干燥）

4. 三步缓慢升温干燥

三步缓慢升温干燥法干燥的天麻的干基含水率曲线、干燥速率曲线及温度曲线如图9-4所示。可见，天麻达到安全含水率（15%）的时间为168小时，干燥速率呈持续下降趋势，0~36小时快速降低，36~108小时平稳变化中略有升降，108小时后保持平稳的干燥速率略有降低。三步缓慢升温干燥法干燥的天麻外观形态如彩图9-4所示。可见，三步缓慢升温干燥法干燥的天麻的外观形态较二步缓慢升温干燥法进一步改善。表现为天麻整体形变程度进一步减轻，垛叠减少、均匀，纹路更为细致，黑斑减少。

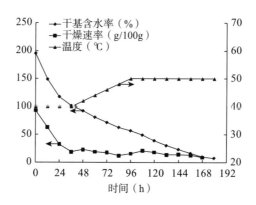

图9-4　天麻干基含水率和干燥速率曲线（三步缓慢升温干燥）

5. 四步缓慢升温干燥

鉴于降低干燥温度和延长变温时间对改善天麻外观品质的重要作用，四步缓慢升温干燥进一步降低了初始干燥温度，并延长了变温时间。干基含水率曲线和干燥速率曲线如图9-5所示。可见，天麻达到安全含水率（15%）的时间为156小时，干燥速率呈持续下降趋势，表现为0~12小时快速降低，12~36小时缓慢降低，36~132小时后进入另一缓慢下降平台期，132小时后趋于平稳，可见干燥速率曲线比一步、二步和三步缓慢升温干燥法更为平缓。四步缓慢升温干燥法下天麻外观形态如彩图9-5所示，其整体形变小，表面褶皱浅且均匀，环纹处黑斑消失。

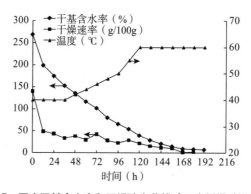

图9-5　天麻干基含水率和干燥速率曲线（四步缓慢升温干燥）

尽管本研究已多次降低起始干燥温度，但最初干燥阶段内的干燥速率仍迅速降低，这可能是由于天麻经过蒸制断生后，在麻体表面和浅表层积蓄大量水，而且由于高温造成了细胞损伤，自由水更易扩散，因此较低干燥温度下也会快速散失水分。故我们又对四步缓慢升温干燥法进行了改进，即在断生后于室温下摊晒12~24小时，从而挥干麻体表面水分。四步缓慢升温干燥法（改进）干燥天麻的干燥干基含水率曲线和干燥速率曲线如图9-6所示。可见，天麻干燥速率曲线呈缓慢下降趋势，未见急剧变化，达到安全含水率（15%）的时间为144小时。四步缓慢升温干燥法（改进）干燥的天麻整体形变微小，表面褶皱浅且细致均匀，质地坚硬；表面呈灰白色，较好地保存了芽基。

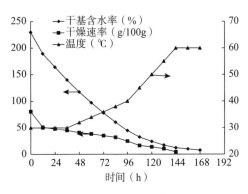

图9-6　天麻干基含水率和干燥速率曲线（改进的四步缓慢升温干燥）

6. 不同干燥工艺下干基含水率线性方程

不同干燥工艺下干基含水率曲线方程如表9-4所示。可见从一步恒温干燥至四步缓慢升温干燥法（改进），时间–干基含水率曲线从指数曲线（一步恒温干燥和二步快速升温干燥）变为多项式曲线（三步缓慢升温干燥和三步缓慢升温干燥），再成为线性曲线（改进的四步缓慢升温干燥法），说明天麻的干基含水率变化程度随时间的延长而逐渐减小。

表9-4　不同干燥工艺下干基含水率曲线方程

工艺	干基含水率	R^2
一步恒温干燥	$y=209.74e^{-0.018x}$	0.9906
二步快速升温干燥	$y=63.832e^{-0.0147x}$	0.9503
三步缓慢升温干燥	$y=0.0046x^2-1.7105x+171.03$	0.9675
四步缓慢升温干燥	$y=0.0068x^2-2.5311x+243.14$	0.9877
改进的四步缓慢升温干燥法	$y=-1.4699x+176.27$	0.9731

7. 不同干燥工艺对天麻质量影响

不同干燥工艺下天麻的天麻素含量、可溶性浸出物、总灰分等含量如表9-5

所示。可见所有工艺下天麻的天麻素均满足《中国药典》要求，各工艺之间存在显著差异，随着工艺的改进，天麻素含量显著提高。5种工艺下天麻素的含量分别为0.42%、0.56%、0.7%、0.72%和0.93%，天麻素含量分别为《中国药典》的2.1倍、2.8倍、3.5倍、3.6倍和4.7倍。5种干燥工艺下天麻的天麻素含量亦均显著高于市售天麻，分别为其1.05倍、1.4倍、1.75倍、1.8倍和2.3倍。各工艺之间存在显著差异，表现为天麻素含量随工艺的改进而逐渐升高，改进的四步缓慢升温干燥天麻素含量分别为一步恒温干燥、二步快速升温干燥、三步缓慢升温干燥、四步缓慢升温干燥的2.21倍、1.66倍、1.33倍和1.29倍。本研究采用无硫干燥，其主要目的为杜绝天麻中的硫污染。不同干燥工艺下天麻中硫含量如表9-5所示。本研究中5种工艺干燥的天麻中二氧化硫含量均未检出，而燃煤热辐射干燥的昭通小草坝天麻二氧化硫含量为132.6mg/kg，说明本实验可杜绝硫污染，从而提高天麻品质。《中国药典》规定天麻中可溶性浸出物含量应大于10.0%，本研究中5种工艺均可显著提高可溶性浸出物含量，分别为《中国药典》的1.35倍、1.54倍、1.78倍、1.8倍和2.01倍，小草坝市售乌天麻的0.97倍、1.11倍、1.28倍、1.29倍和1.45倍。本研究中5种干燥工艺干燥的天麻的灰分含量均符合《中国药典》要求，但高于小草坝市售天麻，5种工艺间无显著差异。可见，热风干燥天麻的天麻素含量著高于燃煤直接热辐射干燥，其他指标亦符合《中国药典》要求，杜绝了硫污染。升温干燥工艺优于快速变温工艺，且蒸制后先常温晾干表皮水分再干燥优于直接干燥。

表9-5　不同干燥工艺下天麻品质指标含量（%，$n=5$）

工艺	天麻素（%）	二氧化硫（mg/kg）	可溶性浸出物（%）	总灰分（%）
一步恒温干燥	0.42 ± 0.03	未检出	13.5 ± 0.53	2.44 ± 0.13
二步快速升温干燥	0.56 ± 0.02	未检出	15.4 ± 0.68	2.11 ± 0.15
三步缓慢升温干燥	0.70 ± 0.02	未检出	17.8 ± 0.49	2.32 ± 0.10
四步缓慢升温干燥	0.72 ± 0.04	未检出	18.0 ± 0.71	2.58 ± 0.09
改进的四步缓慢升温干燥	0.93 ± 0.03	未检出	20.1 ± 0.77	2.65 ± 0.08
小草坝市售乌天麻（燃煤热辐射干燥）	0.40 ± 0.01	133 ± 15	13.9 ± 0.64	2.01 ± 0.07
《中国药典》规定	≥ 0.2	暂未规定	≥ 10.0	≤ 10.0

天麻干燥前必须断生，该操作的主要目的是通过高温使鲜天麻内的 β-苷键酶失活，从而阻止天麻素被分解。因而，断生不够易导致 β-苷键酶活性无法被完全抑制，从而加速天麻素的分解，但过度断生则易导致天麻素含量降低。因此，恰当断生对保障天麻品质极为重要。生产中通常采用蒸制、煮制、炒制和微波等断生手段。煮制会造成天麻素流失，炒制则会损伤天麻表皮，微波断生虽然在高效的同时又能保障质量，但因设备投入成本和运行成本较高而难以推广。综合比较，蒸制法断生具有操作简单、成本低廉、效果好、易于推广的优点。该方法的关键影响因素为蒸制时间和蒸制温度。昭通地区由于海拔相对较高，普通蒸锅所能达到的最大温度仅为95℃，因此本文对该温度下的蒸制时间进行了考察。本研究表明昭通二级天麻蒸制4分钟即可完全断生。

燃煤直接热辐射干燥是昭通地区最常用的天麻干燥方式，具有成本低、技术易掌握、成品外观较好的优点，但也存在用工量大，硫含量易超标的问题。因此，本研究针对昭通地区中小型天麻加工企业较多的现状，对适应现代化加工设备的天麻热风干燥技术进行了研究。干燥温度对天麻素含量具有显著影响，如李德勋等发现高温（80℃）烘干的天麻的天麻素含量是低温烘干下的1.25倍，故本实验首先采用高温烘干工艺（一步恒温干燥）。然而工作温度越高，空气相对湿度越低，空气与物料之间的湿度差就越大，使得传热推动力（温度差）、传质推动力（湿度差）越大，热风干燥速度也就越快。因此一步恒温干燥后干燥速率和干基含水率急剧下降，耗时相对较短。但正是由于高工作温度造成了物料表面温度升高过快，样品内部水分迁移速率小于表面汽化速率，导致天麻表面干燥速度显著高于内部，造成天麻表面快速失水急剧形变，甚至褶皱。该工艺虽然提高了干燥效率，但极大降低了天麻外观品质。

由此可见，降低干燥温度、缓慢升温减缓水分散失速率是改善天麻外观品质的有效途径。这是由于在天麻干燥的第一阶段，其浅表层和内部细胞之间的非结合水可快速传递到表面并散失；随着干燥的进行，细胞内部水分传递到表面的速度变缓，无法满足表面水分的快速蒸发，因而干燥速率也随之降低；通过缓慢升温，可使天麻细胞内部的水分逐渐传递到表面，避免了表面急剧失水而造成的天麻表面硬结。降低温度是为缩小传质推动力，减缓水分散失速度，降低天麻的形变。因此温度由低到高，有利于天麻干燥速率的稳定，保持天麻整体形态。断生后于室温下摊晒12～24小时后再进行干燥。天麻体内大量水分可先自然散失，表皮失水变硬，再逐步升温失水可降低表皮形变。

对不同干燥工艺下时间–干基含水率进行拟合发现，不同工艺下曲线分别为不同的方程（表9-4），总体表现为随工艺的改进干基含水率变化程度随时间的变化逐渐减小。天麻内在质量亦随外观形态的改善而不断提升（表9-5）。所有工艺中以改进的四步缓慢升温干燥的外观和内在质量最优。

由此可见，综合考虑资产投入、经济效益及天麻质量，建议昭通地区天麻干燥企业或个人引进现代化中药材加工设备，采用蒸制法断生，在改进的四步缓慢升温干燥基础上适当调整参数干燥天麻。

（二）蒸制断生后真空冷冻干燥对天麻质量影响研究

1.不同前处理后真空冷冻干燥天麻外观及切面形态

不同干燥工艺下天麻外观形态如图9-7所示。40℃恒温热风干燥天麻整体皱缩，芽基无残留，质感坚硬，表皮呈浅黄色，断面光滑平整，呈玻璃状，略透明，靠近外层呈浅黄色，内层呈深黄色，但两者交错，无显著界限（彩图9-7A）。真空冷冻干燥天麻（彩图9-7B、C和D）整体无显著形变，表皮无皱缩，芽基保存完好，麻体表面颜色保持较好，质感疏松，表层呈灰白色，断面呈蜂窝状，白色，各前处理对真空冷冻干燥天麻外观形态无显著影响。可见，真空冷冻干燥可最大程度保存天麻外观形态，且不受蒸制温度等前处理影响。

不同干燥工艺下天麻切面及模拟立体图如彩图9-8所示。热风干燥天麻切面颜色深黯，可见白色晶体，致密，凸凹不规则，模拟立体图下亦可见"峰谷"交错。真空冷冻干燥天麻切面外观无显著差异，均呈乳白色，质地均匀平整且有细小空隙，模拟立体图下未见较大突起，但显见颗粒垛叠状凸凹。可见热风干燥与真空冷冻干燥天麻内部微观结构存在显著差异，而不同前处理下的真空冷冻干燥天麻则无显著差异。

2.不同干燥工艺下天麻红外指纹图谱特征

不同干燥工艺下天麻药材粉末红外图谱如图9-1所示。可见，4种工艺下天麻谱峰均位于 ~3409， ~2927， ~1639， ~1416， ~1157， ~1080， ~1027， ~927， ~855，~763， ~708， ~608， ~576和 ~527cm^{-1}处。在3409cm^{-1}有一强吸收峰，这是由O—H键的伸缩振动形成，峰形较宽，是由天麻糖类分子中的羟基形成多种形式的氢键所致。甲基、亚甲基的C—H键伸缩振动在2931cm^{-1}附近形成一吸收峰；蛋白质、氨基酸中酰胺键的羰基伸缩振动以及N—H面内弯曲振动频率与部分C—N键的伸缩振动频率偶合在1639cm^{-1}处产生吸收峰；多糖内的C—O键伸缩振动和游离羟基吸收在1418cm^{-1}共同产生吸收峰；多糖内的C—O键伸缩振动在1200～950cm^{-1}产生三个中强吸收峰，且依次增强；855cm^{-1}附近的峰为天麻所含天麻素、对羟基苯甲醇、对羟基苯甲醛4（4'-羟基苄基）甲醚等分子中对二取代苯的特征吸收峰。可见，四种工艺干燥的天麻的谱峰位置相近，峰形相似，仅存在吸收强弱差异。说明不同干燥工艺对天麻成分无显著影响。

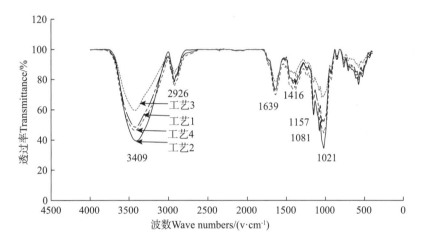

图9-1　不同干燥工艺下的红外指纹图谱

3. 不同前处理后干燥天麻多糖、天麻素和复水率变化

不同干燥方式制备的干燥天麻质量特征指标多糖、天麻素含量和复水率等如表9-6所示。可见，4种工艺对干燥天麻多糖含量无显著影响，但天麻素含量和复水率存在显著差异。不同干燥工艺下天麻素含量表现为95℃蒸制4分钟后真空冷冻干燥最高（0.857%），120℃蒸制4分钟后真空冷冻干燥者次之（0.775%），热风干燥者再次（0.442%），直接冷冻干燥天麻的天麻素含量最低（0.280%）。各处理方法干燥的天麻的复水率表现为真空冷冻干燥天麻显著高于热风干燥，为其的1.95～2.4倍；不同前处理后3种真空冷冻干燥天麻的复水率也存在显著差异，表现为经蒸制后天麻显著高于直接冷冻干燥，而95℃蒸制后显著高于120℃蒸制。可见，天麻经蒸制后再真空冷冻干燥可显著提高天麻素含量和复水率，且以95℃蒸制后再真空冷冻干燥方式最优。

表9-6　不同干燥工艺对天麻内在质量特征指标的影响（%）

	一步恒温干燥	二步快速升温干燥	三步缓慢升温干燥	四步缓慢升温干燥
多糖	9.97 ± 0.18	10.13 ± 0.29	10.36 ± 0.32	10.29 ± 0.31
天麻素	0.442 ± 0.05	0.280 ± 0.02	0.857 ± 0.06	0.775 ± 0.02
复水率	185 ± 12	362 ± 13	502 ± 26	466 ± 22

4.不同干燥工艺下天麻的天麻素在人工胃肠液中的溶出

不同干燥工艺下干燥的天麻的天麻素在人工胃肠液中的溶出量与溶出率如表9-7所示。可见，4种工艺下天麻的天麻素在胃液和肠液中溶出率分别为81.00%和6.56%、80.36%和5.36%、79.46%和8.75%、79.87%和8.13%，总溶出率均在85%以上。可见天麻素在胃液中溶率均显著高于肠液，但4种工艺下天麻的天麻素溶出率无显著差异。

表9-7　不同干燥工艺下天麻的天麻素在人工胃肠液中的溶出量（mg/g）与溶出率（%）

		1	2	3	4
溶出量（mg/g）	胃	3.58 ± 0.14	2.25 ± 0.21	6.81 ± 0.23	6.19 ± 0.16
	肠	0.29 ± 0.04	0.15 ± 0.03	0.75 ± 0.04	0.63 ± 0.04
	合计	3.33 ± 0.67	2.24 ± 0.32	8.15 ± 0.54	7.57 ± 0.45
溶出率（%）	胃	81.00 ± 5.3	80.36 ± 4.2	79.46 ± 4.1	79.87 ± 1.9
	肠	6.56 ± 0.67	5.36 ± 0.63	8.75 ± 0.46	8.13 ± 0.56
	合计	87.56 ± 6.2	85.71 ± 4.8	88.21 ± 3.7	86.00 ± 2.3

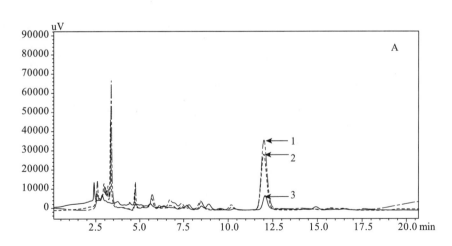

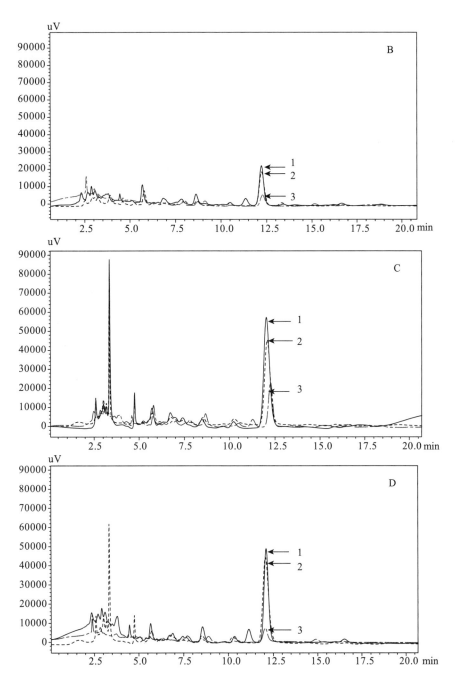

图9-2　不同干燥工艺下天麻素溶出液相图（1.天麻药材；2.模拟胃液；3.模拟肠液；A.40℃烘干天麻；B.直接真空冷冻干燥天麻；C.95℃蒸制后真空冷冻干燥天麻；D.120℃蒸制后真空冷冻干燥天麻）

　　综上所述，复水率反映干燥物料复水能力的强弱，是干燥方法对干燥物料理化性质影响的体现和评价干制品，特别是冷冻干燥制品质量的重要指标，反映了其与新鲜产品在品质上的差异。提高干制品的复水品质对提升其总体质量意义重大。如周国燕等研究发现真空冷冻干燥对保持三七内部结构和复水品质等方面优于热风干燥和真空干燥，适于工业生产。真空冷冻干燥还可显著提高怀山药的复水品质。牡蛎经真空冷冻干燥后的复水性显著高于传统日晒干燥，增加了其可食性。但干燥天麻的复水能力研究尚未见报道。本研究中，热风干燥天麻在干燥过程中，由于其内部发生了不可逆转的细胞破坏和错位，导致细胞丧失完整性，毛细管收缩，组织结构改变，从而亲水性降低。故这种失水方式下的天麻复水率亦较低。真空冷冻干燥特点在于其能够使物料中水分由固态直接变为气态升华，细胞内物质则留在冻结时形成的骨架中。细胞中的冰升华后会留下孔隙，形成海绵状多孔结构，且分布均匀。因为真空冷冻干燥保持了细胞原有结构，因而干燥后外形亦不发生改变，故真空冷冻干燥后天麻表皮完好，断面呈蜂窝状，质感疏松，而多孔结也促进了水分的吸收，使其较热风干燥天麻具有更好的复水性和更高的复水率。本研究中，天麻经蒸制后，细胞结构如液泡、细胞核等会受到破坏，造成了细胞的空泡化，因而细胞腔内体积更大，故复水率较未经蒸制的更高。

傅里叶变换红外光谱已广泛应用于中药及中药材真伪鉴别、产地鉴别，指纹图谱以及药材中有效成分的含量分析。该技术已应用于野生天麻、家种天麻、冬麻和春麻等的区分及伪品鉴定。此外其也可对压片后药材粉进行扫描，获得的图谱不仅可以准确定位，而且还能进行智能化对比，可消除溶剂干扰，所得的整体混合成分指纹图谱使其用于药材鉴定的可行性大为提高。

鉴于此，本研究也利用红外光谱法考察了不同干燥工艺对天麻化学成分的影响。与李清玉等对昭通小草坝天麻的研究结果相似，4种干燥工艺下的天麻粉末均在相应位置出现了特征吸收峰，峰形相似，仅存在强弱差异。说明当前干燥工艺下，不同的温度处理或干燥方式不会对天麻成分造成影响。因此，本实验主要对药效物质多糖和天麻素含量变化进行了研究。

天麻多糖是天麻中除天麻素外研究最多的有效药用成分，其具有降血压和抗衰老的作用，而且能够促进小鼠对天麻素的吸收。天麻多糖的含量与天麻商品规格、等级和经验鉴别优劣的结果相符合，可作为天麻质量评价的指标。故本研究考察了不同干燥方式对天麻多糖含量的影响。我们发现，不同干燥工艺下天麻多糖含量与王韬等研究结果一致，4个工艺间亦无显著差异。

本研究中直接冷冻干燥天麻的天麻素含量显著低于热风干燥，这与樊启猛等和袁胜浩等的研究结果一致。这是由于天麻的蒸制过程促进了对羟基苯甲醇葡萄糖苷降解转化为天麻素，而鲜天麻直接冷冻干燥缺乏该转化过程，因此蒸制后热风干燥天麻素含量显著高于直接冷冻干燥。但天麻药材中天麻素具有相对热不稳定性，在热风干燥初期，天麻素含量会显著降低。故本研究中热风干燥天麻的天麻素含量显著低于蒸制后真空冷冻干燥，说明真空冷冻干燥工艺能够减少天麻素的降解。由此可见，蒸制后再真空冷冻干燥是提高天麻中天麻素含量的有效方式。

体外模拟法具有条件可控、稳定性好、易于操作的优点，在中药材的有效药用成分生物有效性评估方面应用广泛且卓有成效。如陆景坤等发现南、北寒水石在人工胃液中溶出率在70%～110%，人工肠液中溶出率低于10%。彭文等经人工胃肠液模拟实验证明灵芝孢子破壁处理后有利于其功效成分在人体胃肠中的释放。金鹏飞等通过该方法证实牛黄解毒片中砷元素在胃肠液和水中的溶出率基本一致（0.805%～1.926%），汞在胃肠液中的溶出量很小且较为恒定。张凌瀛等研究认为不同粉碎度的三七，有效成分在人工胃液中的溶出率无显著差异。本研究中4种工艺下天麻素的溶出率均表现为胃液大于肠液，但胃肠液中的总溶出率无显著差异，均达85%以上。胃液的溶出率高于肠液是由于其具有较低的酸碱环境，更适合天麻素的溶出，这与彭文等发现的灵芝孢子多糖在胃液中溶出率高于肠液一致。说明天麻素主要在胃液中溶出，干燥工艺对天麻素的生物利用率无显著影响。

综上所述，天麻经95℃蒸制4分钟后再真空冷冻干燥可以显著提高天麻素含量和复水率，而且对其外观形态和微观结构无显著影响，对天麻化学成分和生物利用率亦无显著影响。因此，建议天麻的真空冷冻干燥生产在该工艺的基础上进行适当修正以推广应用。

（三）鲜天麻保存工艺研究

干燥天麻药材经破碎或粉碎后应用是其主要使用方式，但天麻的药膳应用也非常广泛。在天麻作为食材过程中，因鲜天麻比干燥天麻口感好，并最大限度保存了药效成分和其原有风味，且食用和加工方便，从而备受欢迎。但鲜天麻易腐，长期保存技术未见突破，因而鲜天麻的食用期仅局限于采收期这段时间。延长鲜天麻的货架期（6个月以上），为市场长期（每年4～9月）提供鲜天麻是广大从业者和消费者的心愿，也是广大科研工作者为之努力的方向。目前，通过保鲜剂、真空包装和低温冷藏等手段，鲜天麻保存时间仍低于80天，远无法满足市场需求。

为了延长鲜天麻的保存时间，从而扩大天麻的使用范围和促进昭通地区天麻产业经济发展，本实验探讨了不同保存工艺条件下天麻保存时间、失重率、硬度、色度、药效成分和口感等差异，旨在为天麻保存提供理论依据和数据支撑。天麻不同保存工艺见表9-8。

表9-8　天麻保存工艺

工艺	保鲜工艺
1	鲜天麻直接抽真空，4℃冷藏保存
2	天麻蒸制后抽真空，4℃冷藏保存
3	鲜天麻直接抽真空，室温保存
4	天麻蒸制后抽真空，室温保存
5	含水率为蒸制后天麻的80%，抽真空，4℃冷藏保存
6	含水率为蒸制后天麻的60%，抽真空，4℃冷藏保存
7	蒸制后，表面涂刷0.5%壳聚糖溶液，晾干表水后抽真空，4℃冷藏保存
8	蒸制后，表面涂刷1%壳聚糖溶液，晾干表水后抽真空，4℃冷藏保存
9	蒸制后，表面涂刷1.5%壳聚糖溶液，晾干表水后抽真空，4℃冷藏保存
10	蒸制后，表面涂刷2%壳聚糖溶液，晾干表水后抽真空，4℃冷藏保存
11	蒸制后，表面涂刷2.5%壳聚糖溶液，晾干表水后抽真空，4℃冷藏保存
12	蒸制后，表面涂刷浓缩1倍后连翘粗提液，晾干表水后抽真空，4℃冷藏保存
13	蒸制后，表面涂刷连翘粗提液原液，晾干表水后抽真空，4℃冷藏保存
14	蒸制后，表面涂刷稀释1倍后连翘粗提液，晾干表水后抽真空，4℃冷藏保存
15	蒸制后，连翘粗提液稀释2倍后涂刷于天麻表面，晾干表水后抽真空，4℃冷藏保存

1.不同保鲜工艺对天麻失重率影响

不同保存工艺下天麻的失重率均随保存时间的延长而增加（表9-9）。至实验结束，工艺1和工艺2失重率分别为2.22%和2.60%，工艺3和工艺4失重率分别为2.67%和3.33%，工艺5和工艺6失重率分别为1.39%和1.92%，工艺7～工艺11的失重率为1.15%～2.45%，工艺12～工艺15的失重率为2.89%～3.31%。可见，同工艺1和工艺2相比，工艺5和工艺10能够最大程度减少天麻保鲜过程中的失重，说明鲜天麻经蒸制后脱去部分水分及表面涂抹2%壳聚糖溶液后冷藏保存可有效降低重量损失。

表9-9　不同保存工艺下天麻失重率（$n=5$，%）

工艺	第1个月	第2个月	第3个月	第4个月
1	0.75 ± 0.02	1.18 ± 0.01	1.26 ± 0.06	2.60 ± 0.10
2	1.68 ± 0.03	1.78 ± 0.05	2.01 ± 0.07	2.22 ± 0.11
3	1.34 ± 0.03	2.33 ± 0.05	2.34 ± 0.04	2.67 ± 0.08
4	1.68 ± 0.03	2.53 ± 0.05	3.23 ± 0.08	3.33 ± 0.06
5	0.38 ± 0.04	0.62 ± 0.02	1.38 ± 0.04	1.39 ± 0.07
6	0.58 ± 0.03	1.55 ± 0.04	1.62 ± 0.07	1.92 ± 0.05
7	1.33 ± 0.02	1.38 ± 0.04	1.55 ± 0.01	1.67 ± 0.02
8	0.39 ± 0.04	0.71 ± 0.04	1.24 ± 0.06	1.60 ± 0.08
9	0.41 ± 0.03	1.57 ± 0.03	1.66 ± 0.06	2.23 ± 0.04
10	0.30 ± 0.03	0.60 ± 0.04	0.80 ± 0.06	1.15 ± 0.02
11	1.14 ± 0.06	1.71 ± 0.06	2.10 ± 0.09	2.45 ± 0.07
12	1.90 ± 0.07	2.03 ± 0.04	2.46 ± 0.03	3.04 ± 0.09
13	1.87 ± 0.09	2.64 ± 0.08	2.81 ± 0.08	2.89 ± 0.05
14	1.76 ± 0.08	1.99 ± 0.03	3.02 ± 0.09	3.31 ± 0.12
15	0.57 ± 0.01	1.17 ± 0.05	1.86 ± 0.03	2.80 ± 0.05

2.不同保鲜工艺对天麻可食率影响

不同保存工艺下天麻可食率均随保存时间的延长而降低（表9-10）。应用工艺1和工艺3保存的天麻，2个月后开始腐烂，至实验结束可食率分别为20%和30%，说明鲜天麻直接真空保存无论冷藏与否均易腐烂。应用工艺2和工艺4保存的天麻分别在4个月和3个月后开始腐烂，说明天麻蒸制后保存优于直接鲜麻保存，且低温冷藏优于常温。其他保存工艺下天麻均表现为4个月后开始腐烂，其中以工艺5和工艺6保存效果最佳，可食率分别为87%和90%，为工艺2的1.58倍和1.64倍，说明天麻蒸制后散失部分水分有利于提高天麻的可食率。壳聚糖及连翘提取液处理也可提高天麻的可食率，其中壳聚糖溶液保存效果（工艺7～11）优于连翘提取液保存效果（工艺12～15），以2%壳聚糖溶液保存天麻可食率最高，为工艺2的1.49倍；不同浓度连翘提取液处理保存天麻为工艺2处理的1.09～1.29倍，低于壳聚糖处理。可见，天麻蒸制后失去40%水分及涂抹2%壳聚糖溶液后抽真空冷藏保存的天麻可食率较高。

表9-10　不同保存工艺下天麻可食率（$n=5$，%）

工艺	第1个月	第2个月	第3个月	第4个月
1	100 ± 0	93 ± 2	80 ± 3	20 ± 2
2	100 ± 0	100 ± 0	100 ± 0	55 ± 3
3	100 ± 0	75 ± 3	63 ± 5	10 ± 1
4	100 ± 0	100 ± 0	91 ± 4	30 ± 3
5	100 ± 0	100 ± 0	100 ± 0	87 ± 5
6	100 ± 0	100 ± 0	100 ± 0	90 ± 6
7	100 ± 0	100 ± 0	100 ± 0	75 ± 6
8	100 ± 0	100 ± 0	100 ± 0	79 ± 4
9	100 ± 0	100 ± 0	100 ± 0	71 ± 3
10	100 ± 0	100 ± 0	100 ± 0	82 ± 4
11	100 ± 0	100 ± 0	100 ± 0	76 ± 5
12	100 ± 0	100 ± 0	100 ± 0	71 ± 8
13	100 ± 0	100 ± 0	100 ± 0	68 ± 2
14	100 ± 0	100 ± 0	100 ± 0	60 ± 2
15	100 ± 0	100 ± 0	100 ± 0	68 ± 6

3.不同保鲜工艺对天麻口感影响

鲜天麻煮熟后具有糯性，掰开有黏丝，咀嚼后回甘，具淡淡的类似马尿的特殊味道。随着贮存时间的增加，其糯性和回甘减弱，特殊气味减少，变质天麻会出现酸败气味，并伴有白色汁液流出和腐烂。

本研究中不同保存工艺下天麻口感均表现为随贮存时间的延长而下降（表9-11）。应用工艺1和3保存的天麻在第2个月口感质量降低，第3个月开始酸败，第4个月腐烂；应用工艺3保存的天麻口感略优于工艺1。应用工艺2和4保存的天麻在第三个月开始出现口感质量下降，工艺4保存的天麻在第4个月出现腐烂。说明天麻经蒸制后低温保存能够较好的保存口感。应用工艺5和6保存的天麻在第4个月出现质量降低，工艺6比工艺5劣变快。壳聚糖涂抹（工艺7～10）保存的天麻在第3个月开始出现劣变，其中应用工艺8、9和10者能够较好的保存天麻的口感。说明，1%～2%浓度壳聚糖表面处理能够减少蒸制后保存天麻口感质量的降低。连翘提取液处理对保存天麻的口感无任何积极作用（工艺12～15）。

表9-11 不同保存工艺下天麻口感变化（$n=5$）

工艺	第1个月	第2个月	第3个月	第4个月
1	未变化	甜味减弱	特殊味道减弱，有酸味	脆变粉，有轻微腐烂味
2	未变化	未变化	甜味减弱	特殊味道减弱
3	未变化	甜味减弱、有酸味	特殊味道减弱，酸味变浓	脆变粉，浓烈的腐烂味，有白汁流出
4	未变化	未变化	甜味减弱	脆变粉，有白汁流出，有轻微腐烂味
5	未变化	未变化	未变化	甜味减弱
6	未变化	未变化	未变化	特殊味道减弱
7	未变化	未变化	甜味减弱	特殊味道减弱
8	未变化	未变化	未变化	甜味减弱
9	未变化	未变化	未变化	甜味减弱
10	未变化	未变化	未变化	甜味减弱
11	未变化	未变化	甜味减弱	特殊味道减弱
12	未变化	甜味消失，有酸味	脆变粉，酸味变浓	面粉质感，无特殊味道，浓烈的酸味
13	未变化	甜味消失，有酸味	脆变粉，酸味变浓	面粉质感，无特殊味道，浓烈的酸味
14	未变化	甜味消失，有酸味	脆变粉，酸味变浓	面粉质感，无特殊味道，浓烈的酸味
15	未变化	甜味消失，有酸味	脆变粉，酸味变浓	面粉质感，无特殊味道，浓烈的酸味

4.不同保鲜工艺对天麻硬度影响

随着保存时间的延长，不同保存工艺下天麻硬度均降低（表9-12）。应用工艺3保存的天麻1个月后硬度开始下降，应用工艺1和4保存的天麻在2个月后开始下降，应用工艺2保存的天麻在4个月后开始下降，说明蒸制后冷藏保存有利于保持天麻硬度。应用工艺5和6保存的天麻在4个月后硬度未发生改变，说明失去部分水分后真空冷藏保存可保持天麻的硬度。应用工艺7～11保存的天麻硬度略有下降，说明壳聚糖处理能够较好的保存天麻的硬度。应用工艺12～15保存的天麻硬度3个月后开始下降，说明连翘提取液不能保持天麻的硬度。

表9-12 不同保存工艺下天麻的硬度（$n=5$，kg/m³）

工艺	第1个月	第2个月	第3个月	第4个月
1	17.40 ± 0.32	15.67 ± 0.31	15.40 ± 0.42	14.83 ± 0.22
2	17.40 ± 0.01	17.40 ± 0.03	17.40 ± 0.02	15.90 ± 0.32
3	15.47 ± 0.32	15.30 ± 0.51	14.97 ± 0.23	13.27 ± 0.71
4	17.40 ± 0.55	15.37 ± 0.72	14.03 ± 0.51	13.30 ± 0.82
5	17.40 ± 0.03	17.40 ± 0.02	17.40 ± 0.03	17.40 ± 0.02
6	17.40 ± 0.04	17.40 ± 0.01	17.40 ± 0.03	17.40 ± 0.02
7	17.40 ± 0.03	17.40 ± 0.03	17.40 ± 0.03	16.23 ± 0.31
8	17.40 ± 0.03	17.40 ± 0.04	17.40 ± 0.01	15.60 ± 0.29
9	17.40 ± 0.01	17.40 ± 0.03	17.40 ± 0.05	16.00 ± 0.41
10	17.40 ± 0.06	17.40 ± 0.02	17.40 ± 0.04	16.60 ± 0.36
11	17.40 ± 00.2	17.40 ± 0.04	17.40 ± 0.02	16.67 ± 0.21
12	17.40 ± 0.02	17.40 ± 0.03	13.20 ± 0.03	10.37 ± 0.33
13	17.40 ± 0.03	17.40 ± 0.03	17.13 ± 0.02	14.90 ± 0.24
14	17.40 ± 0.02	17.40 ± 0.04	16.10 ± 0.04	14.83 ± 0.26
15	17.40 ± 0.02	17.40 ± 0.03	16.53 ± 0.07	14.93 ± 0.28

5.不同保鲜工艺对天麻色度影响

不同保存工艺下天麻色度均无显著规律性变化（表9-13），说明天麻色度不受当前实验中处理条件影响。

表9-13 不同保存工艺下天麻色度变化率（$n=5$，%）

工艺	第1个月	第2个月	第3个月	第4个月
1	97 ± 2	100 ± 5	96 ± 6	105 ± 9
2	100 ± 4	100 ± 8	101 ± 8	100 ± 6
3	101 ± 3	101 ± 3	105 ± 7	103 ± 7
4	104 ± 4	87 ± 2	97 ± 7	105 ± 8
5	101 ± 5	105 ± 9	99 ± 4	104 ± 5
6	103 ± 8	100 ± 6	104 ± 4	105 ± 7
7	98 ± 7	101 ± 8	100 ± 8	100 ± 5

工艺	第1个月	第2个月	第3个月	第4个月
8	103 ± 6	105 ± 7	99 ± 5	104 ± 6
9	102 ± 9	107 ± 5	105 ± 9	104 ± 8
10	104 ± 7	107 ± 6	104 ± 4	106 ± 7
11	104 ± 6	101 ± 3	103 ± 5	98 ± 6
12	102 ± 7	99 ± 6	98 ± 9	100 ± 8
13	101 ± 8	104 ± 4	99 ± 7	101 ± 6
14	96 ± 9	101 ± 7	103 ± 5	102 ± 7
15	98 ± 4	102 ± 9	102 ± 6	100 ± 9

6.不同保鲜工艺对天麻素和对羟基苯甲醇含量影响

天麻中天麻素和对羟基苯甲醇含量随保存时间的延长而降低（表9-14）。其含量表现为工艺2＞工艺4＞工艺1＞工艺3，说明蒸制后冷藏保存有利于保持天麻有效成分。应用工艺5和6保存的天麻有效成分含量4个月后分别为工艺2的1.75倍和2.27倍，说明天麻蒸制后再散失部分水分保存能够减少有效成分的损失。应用工艺7～11处理的天麻有效成分含量4个月后为工艺2的1.08～1.63倍，说明壳聚糖处理可保存天麻的有效成分，其中以2%壳聚糖效果最佳。应用工艺12～15处理的天麻有效成分含量低于工艺2。

表9-14　不同保存工艺下天麻的天麻素和对羟基苯甲醇含量（$n=5$，%）

工艺	第1个月	第2个月	第3个月	第4个月
1	0.35 ± 0.05	0.26 ± 0.06	0.18 ± 0.06	0.13 ± 0.06
2	0.46 ± 0.03	0.34 ± 0.07	0.29 ± 0.01	0.19 ± 0.02
3	0.33 ± 0.03	0.21 ± 0.05	0.13 ± 0.03	0.09 ± 0.03
4	0.39 ± 0.04	0.29 ± 0.07	0.23 ± 0.03	0.14 ± 0.04
5	0.60 ± 0.09	0.51 ± 0.08	0.39 ± 0.04	0.33 ± 0.04
6	0.63 ± 0.05	0.55 ± 0.08	0.51 ± 0.05	0.43 ± 0.05
7	0.49 ± 0.03	0.32 ± 0.05	0.27 ± 0.04	0.21 ± 0.02
8	0.44 ± 0.09	0.35 ± 0.05	0.28 ± 0.03	0.24 ± 0.04

续表

工艺	第1个月	第2个月	第3个月	第4个月
9	0.45 ± 0.06	0.37 ± 0.04	0.31 ± 0.05	0.26 ± 0.04
10	0.50 ± 0.05	0.41 ± 0.06	0.36 ± 0.04	0.31 ± 0.05
11	0.47 ± 0.08	0.33 ± 0.08	0.26 ± 0.03	0.16 ± 0.02
12	0.39 ± 0.05	0.32 ± 0.04	0.25 ± 0.04	0.18 ± 0.04
13	0.38 ± 0.03	0.30 ± 0.03	0.24 ± 0.04	0.13 ± 0.04
14	0.44 ± 0.04	0.34 ± 0.05	0.27 ± 0.03	0.15 ± 0.02
15	0.39 ± 0.09	0.36 ± 0.06	0.28 ± 0.02	0.16 ± 0.03

7. 不同保鲜工艺对天麻多糖含量影响

天麻中天麻多糖含量随保存时间的延长而逐渐下降（表9-15）。至实验结束，天麻多糖含量为工艺2＞工艺1＞工艺4＞工艺3，说明冷藏比常温处理更易保存多糖含量，而蒸制比鲜藏易于保持天麻多糖含量。工艺5和6保存的天麻，其天麻多糖降低速度最慢，4个月后含量分别为工艺2的1.28和1.52倍，说明蒸制失去部分水分后保存可有效减少天麻多糖含量的降低。与工艺2相比，壳聚糖和连翘提取液处理天麻多糖含量均显著降低，为其68.65%～95.04%，说明外源物质不能缓解天麻多糖含量的降低。

表9-15　不同保存工艺下天麻多糖含量（n=5，%）

工艺	第1个月	第2个月	第3个月	第4个月
1	22.36 ± 0.34	16.05 ± 0.15	10.52 ± 0.23	9.65 ± 0.13
2	23.43 ± 0.23	18.88 ± 0.13	14.79 ± 0.13	10.08 ± 0.17
3	19.31 ± 0.29	7.95 ± 0.11	7.51 ± 0.09	5.47 ± 0.05
4	21.98 ± 0.12	12.81 ± 0.17	10.73 ± 0.12	6.94 ± 0.15
5	21.89 ± 0.34	20.03 ± 0.21	17.75 ± 0.14	12.92 ± 0.16
6	20.61 ± 0.35	18.85 ± 0.12	16.13 ± 0.16	15.33 ± 0.14
7	18.07 ± 0.25	15.91 ± 0.13	11.03 ± 0.15	8.13 ± 0.16
8	21.26 ± 0.29	12.12 ± 0.12	9.42 ± 0.14	7.80 ± 0.09
9	20.66 ± 0.19	18.96 ± 0.14	10.86 ± 0.13	7.79 ± 0.06

工艺	第1个月	第2个月	第3个月	第4个月
10	19.87 ± 0.18	12.76 ± 0.09	8.78 ± 0.12	8.62 ± 0.07
11	20.12 ± 0.25	17.61 ± 0.06	10.18 ± 0.14	9.58 ± 0.11
12	21.93 ± 0.26	17.09 ± 0.10	16.76 ± 0.15	9.02 ± 0.13
13	21.55 ± 0.19	10.73 ± 0.12	8.95 ± 0.09	6.92 ± 0.08
14	22.78 ± 0.29	14.03 ± 0.13	10.49 ± 0.14	7.61 ± 0.04
15	21.46 ± 0.13	14.42 ± 0.14	13.86 ± 0.12	8.54 ± 0.09

综上所述，干燥后天麻不仅口感变差，食用也非常不便，必须经蒸锅润制后方可食用。而干燥和润制过程均会造成营养物质和药效成分的流失，不能保持天麻原有风味和药效。因此，鲜食天麻是众多消费者的选择。但当前鲜天麻货架期较短（1个月），远无法满足市场需求，故开展鲜天麻储藏技术和特性研究具有重大经济意义和药用价值。

我们研究发现储存期在1个月内的鲜天麻，其质量受储藏条件影响不显著，因此建议储存期在1个月以内的鲜天麻真空常温保存即可，可极大降低保存成本。但超过1个月，天麻质量会显著下降，必须采取综合措施以最大程度减少质量的降低。

新鲜果品及蔬菜等在保存过程中均会出现质量随保存时间延长而降低的现象。如猕猴桃保鲜过程中因失水和腐烂造成了失重率随保存时间的延长而增加，口感及营养成分亦表现为随保存时间的延长而降低。保鲜人参的有效药用成分随储存时间的延长而降低。本研究亦将鲜天麻和鲜瓜果蔬菜的保鲜进行类比研究，将失重率、可食率、口感、硬度及有效成分等作为衡量天麻质量变化的指标。结果表明，保鲜天麻的腐败率随保存时间的延长而升高，可食率随之降低，这与大多数水果蔬菜的变化规律一致。新鲜保存果蔬的色度变化是通过外观指示其是否劣变的重要方式。因为大多数果蔬质量下降通常伴随着色度值的升高。如竹笋经低温气调保鲜后，色度值上升，霉菌总数上升，质量下降。但藕带色度变化却不能真实反映其质量变化。本研究中天麻色度变化亦未随其质量变化而发生显著变化，说明天麻外观颜色不受保存环境影响，不能作为评价其内在质量的指标。

导致果实硬度下降的主要原因是果实细胞内的淀粉降解，引起细胞膨胀压的降低，以及构成细胞壁的主要成分果胶质的转化。而果蔬的软化是腐烂的前期特征之一，直接影响果蔬的贮藏时间。故减缓果蔬的软化是延长其储存期的重要手段。本研究中保鲜天麻的硬度随保存时间的延长而降低，因此阻止天麻软化是延长其货架期的重要手段。应将保鲜天麻的硬度作为评价保存质量的重要指标。

由此可见，在不同保存技术下天麻经1个月的保存后质量均会出现不同程度降低，因此最大程度提高天麻保存质量对提升其经济价值意义重大。而保存质量的提升则依靠技术的提升。故本研究又对不同保存工艺进行了分析，以期为昭通产鲜天麻的保存提供数据支撑。

下面从不同保鲜工艺对天麻品质的影响来看，有如下建议：

（1）蒸制处理后冷藏保存对天麻品质影响：热处理作为无公害保鲜果蔬的一种方法已引起从业者的普遍关注。该操作方法为果蔬采摘后用适当的高温处理一段时间，以降低其呼吸作用，延迟跃变型果实呼吸高峰的到来，抑制乙烯的产生，从而有效控制果实的软化。热处理还可控制虫害、生理病害的发生，并减缓冷害、降低果实软化速度和延长货架期。张子德等研究表明热处理鲜草莓可有效保持其颜色、硬度及风味，从而延长草莓货架期。王晶宇等研究表明未经蒸制保存的天麻因自身酶类尚未失活，在保存期间可进行生理代谢活动，消耗营养，品质下降快，保鲜效果较差，而蒸制天麻能保证天麻品质。本研究中天麻经蒸制后保存较天麻直接保存在失水率、硬度等指标上亦具有较好的效果。然而，单纯热处理虽能延长天麻货架期，但最多仅为80天（工艺3）。因此本研究又尝试了热处理与其他处理工艺结合对天麻保存效果的影响。

果蔬在储存过程中均要进行呼吸作用，该过程会消耗营养物质引起质量下降，如李玲等研究发现乙烯受体抑制剂1-MCP+1.5%果蔬保鲜剂的壳聚糖处理鲜马铃薯，能有效减弱其呼吸强度，从而减少营养物质消耗，延缓马铃薯变质的速度。孙海燕等研究认为天麻是呼吸活跃型块茎，降低天麻储存过程中的呼吸速率可有效减少其品质的降低。低温冷藏保鲜能够降低果蔬的呼吸作用，减少能量的耗散，抑制微生物的生长，延缓腐烂速度，从而达到保鲜效果。低温（1±0.5）℃保存凤凰水蜜桃可延长其贮藏期至23天，有效抑制冷害和褐变发生。本研究中冷藏天麻较常温储存可有效阻止天麻可食率的降低和失重率的升高，及天麻素和对羟基苯甲醇减少及天麻多糖的降解。

（2）涂抹壳聚糖保存对天麻品质影响：壳聚糖具有良好的成膜性，使膜内外气体交换变慢，可有效抑制果蔬的呼吸代谢，减缓营养物质的损耗。壳聚糖同时还具有广谱抗菌性，能减少细菌对果蔬的感染，从而使壳聚糖也具备良好的保鲜性能。祝美云等人采用壳聚糖涂抹猕猴桃保鲜研究表明其可有效抑制猕猴桃的呼吸强度和果实变软，减少果实在贮藏期间维生素C的损失。本研究表明壳聚糖保鲜天麻能有效维持天麻硬度，同时有效减少天麻的腐烂，与壳聚糖保鲜草莓结果一致。本研究中壳聚糖保鲜可有效降低天麻中天麻素和对羟基苯甲醇的降解，但对天麻多糖无影响。因此可在生产中根据实际情况适当调整壳聚糖用量保鲜天麻。

（3）涂抹连翘提取液保存对天麻品质影响：连翘是良好的天然保鲜剂已为众多研究者所共识，吴子龙等发现2%浓度连翘提取液显著减缓圣女果的劣变，延长其货架期，保障品质。熊运海发现连翘提取液可显著减缓黄瓜的劣变，从而减轻保存过程中的质量降低。连翘提取液对草莓、莴苣、桃果等也具有较好的保鲜作用。孙元军等研究结果认为连翘提取液能有效减缓桃果失重率的增加，蒋岚等研究表明连翘提取液保鲜白茅根可提高其可食率。但本研究发现连翘提取液可以加速天麻的劣变，表现为失重率和可食率加速下降，药用成分天麻素和对羟基苯甲醇及天麻多糖含量显著降低。因此，在实际生产中连翘提取液不能应用于天麻的保存。

（4）天麻部分失水后保存对其品质影响：果蔬的水分含量是影响其存贮质量的重要因素。这主要是由于果蔬的生理活动及其附着的微生物的代谢等均需要水分的参与。降低水分含量可在一定程度上抑制微生物活动和果蔬的代谢活动，从而减缓腐败和变质过程。如王海平等研究发现含水量高的仓储粮食的霉菌量也会升高，最终将导致粮食霉变和品质恶化。王欢等研究表明，水分含量大的骏枣干枣，其乙烯释放量大，呼吸作用强，不利于保存，但失水太多，口感、风味变差，不利于加工处理。干燥后谷物、蔬菜及药材等亦需要控制水分，若水分含量过高，会引起微生物的大量繁殖，导致发霉，腐烂。如甘草水分含量高条件下易发霉、腐烂，而保存干燥后谷物、蔬菜及药材等时，控制低水分保存，可以抑制或者降低一些代谢生理的反应速率，从而有效保证质量。基于此，本研究亦提出了控水保存（工艺5、工艺6）。这主要是由于虽然高温断生可以停止天麻的代谢活动，但由于其富含蛋白质和糖类的特性，能够为微生物提供代谢所需丰富的营养物质。故通过降低水分含量的方式可降低微生物活动，从而缓解天麻劣变。本研究表明，蒸制后散失部分水分低温保存可减少天麻的有效成分的散失，同时抑制霉变，提高可食率，延长货架期，同时天麻的口感风味亦没有发生显著变化。

综上所述，大麻保存过程中的影响因素保存温度、蒸制条件、保存初期水分含量和保鲜剂均会对保鲜天麻质量产生影响。本研究表明工艺6保存效果最好，综合控制保存天麻的保存温度、蒸制条件和保存初期水分含量，是一条新的有效、简单、安全途径。本研究的不足之处在于未能将工艺5和工艺10交互作用下的天麻保存效果进行研究，故将在后期进行深入探索。

三、脱硫处理对熏硫牡丹皮化学成分的影响

（一）脱硫前后牡丹皮化学成分分析

取市场上所购得的不同含硫量的牡丹皮药材10份，每份均分为二，一份留作对照，另一份按照1∶4的比例浸入含京百灵10%的溶液中，2小时后取出。另取同一份熏硫药材分为3份，将其浸入水中，2小时后取出，验证脱硫后SO_2的减少是否是脱硫剂将其氧化导致的。将所有相关药材置入冻干机中，冻干。

如图9-3所示，牡丹皮脱硫后多种化学成分的含量降低。其中化合物81在脱硫样品中无法检出。

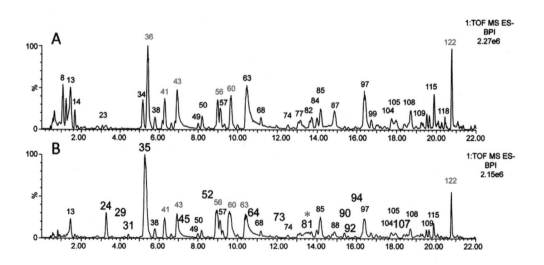

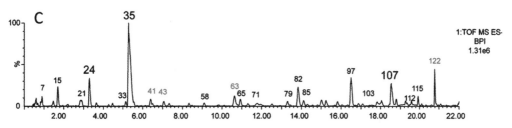

图9-3　样品中主要化合物（A.正常样品；B.熏硫样品；C.脱硫样品；粉色数字：与标准品比对的化合物；黑色的大号数字：硫熏过程中新产生的含硫化合物；标*的为脱硫后无法检出的成分）

对熏硫及脱硫样品进行PCA及OPLS-DA分析，结果如图9-4所示。paeoniflorin sulfonate、methyl gallate、catechin、paeoniflorin、化合物81、methyl m-digallate等成分均明显降低。其化合物结构图如图9-12D所示。

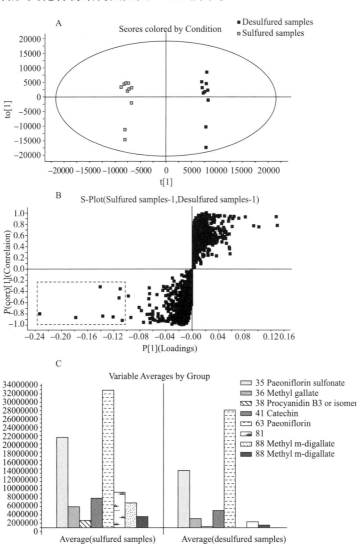

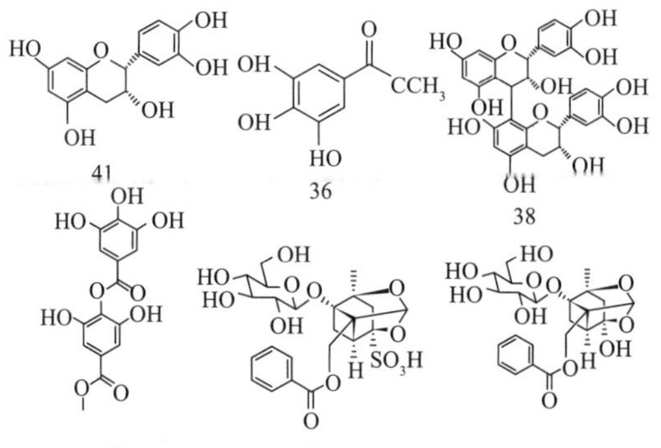

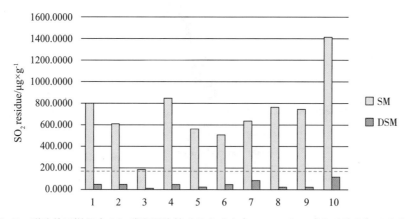

图9-4 脱硫前后化学成分差异分析（A.OPLS-DA分析图；B.S-Plot图；C/D.脱硫过程中含量显著降低的成分的相对含量及其结构图）

（二）熏硫与脱硫样品中SO$_2$残留量变化

SO$_2$残留量测定方法见2015年版《中国药典》第四部通则2331。对脱硫前后牡丹皮药材中SO$_2$残留量进行测定。

从图9-5中可以看出，各药材市场所购熏硫牡丹皮中SO$_2$残留量均超过《中国药典》规定，有的甚至高达1440mg/kg，脱硫处理后，SO$_2$残留量显著降低，均能符合《中国药典》标准。说明脱硫剂的使用确实可降低硫黄熏蒸牡丹皮中SO$_2$残留量。

图9-5 脱硫前后样品中SO$_2$残留量比较（粉色虚线表示2015年版《中国药典》限量范围）

（三）SO$_2$残留量与次生代谢产物相关性分析

对熏硫及脱硫牡丹皮中次生代谢产物含量进行测定，测定方法见第六章中基于

UPLC–Q–TRAP–MS–MS的牡丹皮化学成分定量分析。此外对次生代谢产物的含量与SO$_2$残留量进行相关性分析。

结果表明，熏硫牡丹皮经脱硫处理后，除没食子酸、1,2,3,4,6–五没食子酰葡萄糖苷的含量显著降低以外，其他8种化学成分的含量均不同程度地降低。其中SO$_2$残留量降低最明显；脱硫前，牡丹皮中SO$_2$的含量均高于172mg/kg，均值为618mg/kg，最大甚至达到1440mg/kg，均高于《中国药典》要求，脱硫处理后，SO$_2$残留量均符合《中国药典》规定。熏硫前后化学成分的含量见图9–6。

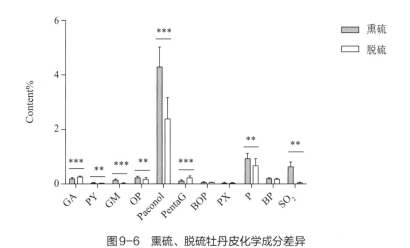

图9-6　熏硫、脱硫牡丹皮化学成分差异

注：*** 两组间存在极显著差异（$P<0.01$），** 两组间存在显著差异（$P<0.05$）。

熏硫牡丹皮经脱硫处理后，除没食子酸、1,2,3,4,6–五没食子酰葡萄糖苷的含量显著升高（可能是因为其更高级苷，如Hexagallylglucose、Heptagallylglucose等水解脱去没食子酸所致）以外，其他8种化学成分的含量均不同程度地降低。其中SO$_2$残留量降低最明显。在测定熏硫牡丹皮中SO$_2$的含量时，脱硫剂的使用对SO$_2$含量测定有掩盖作用，因为京百灵中CLO$_2$在水溶液中、加热条件下会产生次氯酸，使变红的甲基红乙醇溶液退色，从而使测定结果偏低。由此可看出，脱硫确实可以降低牡丹皮中SO$_2$残留量，同时会使牡丹皮中多种次生代谢产物含量降低。导致牡丹皮质量进一步降低。因此，此种脱硫处理方法应当禁止使用。

第十章
中药材二氧化硫 ISO 标准的制定

一、中药材风险评估概述

（一）风险分析相关概念

风险分析也被称为危险性分析，是通过研究分析及管理等一系列复杂过程确定危害因素及水平，并采取有效补救控制措施的过程。它是针对当前国际食品安全问题应运而生的一种宏观管理模式，同时也是一门发展中的新兴学科，其目标在于保护消费者的健康，达到食品食用安全，事先预测"未雨绸缪"的食品安全预警作用，此外还能促进公平的国际食品贸易，打破贸易壁垒。它经历了一系列过程，逐步发展，现在规范了其基本理论。风险分析通常由风险评估、风险交流和风险管理三部分组成。三者相互联系、互为前提，是整个风险分析中互相补充，必不可少的部分。

风险评估（risk assessment）是通过使用毒理数据、污染物残留数据分析、统计手段、暴露量及相关参数的评估等系统科学的步骤，决定食品中某种危害物的风险。风险评估通常包含危害识别、危害特征描述、暴露量评估、风险描述四个基本步骤。

风险管理（risk management）是权衡备选政策的过程，就是根据风险评估的结果，选择和实施适当的管理措施，需要时选择适当的预防和控制措施，尽可能有效地控制风险，从而保护消费者的健康和环境，促进公平贸易。风险管理分为四个部分，风险评价、风险管理选择评价、执行风险管理决定、监控和回顾。

风险交流（risk collununication）是指贯穿于整个风险分析过程中，学术界和研究机构的风险评估人员、政府及相关机构风险管理人员、企业及生产者、消费者和消费者组织，以及大众传播媒介等之间就风险及利益性质、风险评估的不确定性、风险管理措施等，及涉及风险评估及风险管理方面的任何问题、意见进行广泛的交流过程，包括对风险评估结果的解释和执行风险管理决定的依据。

（二）风险评估的组成及方法

风险评估由危害识别、危害描述、暴露评估、风险描述四个部分组成。评估的方法有定性风险评估、半定量/半定性风险评估、定量风险评估。

1.危害识别

危害识别是指识别可能存在于某种或某类特别食品中的生物、化学和物理因素的风险源，对风险源对人体健康和环境产生不良效果进行鉴定，并对其特性进行定性描述。食品添加剂类化学危害物危害识别的目的，是确定食品添加剂产生的潜在的不良影响，一般采用流行病学研究、动物毒性实验的毒理学研究、信息资料收集研究来完成。

（1）流行病学研究：是用来研究特定人群中不良健康影响发生频率和分布状况与特定食品添加剂危害之间的关系，由于现有的监测数据中很少有疾病散发病例，而且从总体来看，散发所引起的病例数可能远远大于重点记录的暴发所引起的病例数，因此对于大多数化学物很难获得临床和流行病学资料，如果能获得阳性的流行病学研究数据和临床研究数据，也可以用于危害识别和其他步骤。

（2）动物毒性实验的毒理学研究：分四个阶段来进行。第一阶段急性毒性实验，是单一剂量实验；第二阶段蓄积性毒性试验，包括遗传毒性试验、传统致畸试验、30天短期喂养试验；第三阶段繁殖毒性试验，包括90天喂养试验、繁殖试验、代谢试验；第四阶段慢性毒性试验和致癌试验，包括慢性毒性试验，致癌试验。动物毒性实验的目的是为了获得可观察的无作用剂量水平（NOEL值）、可观察的无副作用剂量水平（NOAEL值）、半致死剂量（LD_{50}）或半致死浓度（LC_{50}）、临界剂量，及为后面获得ADR值做准备。即根据动物毒性实验的有关终点来确定有关剂量。

（3）信息资料收集研究：由于流行病学和动物毒性实验研究费用昂贵，且能提供数据有限，所以应用很少。对全部化学物质进行毒理学实验也是不现实的，且没有必要，在许多情况下，对于已应用于食品的化学物质，其毒理数据可以在公开发表的论文、资料中获得，越权威的机构发表的数据可信度越高；对于未曾应用于食品中的化学物质，可以通过结构及其物化性质、物质的代谢和毒性、动物和体外毒理试验结果、使用历史等多方面进行识别。

2.危害描述

危害描述是指对食品中可能存在的生物、化学和物理因素对人体健康和环境产生的不良效果（包括不良效应和不良反应）进行定性和（或）定量评价。危害描述有时也称剂量-反应评估，危害描述的目的是获取某危害剂量与度量终点效应之间的直接关系。食品添加剂类化学危害物的危害描述一般是将毒理学试验获得的数据外推到人，计算人体的每日容许摄入量（ADI值）、暂定每日耐受摄入量（PTDI值）、暂定每周耐受剂量（PTWI值）。

第一类是有阈值的化学物质的剂量-反应外推（以ADI值的获得为例）。试验获得的NOEL或NOAEL值除以合适的安全系数即为ADI值。这个系数包括两部分，第一部分为动物和人之间的种属间差异，即动物实验数据外推给人时的安全系数（它又分解为毒代动力学系数4倍和毒效动力学系数2.5，两个分系数合计为10）；第二部分为个体敏感性差异造成的种属内差异，即人群之间妇女、儿童、老人及易感群体间的敏感性差异（它又平均分配为毒代动力学和毒效动力学各3.2倍，一般合计为10）。食品添加剂联合专家委员会（JECFA）和农药残留联席委员会（JMPR）采用安全系数以克服不确定性时，通常安全系数为100，当科学资料数量有限时，JECFA采用更大的安全系数。

第二类是无阈值的化学物质的剂量-反应外推。对于遗传毒性致癌物，即使在最低摄入量时，仍有致癌危险，所以一般不能用NOEL-安全系数来制定允许摄入量，也不能用安全限制的概念。对遗传毒性致癌物的管理办法有两种，一种是制定一个极低而可忽略不计、对健康影响甚微或者社会能接受的危险性水平。美国食品药品管理局（FDA）和美国环保署（EPA）选用的可接受的危险性水平是百万分之一（10^{-6}），即100万人中癌症发生率低于一人，这被认为代表一种不显著的危险性。另一种是禁止商业化使用该种化学物。

3.暴露评估

暴露评估是指对可能经食品摄入的生物、化学和物理性有毒有害物进行定性和

（或）定量评估。暴露评估主要要根据膳食调查和各种食品中生物、化学和物理性有毒有害物的暴露含量调查数据进行，目的在于通过计算，得到人体对于该种化学物质的暴露量。一般暴露量（EED）的计算基本公式是一个浓度–时间表征公式：

$$EED=\int_1^2 C(t)d$$

即一般暴露量 EED＝（暴露浓度 × 暴露频率 × 暴露持续时间 × 有关系数）/（暴露人群体重 × 拉平时间）

食品添加剂类化学危害物的暴露评估一般采用点评估法，即指在暴露评估的每个步骤都采用选取平均值反映人群暴露量的平均水平的数字点值的方法。具体做法是：首先要确定暴露人群、评估的化学危害物、具体食品这些评估对象；然后设计采样计划采取样品，进行样品中评估化学危害物含量的检测以获得危害物的暴露浓度；接下来确定评估具体食品的摄入量、暴露频率、暴露持续时间、体重、拉平时间等相关参数，确定这些参数的方法有问卷调查、查阅文献资料、运用统计数据、运用软件等手段；最后是利用前面所有获得的检测数据、参数确定合理的暴露量的计算公式。

4.风险描述

风险描述是指在危害识别、危害描述和暴露评估的基础上，对特定人群中产生已知或潜在不良健康影响的可能性及严重性进行定性和（或）定量评估，包括伴随的不确定性。风险描述最后以明确的结论、标准的文件形式和可被风险管理者理解的方式表述出来，最终达到为风险管理部门和政府提供科学的决策依据。

食品添加剂类化学危害物中这一步有时是用设计合理的公式直接计算风险大小的，已用过的方法主要有风险概率法、风险接触界限值法、食品安全指数法、风险商值法。

（1）风险概率法：$R=[EED/(ADI或RfD)]×100\%$

此法采用 EED 占 ADI 或 RfD 的百分数来表示风险的大小，即 ADI 或 RfD 数值越大表示风险越大。

此法能运用于有 ADI 或 RfD 值的化学危害物的风险评估。其优点是评估结果易于公众理解；缺点是评估比较粗放，没有体现出考虑有关参数。

（2）风险接触界限值法：$MOE=NOAEL/EED$、$MOE=LOAEL/EED$、$MOE=[(UF×MF)×ADI]/EED$ 或 $MOE=[(UF×MF)×RfD]/EED$。（通常取安全限定

值：$UF \times MF = 10000$）

此法计算结果表示的意义是：当 $MOE > (UF \times MF)$ 时，没有风险；当 $MOE < (UF \times MF)$ 时，证明存在风险，比值越大，风险越大。

此法能运用于有阈值的化学危害物的风险评估中。其优点是对有 $NOAEL$ 值（无可见不良作用剂量水平）、$LOAEL$ 值（最低可见不良作用剂量水平）的化学危害物提出了定量风险计算的公式；缺点是对有些化学危害物的安全限定值存在争议，有时难以获得评估化学危害物的安全限定值，且公众对评估结果难以理解。

（3）食品安全指数法：$IFS_c = (EDI_c \times f) / (SI_c \times BW)$，$EDI_c = Ri \times Fi \times Pi \times Ei$，其暴露量计算公式 $EED = (Ri \times Fi \times Pi \times Ei) / Bw$。

此法计算结果表示的意义是：$IFS_c \ll 1$，化学物质 C 对食品安全没有影响；$IFS_c \leq 1$，化学物质 C 对食品安全影响的风险是可以接受的；$IFSc > 1$，化学物质 C 对食品安全影响的风险超过了可接受的限度，出现这种情况就应该进入风险管理程序。

此法能够运用于有 ADI、RfD、$PTDI$ 或 $PTWI$ 值的化学危害物的风险评估中。其优点是对评估的化学危害物的暴露量计算过程中考虑了待评估具体食品的可食因子（Ei）、加工处理因子（Pi）、对只要有 ADI、RfD、$PTDI$ 或 $PTWI$ 值中任何一个值的化学危害物均可以运用该公式，扩大了公式的运用范围，且对评估结果表示的意义分得很细。其缺点是没有考虑到对暴露人群的一个长期/积累效应，没有设计诸如暴露频率（EF）、暴露持续时间（ED）、拉平时间（AT）之类的参数。

（4）风险商值法：$HQ = EED / (ADI 或 RfD)$、$HQ = (C_f \times PIR \times ABS \times EF \times ED) / (BW \times AT \times ADI)$、$HQ = (C_f \times PIR \times ABS \times EF \times ED) / (BW \times AT \times RfD)$。

其暴露量计算公式 $EED = (C_f \times PIR \times ABS \times EF \times ED) / (BW \times AT)$。

此法结果表示的意义是：$HQ < 1$ 没有风险；$HQ > 1$ 有风险，数值越大风险越大。

此法能够运用于有 ADI 或 RfD 值的化学危害物中。优点是对评估的化学危害物的暴露量计算过程中考虑了暴露人群对评估具体食品的肠胃吸收系数（ABS），设计了诸如暴露频率（EF）、暴露持续时间（ED）、拉平时间（AT）之类考虑到对暴露人群的一个长期"积累效应"的有关参数；跟食品安全指数法相比，缺点是对待评估具体食品没有设计有关可食因子（Ei）、加工处理因子（Pi）之类的系数。

（三）中药材二氧化硫风险评估模型

目前中药材污染物的风险评估多是借鉴食品添加剂的方法。中药材二氧化硫的风险评估主要参考了联合国粮农组织和世界卫生组织下的食品添加剂联合专家委员会（Joint FAO/WHO Expert Committee on Food Additives）提出的食品安全指数法和风险商值法，以及美国环保局提出的靶标危害系数法，并结合中药的用药特点，最终选取了THQ风险评估模型。风险评估公式如下：

$$其中，THQ = \frac{EED}{ADI} = \frac{C \times EF \times ED \times IR}{BW \times TA \times ADI \times 1000}$$

EED：药材中二氧化硫暴露量，mg/（kg·d）；

ADI：二氧化硫的每日容许摄入量，mg/（kg·d），JECFA规定ADI为0.7mg/（kg·d）；

C：药材中二氧化硫暴露浓度，mg/kg；

EF：每年暴露于毒物的天数，d/year；

ED：暴露于毒物的年数，year；

IR：每日摄取含污染物食物的量；

BW：人体平均体重，kg；

TA：平均接触非致癌物的时间。

一般来说，*THQ*>1 说明二氧化硫残留量会在一定程度上危害人体健康，若*THQ*<1 则说明当前范围内二氧化硫不会危害人体健康。因此，当*THQ*=1 时，即在安全情况下可计算得到二氧化硫最大残留量值。

二、中药材二氧化硫 ISO 标准的制定

（一）中药材二氧化硫 ISO 标准的研究背景

1. 食品中二氧化硫限量与现状

（1）国际食品添加剂通用法典标准规定的二氧化硫限量情况：国际食品添加剂法典委员会（CCFA）是联合国粮农组织和世界卫生组织于1963年联合建立的政府间国际组织，负责讨论并制定相关标准和规范，在国际食品法典事务中发挥着举足轻重的作用。CCFA规定了食品添加剂的最大使用量、功能分类、规格和纯度、食

品添加剂分析方法，以及提出的联合国粮农组织和世界卫生组织联合食品添加剂专家委员会（JECFA）优先评价名单等相关内容。JECFA负责进行风险评估，而其评估结果则被CCFA最终为CAC作为风险管理决策的基础。

二氧化硫作为食品添加剂，通常是以焦亚硫酸钾、焦亚硫酸钠、亚硫酸钠、亚硫酸氢钠、低亚硫酸钠等亚硫酸盐的形式添加于食品中，亚硫酸盐类漂白剂主要用于蜜饯、干果、干菜、果汁、竹笋、蘑菇、果酒、啤酒、糖果、粉丝的漂白。这类食品添加剂不仅有漂白的作用，还能起到抗氧化、防腐、防止食品褐变和膨松剂的作用。在2015年修订的国际食品添加剂通用法典标准中规定了不同食品中的限量情况（表10-1）。从所规定的限量值来看，不同产品的二氧化硫含量限量差异较大，如干制水果中的二氧化硫最大限量值可达1000mg/kg，蔬菜或干制蔬菜的二氧化硫限量值也能达到500mg/kg，葡萄酒中的二氧化硫最大限量值为350mg/kg。

表10-1　食品中使用添加剂亚硫酸盐最大残留限量（以二氧化硫计，mg/kg）

食品类别号	食品类别	最大使用量
4.1.1.2	经表面处理的新鲜水果	30mg/kg
4.1.2.1	冷冻水果	500mg/kg
4.1.2.2	干制水果	1000mg/kg
4.1.2.3	醋、油或盐水渍水果	100mg/kg
4.1.2.5	果酱、果冻、柑橘果酱	100mg/kg
4.1.2.7	糖渍水果	100mg/kg
4.1.2.8	水果预制品，包括果浆、果泥、水果顶饰和椰奶	100mg/kg
4.1.2.9	果基甜点，包括水基果味甜点	100mg/kg
4.1.2.10	发酵水果制品	100mg/kg
4.1.2.11	糕饼的水果馅料	100mg/kg
4.2.1.3	去皮、切块或切碎的新鲜蔬菜（包括蘑菇和食用真菌、块根类、豆类、芦荟）、海藻、坚果和籽类	50mg/kg
4.2.2.1	冷冻蔬菜（包括蘑菇和食用真菌、块根类、豆类、芦荟）、海藻、坚果和籽类	50mg/kg
4.2.2.2	干制蔬菜（包括蘑菇和食用真菌、块根类、豆类、芦荟）、海藻、坚果和籽类	500mg/kg
4.2.2.3	醋、油、盐水或酱油渍的蔬菜（包括蘑菇和食用真菌，块根类，豆类，芦荟）和海藻	100mg/kg

续表

食品类别号	食品类别	最大使用量
4.2.2.4	罐装或瓶装（经巴氏杀菌的）或杀菌袋装蔬菜（包括蘑菇和食用真菌、块根类、豆类、芦荟）和海藻	50mg/kg
4.2.2.5	蔬菜（包括蘑菇和食用真菌、块根类、豆类、芦荟）、海藻、坚果、籽类的泥及涂抹酱（如花生酱）	500mg/kg
4.2.2.6	蔬菜（包括蘑菇和食用真菌、块根类、豆类、芦荟）、海藻、坚果、籽类的浆及其制品（如蔬菜甜品和沙司，和糖渍蔬菜），不包括04.2.2.5类	300mg/kg
4.2.2.7	发酵蔬菜（包括蘑菇和食用真菌，块根类，豆类，芦荟）和海藻制品，不包括食品类别06.8.6、06.8.7、12.9.1、12.9.2.1和12.9.2.3中的发酵豆制品	500mg/kg
6.2.1	面粉	200mg/kg
6.2.2	淀粉	50mg/kg
6.4.3	预制面制品、面条及其类似产品	20mg/kg
7.2	精制焙烤制品及其混合物	50mg/kg
9.1.2	鲜软体动物，甲壳类和棘皮类动物	100mg/kg
9.2.1	冷冻的鱼，鱼片，和鱼制品，包括软体动物，甲壳类和棘皮类动物	100mg/kg
9.2.4.2	烹调的软体动物，甲壳类和棘皮类动物	150mg/kg
9.2.5	经烟熏，干制，发酵，和/或盐腌的鱼和鱼制品，包括软体动物，甲壳类和棘皮类动物	30mg/kg
9.4	全保藏的鱼和鱼制品，包括罐装或发酵的鱼和鱼制品，包括软体动物，甲壳类和棘皮类动物	150mg/kg
11.1.1	白糖，脱水葡萄糖，单水葡萄糖，果糖	15mg/kg
11.1.2	糖粉，葡萄糖粉	15mg/kg
11.1.3	绵白糖，绵红糖，葡萄糖浆，干制葡萄糖浆，粗制蔗糖	20mg/kg
11.1.5	压榨白糖	70mg/kg
11.2	红糖，不包括11.1.3类	40mg/kg
11.3	糖溶液和糖浆，以及（部分）转化糖，包括糖蜜，不包括11.1.3类	70mg/kg
11.4	其他糖和糖浆（如木糖，枫糖浆和糖配料）	40mg/kg
12.2.1	香草和香辛料	150mg/kg
12.2.2	调味料和调味品	200mg/kg
12.3	醋	100mg/kg
12.4	芥末	250mg/kg

食品类别号	食品类别	最大使用量
12.6	沙司及其类似产品	300mg/kg
14.1.2.1	果汁	50mg/kg
14.1.2.2	蔬菜汁	50mg/kg
14.1.2.3	浓缩果汁	50mg/kg
14.1.2.4	浓缩蔬菜汁	50mg/kg
14.1.3.1	水果浆	50mg/kg
14.1.3.2	蔬菜浆	50mg/kg
14.1.3.3	浓缩水果浆	50mg/kg
14.1.3.4	浓缩蔬菜浆	50mg/kg
14.1.4	水基调味饮料,包括"运动""能量""电解质"饮料及固体饮料	70mg/kg
14.2.1	啤酒和麦芽饮料	50mg/kg
14.2.2	苹果酒和梨酒	200mg/kg
14.2.3	葡萄酒	350mg/kg
14.2.4	果酒(不包括葡萄)	200mg/kg
14.2.5	蜂蜜酒	200mg/kg
14.2.6	酒精含量高于15%的蒸馏酒饮料	200mg/kg
14.2.7	加香酒精饮料(如啤酒,果酒和含酒精的清凉饮料,低酒精度提神饮料)	250mg/kg
15.1	以土豆、谷物、面粉或淀粉(来自块根,豆类)为原料的零食	50mg/kg

（2）GB 2760—2014《食品添加剂使用标准》规定的二氧化硫限量情况：GB 2760—2014《食品添加剂使用标准》中，规定了二氧化硫、焦亚硫酸钾、焦亚硫酸钠、亚硫酸钠、亚硫酸氢钠、低亚硫酸钠等食品添加剂在25大类不同水果、蔬菜中的限量值（表10-2）。其中，干制蔬菜（仅限脱水马铃薯）中的二氧化硫最大限量值为400mg/kg，属于标准中限量值最大的，但小于国际食品添加剂通用法典标准规定的500mg/kg。水果干类的最大残留量为100mg/kg，也同样远小于国际上规定的限量。总体来看，我国制定的食品中二氧化硫限量标准要比国际食品添加剂通用法典标准严苛得多。

表 10-2　GB 2760—2014《食品添加剂使用标准》规定的二氧化硫限量（mg/kg）

食品分类号	食品名称	最大使用量	备注
4.1.1.2	经表面处理的鲜水果	50	以二氧化硫计
4.1.2.2	水果干类	100	以二氧化硫计
4.1.2.8	蜜饯凉果	350	以二氧化硫计
4.2.2.2	干制蔬菜	200	以二氧化硫计
4.2.2.2	干制蔬菜（仅限脱水马铃薯）	400	以二氧化硫计
4.2.2.3	腌渍的蔬菜	100	以二氧化硫计
4.2.2.4	蔬菜罐头（仅限竹笋、酸菜）	50	以二氧化硫计
4.3.2.2	干制的食用菌和藻类	50	以二氧化硫计
4.3.2.4	食用菌和藻类罐头（仅限蘑菇罐头）	50	以二氧化硫计
4.4.1.4	腐竹类（包括腐竹、油皮等）	200	以二氧化硫计
4.5.2.3	坚果与籽类罐头	50	以二氧化硫计
5	可可制品、巧克力和巧克力制品（包括代可可脂巧克力及制品）以及糖果	100	以二氧化硫计
6.3.2.1	生湿面制品（如面条、饺子皮、馄饨皮、烧麦皮）仅限拉面	50	以二氧化硫计
6.5.1	食用淀粉	30	以二氧化硫计
6.8	冷冻米面制品（仅限风味派）	50	以二氧化硫计
7.3	饼干	100	以二氧化硫计
11.1	食糖	100	以二氧化硫计
11.2	淀粉糖（果糖、葡萄糖、饴糖、部分转化糖等）	40	以二氧化硫计
11.5	调味糖浆	50	以二氧化硫计
12.10.2	半固体复合调味料	50	以二氧化硫计
14.2.1	果蔬汁（浆）	50	以二氧化硫计
14.2.3	果蔬汁（浆）类饮料	50	以二氧化硫计
15.3.1	葡萄酒	250mg/L	以二氧化硫计
15.3.3	果酒	250mg/L	以二氧化硫计
15.3.5	啤酒和麦芽饮料	10	以二氧化硫计

2.中药材中二氧化硫限量与现状

近年来，随着中药质量控制水平的提高和科技的发展，国家药典委员会在不断提升药品标准的同时，也加强了中药材及饮片中具有潜在风险的残留物质的控制。针对部分中药材初加工过程中使用硫黄熏蒸的情况，国家药典委员会自2003年起按照（原）国家食品药品监督管理局的部署，对中药材及饮片中的二氧化硫残留量检测方法和限量进行立项研究。2005年版《中国药典》增补本开始收载了相应的检测方法。之后，参照世界卫生组织（WHO）、联合国粮食及农业组织（FAO）、国际食品法典委员会（CAC）、我国食品添加剂使用标准等相关规定，根据中国食品药品检定研究院和相关研究单位的两千余批样品检测和监测数据，经多次专家委员会研究，起草制订了二氧化硫残留限量。

在国际上，不同国家和地区制定的中药材二氧化硫残留限量值较食品中的限量值严苛（表10-3）。如韩国食品医药品安全厅规定，进入韩国市场销售的金银花、桔梗、芦根、丹参、当归、白果等266种中药材中残留二氧化硫限量须低于30mg/kg。《日本药典》和《美国药典》规定的中草药中二氧化硫残留限量值均为50mg/kg。联合国粮食和农业组织（FAO）和世界卫生组织（WHO）联合食品添加剂专家委员会（JECFA）对二氧化硫及亚硫酸盐类物质作为食品添加剂的危险性评估为：二氧化硫的日容许摄入量（ADI）为$0 \sim 0.7$mg/kg体重，即一个60kg体重的成人，每天二氧化硫的摄入量不超过42mg。

在我国，中药材二氧化硫限量标准值也都是参照国际食品添加剂法典相关标准进行制定的。如参照FAO及WHO制定的"食品添加剂通用标准"（第35届CAC大会2012年更新）12.2.1项的有关规定，即草药及香料中亚硫酸盐残留量"以二氧化硫计不得过150mg/kg"，比照了我国GB 2760—2014《食品添加剂使用标准》中关于硫黄熏蒸的最大使用量标准，结合国内相关研究数据，经组织药典委员、专家反复研究，制订了中药材及饮片中亚硫酸盐残留量（以二氧化硫计）不得过150mg/kg的限量。

根据《中国药典》、全国各省市中药材标准、炮制规范以及《中药材手册》《中国药材商品学》等专著、文献记载，传统习用硫黄熏蒸中药材及饮片品种情况，考虑到山药、牛膝、粉葛、天冬、天麻、天花粉、白及、白芍、白术、党参等10种鲜药材质地的特殊性，其在产地加工过程中干燥十分困难，易腐烂生虫等，参照FAO及WHO制定的"食品添加剂通用标准"（第35届CAC大会2012年更新）第4.2.2.5项中对蘑菇、豆类、海藻类等干菜及种子类产品中亚硫酸盐"以二氧化硫计不得过

500mg/kg"的规定，结合国内相关研究数据，制订了这10种中药材及其饮片中亚硫酸盐残留量（以二氧化硫计）不得过400mg/kg的限量。2015年版《中国药典》又对个别中药材进行了重新修订，如对山药（毛山药和光山药）、牛膝、粉葛、天麻、天冬、天花粉、白及、白术、白芍和党参等10种中药材及饮片规定，其二氧化硫残留量不得超过400mg/kg，其他中药材及饮片中则不得超过150mg/kg，另外规定山药片中不得过10mg/kg。

表10-3　不同国家和地区对中药材二氧化硫残留限量规定

编号	国家标准	二氧化硫残留限量值（mg/kg）
1	《韩国药典》	30
2	《日本药典》	50
3	《美国药典》	50
4	FAO/WHO	150
5	《中国药典》	150/400

（二）中药材中二氧化硫ISO标准的制定

1.药材中二氧化硫标准在不同国家药典中的比较

目前，国际上比较通用的二氧化硫的检测方法以滴定法为主，主要由于其操作简单方便，能够更好地普及和应用。本书第一章已经介绍了目前滴定法的种类和特点，下面具体分析不同国家药典中滴定法的异同。

本书主要对《中国药典》《欧洲药典》《英国药典》《美国药典》《日本药典》和《韩国药典》中二氧化硫检测方法进行了比较分析，可以看出国际上对于应用滴定法检测二氧化硫是比较认可的，区别在于使用的反应仪器、指示剂、吸收液等有所区别，比如《中国药典》中使用的仪器设备与其他国家的均不同，而且《中国药典》中使用气体是氮气，《欧洲药典》使用的气体是二氧化碳。但其基本原理是一致的，均是通过盐酸与药材中的二氧化硫或亚硫酸盐反应产生二氧化硫，通过氮气或二氧化碳气体通入过氧化氢吸收液中，再经氢氧化钠滴定后确定二氧化硫的残留量。因此，在制定中药材二氧化硫国际标准的过程中，同样以酸碱滴定法作为检测中药材中二氧化硫残留量的第一选择，其他检测方法如气相色谱法和离子色谱法可作为参考。各国药典中滴定法的异同点可见表10-4。

表9-4 不同国家药典中滴定法的异同

国家药典	原理	仪器设备	气体	气体流速（mL/min）	吸收液	指示剂	酸/浓度[mol/L（HCl）]	碱/浓度[mol/L（NaOH）]	最大限量值（mg/kg）	计算公式（μg/g）
《中国药典》	酸碱中和滴定		氮气	200	3% H₂O₂	甲基红	6	0.01	150/400	$\dfrac{(A-B)\times C\times 0.032\times 10^{6}}{W}$
《欧洲药典》	酸碱中和滴定		二氧化碳	100±5	H₂O₂	溴酚蓝	6	0.1	150	$32030\times(V_1-V_2)\times\dfrac{n}{m}$
《英国药典》	酸碱中和滴定		氮气、二氧化碳	100	H₂O₂	溴酚蓝	6	0.1	150	$32030\times(V_1-V_2)\times\dfrac{n}{m}$

续表

国家药典	原理	仪器设备	气体	气体流速（mL/min）	吸收液	指示剂	酸浓度 [mol/L（HCl）]	碱/浓度 [mol/L（NaOH）]	最大限量值（mg/kg）	计算公式（μg/g）
《美国药典》	酸碱中和滴定		氮气，二氧化碳	100 ± 5	H_2O_2	溴酚蓝，甲基红	6	0.1	50	$1000（32.03）V/W$
《日本药典》 和 《韩国药典》	酸碱中和滴定		二氧化碳	100 ± 5	H_2O_2	溴酚蓝	2	0.1	50	$V/M \times 1000 \times 3.203$

2. 中药材中二氧化硫残留理论限量标准制定思路

二氧化硫是国内外普遍认可的硫熏评价指标，其残留量大小可初步反映中药材硫熏程度。虽然国内外制定了二氧化硫残留限量值，但差异明显，甚至有些限量标准要比食品严苛，况且中药并不像食品一样每天都会食用，因此现行的中药材二氧化硫限量标准的合理性还需进一步商榷。本书基于风险评估模型（THQ），结合中药食用特点和每日食物摄入量对中药材二氧化硫的安全性进行风险评估，并结合目前中药材二氧化硫残留超标统计情况进行合理性验证，为中药材二氧化硫残留限量标准的制定提供科学依据。

考虑到中药材并不像食品一样每天都会食用，故在进行中药材二氧化硫风险评估过程中，要充分考虑暴露频率和暴露时间。本章风险评估模型中参数的设置主要参照了笔者前期发布的ISO186642015 *Traditional Chinese Medicine —Determination of heavy metals in herbal medicines used in Traditional Chinese Medicine* 标准。

具体如下：EF为每年暴露于毒物（此处指硫熏中药材）的天数（接触频率day/year），为30天。ED为暴露于硫熏中药材的年数，此处设为30年，即人的一生最多有30年是接触硫熏中药材。人体平均体重参照国际通用标准，成人为60kg。此外，考虑到二氧化硫的每日容许摄入量（ADI）和每日摄入食物的总量，最终计算得到中药材二氧化硫最大残留参考值约为750mg/kg。该限量值比各国药典中规定的二氧化硫限量值均高，但与国际食品添加剂法典标准中规定的蔬菜、水果的二氧化硫限量值（500～1000mg/kg）相符。这说明该评估结果相对于中药材来说是合理的。

由于空气中含有二氧化硫，植物本身也含有硫，甚至一些中药材的化学成分本身就是含硫化合物，因此韩国、美国将中药材二氧化硫标准限量分别定为30mg/kg和50mg/kg，但该制定方法缺少科学依据。正是因为这些标准本身不合理，导致大量中药材即使不经硫熏，也出现二氧化硫超标的情况。需要特别说明的是，为了限制外国产品的进口，保护本国市场，发达国家会制定严格的技术法规和标准，直接或间接构成对其他国家，特别是发展中国家的技术贸易壁垒。

综上所述，一方面由于二氧化硫属于低毒物质，相比于黄曲霉素等高毒物质来说其危害并不大；中药材不同于食品，并不是每天都食用，在二氧化硫的暴露时间和频率上也远小于食品，中药材所含二氧化硫对人体造成的实际危害很低。二是少量二氧化硫不会增加中药材的毒性，但硫熏可能会改变中药材化学成分含量，从而影响中药材质量；因此还需进一步研究二氧化硫对药材质量的影响及其潜在危害。三是毒性物质的暴露危害与暴露周期、暴露频次、使用方法等综合因素有关；过分严格的食品药品安全标准不仅会造成一些合格中药材被误判为不合格，影响给中药材的生产、销售及出口，更会引起民众不必要的恐慌。

风险评估是对特定时期内因危害暴露而对生命与健康产生潜在不良影响的特征性描述。一般来说，风险评估主要包括以下分析步骤：首先是危害识别，确定某种或某一组药材中残留的二氧化硫中可能产生不良健康影响的生物、化学和物理因素。其次是危害特征描述和暴露评估，对可能经药材摄入的及其他相关途径暴露的生物、化学和物理因素进行定性或定量评估，针对二氧化硫来说涉及因素主要有暴露频率、暴露时间等。最后，对特定人群中产生已知或潜在不良健康影响的可能性及严重性进行定性或定量估计，此时需要考虑不同人群的体重、每日摄入含二氧化硫药材的量和每日耐受摄入量（ADI）。

3. 中药材中二氧化硫残留限量理论值的确定

考虑到中药材并不像食品一样每天都会食用，故在进行中药材二氧化硫风险评估过程中，要充分考虑暴露频率和暴露时间。本章风险评估模型中各指标及其对应参数的设置具体如下：

$$其中：THQ = \frac{EED}{ADI} = \frac{C \times EF \times ED \times IR}{BW \times TA \times ADI \times 1000}$$

EED：药材中二氧化硫暴露量，mg/（kg·d）；

ADI：二氧化硫的每日容许摄入量，mg/（kg·d），JECFA 规定 *ADI* 为 0.7mg/（kg·d）；

C：药材中二氧化硫暴露浓度，mg/kg；

EF：每年暴露于毒物的天数，d/year，设为 30 天；

ED：暴露于毒物的年数，30year；

IR：每日摄取含污染物食物的量，成人的水煎剂平均每天最大服用 200g 药材，儿童服用 100g 药材；成人散剂平均一天服用 30g，儿童为 20g；

BW：人体平均体重，采用国际通用标准成人为 60kg；

TA：平均接触非致癌物的时间，级拉平时间，为 365×70years。

另外，根据 WHO 的 *Quality control methods for medicinal plant materials* 中规定，植物药中的二氧化硫作为食物摄入量的一部分，应考虑到其在风险评估中所占的比例，因此以服用药材的剂量IR与每天人体摄入食物总量（WF）的比值来表示服用药材摄入的二氧化硫引起的风险占THQ的比例。故公式调整如下：

$$C=THQ \times \frac{IR}{WF} \times \frac{BW \times TA \times ADI \times 1000}{EF \times ED \times IR}$$

其中，*WF* 为每日摄入食物的总量。参照 Global Environment Monitoring System（GEMS）/Food Cluster Diets database 数据库，得到每日摄入食物总量约为1600g/d。

综上，考虑二氧化硫的每日容许摄入量（ADI）和每日摄入食物的总量，计算得到中药材中二氧化硫最大残留限量理论值为750mg/kg。该参考值高于其他国家和地区药典中规定的限量值，但是与食品添加剂法定标准中规定的蔬菜水果等二氧化硫限量值相比更合理，更加符合中药材的用药特点和使用习惯。

4. 基于中药材二氧化硫ISO标准的中药材安全现状分析

本书对近10年有关中药材二氧化硫检测的文献进行统计，整理了35种中药材共计866批数据，以中药材二氧化硫ISO标准为依据，对中国中药材二氧化硫残留情况进行了分析，以期在国际标准下相对全面地评价中药材二氧化硫残留现状，并为此后的相关研究提供参考。

以750mg/kg的二氧化硫限量标准作为评价依据，35种中药材862批数据中，超标批次为173批，平均超标率为20.07%。这相比于以《中国药典》标准统计得到的超标率52.43%来说整体显著下降，而且每种药材的二氧化硫超标率亦均显著下降，有11种中药材超标率均为0（表10-5）。

表 10-5 基于中药材二氧化硫 ISO 标准的残留情况统计

编号	品种	类型	检验批次	超标批次	标准限量值（mg/kg）	平均值（mg/kg）	最大值（mg/kg）	超标率（%）（药典标准）	超标率（%）（ISO标准）
1	山药	根茎	95	21	750	520.76	3046.40	36.84	22.11
2	白芍	根	75	5	750	289.08	1870.00	25.33	6.67
3	党参	根	58	35	750	1011.79	3580.00	74.14	60.34
4	天花粉	根	28	8	750	608.59	1661.00	75.00	28.57
5	天麻	块茎	27	1	750	191.09	1112.80	14.81	3.70
6	天冬	块根	24	4	750	377.11	960.00	25.00	16.67
7	白术	根茎	24	1	750	242.92	1140.00	12.50	4.17
8	牛膝	根	24	11	750	925.48	4064.00	70.83	45.83
9	粉葛	根	6	0	750	341.83	620.00	33.33	0
10	白及	块茎	15	4	750	596.59	1741.99	53.33	26.67
11	当归	根	71	17	750	560.82	3372.00	76.06	23.94
12	枸杞	果实	47	8	750	487.10	4202.67	38.30	17.02
13	菊花	花	38	7	750	544.12	5722.00	57.89	18.42
14	川贝母	鳞茎	38	13	750	635.20	3115.30	73.81	34.21
15	百合	鳞叶	28	8	750	569.82	2733.00	60.71	28.57
16	黄芪	根	25	5	750	469.82	4453.00	56.00	20.00
17	葛根	根	23	9	750	644.46	1794.00	86.96	39.13
18	白芷	根	21	3	750	377.95	1141.00	71.43	14.29

续表

编号	品种	类型	检验批次	超标批次	标准限量值（mg/kg）	平均值（mg/kg）	最大值（mg/kg）	超标率（%）（药典标准）	超标率（%）（ISO标准）
19	桔梗	根	19	3	750	495.42	2410.00	73.68	15.79
20	金银花	花	18	0	750	119.66	368.00	38.89	0
21	麦冬	块根	16	3	750	504.16	1122.00	81.25	18.75
22	玉竹	根茎	16	1	750	334.34	902.20	62.50	6.25
23	茯苓	菌核	16	0	750	60.24	223.50	6.25	0
24	南沙参	根	15	3	750	391.14	2000.00	53.33	20.00
25	牡丹皮	根皮	16	0	750	304.04	658.00	81.25	0
26	丹参	根和根茎	11	0	750	278.55	490.00	72.73	0
27	山银花	花	10	1	750	543.90	806.00	100.00	10.00
28	川明参	根	10	2	750	384.20	1175.00	60.00	20.00
29	人参	根和根茎	9	0	750	229.68	713.00	55.56	0
30	薏苡仁	种仁	8	0	750	311.68	678.40	50.00	0
31	泽泻	块茎	7	0	750	60.89	244.00	14.29	0
32	半夏	块茎	6	0	750	161.01	591.00	33.33	0
33	厚朴	干皮、根皮和枝皮	6	0	750	68.12	110.71	0.00	0
34	射干	根茎	6	0	750	139.73	301.70	33.33	0
35	板蓝根	根	6	0	750	245.82	699.00	66.67	0
平均超标率								52.43	20.07

（三）制定中药材中二氧化硫ISO标准的意义

1.中药材中二氧化硫ISO标准的科学性和实用性

从不同国家制定的中药材二氧化硫限量标准来看，存在明显差异，甚至有些标准过于严苛，这不仅会导致中药材在国际贸易中受阻，还会影响中药产业的健康发展。众所周知，中药不论是从种植（年限），还是服用方式（用法、用量）等方面均与粮农作物不同，因此直接照搬粮农作物的二氧化硫限量标准来评价中药材值得商榷。虽然现有药典标准都是在大量的调研及实验数据积累的基础上制定的，有其合理性，但是从食用习惯和用药频率来看，中药材中二氧化硫的限量标准不应比食品中限量标准（500~1000mg/kg）更严苛。因此根据用药特点和习惯（如浸泡、煎煮），参照WHO规定的每人每日二氧化硫最大耐受摄入量，制定适合中药材的二氧化硫ISO标准，不仅对中药国际化能够产生积极的影响，而且对保障全球人民的健康，具有重要实际意义。

2.为打破发达国家技术贸易壁垒提供科学支撑

随着各个国家对中药材技术贸易壁垒的日渐升级，我国中药类产品的出口受到国际市场的诸多限制，技术贸易壁垒成为中药出口的最大"障碍"。作为国际贸易保护主义的最后庇护所，各种标准和技术规范成为调节当今国际贸易技术壁垒的重要手段。如韩国于2010年更新发布《中药的残留、污染物标准及试验方法》，对265种中药材的二氧化硫残留量作出统一的限量规定，含量必须在30mg/kg以下，并持续更新部分中药材中一些关键污染物的限量。由于技术壁垒，大部分表现为各种技术法规、标准、合格评定程序等，中药材产品要符合进口国制订的各种技术要求，就必须在各种相关技术上有所改善和提高，而这必然造成产品和贸易成本提高，挤压企业生产利润，陷入恶性循环。良好国际标准的制定，应建立在大量严谨的科学研究之上，要充分尊重科学规律。中药材中二氧化硫ISO标准的制定，将中药材二氧化硫残留平均超标率从52.43%降至20.07%，为消除国际贸易中的技术壁垒提供了理论支撑，对促进中药材进出口贸易良性发展奠定了坚实的基础。

参考文献

[1] Bai J.W., Sun D.W., Xiao H.W., et al. Novel high-humidity hot air impingement blanching (HHAIB) pretreatment enhances drying kinetics and color attributes of seedless grapes [J]. Innovative Food Science & Emerging Technologies, 2013, 20: 230–237.

[2] Bai Y. J., Xu J. D., Kong M., et al. Discovery of characteristic chemical markers for inspecting sulfur-fumigated Radix Angelicae Sinensis by ultra-high performance liquid chromatography-quadrupole/time-of-flight mass spectrometry based metabolomics and chemical profiling approach [J]. Food Res Int, 2015, 76 (Pt3): 387–394.

[3] Breksa A. P., Robertson L. D., Labate J. A., et al. Physicochemical and morphological analysis of ten tomato varieties identifies quality traits more readily manipulated through breeding and traditional selection methods [J]. Journal of Food Composition and Analysis, 2015, 42:16–25.

[4] Cai H., Cao G., Li L., et al. Profiling and characterization of volatile components from non-fumigated and sulfur-fumigated Flos Lonicerae Japanicae using comprehensive two-dimensional gas chromatography time-of-flight mass spectrometry coupled with chemical group separation [J]. Molecules, 2013, 18 (2): 1368–1382.

[5] Cai J., Man J., Huang J., et al. Relationship between structure and functional properties of normal rice starches with different amylose contents [J]. Carbohydr Polym, 2015, 125: 35–44.

[6] Cao G., Li Q., Wu X., et al. Coupling needle-trap devices with comprehensive two-dimensional gas chromatography with high-resolution time-of-flight mass spectrometry to rapidly reveal the chemical transformation of volatile components from

sulfur−fumigated ginseng[J]. J Sep Sci, 2015, 38(7): 1248−1253.

[7] Cao G., Li Q., Zhang J., et al. A purge and trap technique to capture volatile compounds combined with comprehensive two−dimensional gas chromatography/time−of−flight mass spectrometry to investigate the effect of sulfur−fumigation on Radix Angelicae Dahuricae[J]. Biomed Chromatogr, 2014, 28(9): 1167−1172.

[8] Cheng Y., Peng C., Wen F., et al. Pharmacokinetic comparisons of typical constituents in white peony root and sulfur fumigated white peony root after oral administration to mice[J]. J Ethnopharmacol, 2010, 129(2): 167−173.

[9] Chiu C. S., Deng J. S., Chang H. Y., et al. Antioxidant and anti−inflammatory properties of Taiwanese yam(Dioscorea japonica Thunb. var. pseudojaponica(Hayata) Yamam.)and its reference compounds[J]. Food Chem, 2013, 141(2): 1087−1096.

[10] Correia P. R., Nunes M. C., Beirão−Da−Costa M. L. The effect of starch isolation method on physical and functional properties of Portuguese nuts starches. I. Chestnuts (Castanea sativa Mill. var. Martainha and Longal)fruits[J]. Food Hydrocolloids, 2012, 27(1): 256−263.

[11] Correia P., Beirão−Da−Costa M. L. Effect of drying temperatures on starch−related functional and thermal properties of chestnut flours[J]. Food and Bioproducts Processing, 2012, 90(2): 284−294.

[12] Cui M. C., Chen S. J., Wang H. H., et al. Metabolic profiling investigation of Fritillaria thunbergii Miq. by gas chromatography−mass spectrometry[J]. J Food Drug Anal, 2018, 26(1): 337−347.

[13] Dai S., Shang Z., Wang F., et al. Novelty application of multiomics correlation in the discrimination of sulfur−fumigation and non−sulfur−fumigation Ophiopogonis Radix [J]. Sci Rep, 2017, 7(1): 9971.

[14] Dharmaraj U., Malleshi N. G. Changes in carbohydrates, proteins and lipids of finger millet after hydrothermal processing[J]. LWT − Food Science and Technology, 2011, 44(7): 1636−1642.

[15] Duan B., Huang L., Chen S. Study on the destructive effect to inherent quality of Fritillaria thunbergii Miq.(Zhebeimu)by sulfur−fumigated process using

chromatographic fingerprinting analysis [J]. Phytomedicine, 2012, 19 (6): 562–568.

[16] Duan S. M., Xu J., Bai Y. J., et al. Sulfur dioxide residue in sulfur–fumigated edible herbs: The fewer, the safer? [J]. Food Chem, 2016, 192: 119–124.

[17] Fan G., Deng R., Zhou L., et al. Development of a rapid resolution liquid chromatographic method combined with chemometrics for quality control of Angelicae dahuricae radix [J]. Phytochem Anal, 2012, 23 (4): 299–307.

[18] Jiang H., Jane J. L., Acevedo D., et al. Variations in starch physicochemical properties from a generation–means analysis study using amylomaize V and VII parents [J]. J Agric Food Chem, 2010, 58 (9): 5633–5639.

[19] Jiang X., Huang L. F., Zheng S. H., et al. Sulfur fumigation, a better or worse choice in preservation of Traditional Chinese Medicine? [J]. Phytomedicine, 2013, 20 (2): 97–105.

[20] Jin X., Zhu L. Y., Shen H., et al. Influence of sulphur–fumigation on the quality of white ginseng: a quantitative evaluation of major ginsenosides by high performance liquid chromatography [J]. Food Chem, 2012, 135 (3): 1141–1147.

[21] Kang C. Z., Yang W. Z., Zhou L., et al. Quality changes in Gastrodia Rhizoma of different origins and forms before and after sulfur fumigation [J]. Zhongguo Zhong Yao Za Zhi, 2018, 43 (2): 254–260.

[22] Kang C., Lai C. J., Zhao D., et al. A practical protocol for comprehensive evaluation of sulfur–fumigation of Gastrodia Rhizoma using metabolome and health risk assessment analysis [J]. J Hazard Mater, 2017, 340: 221–230.

[23] Kong M., Liu H. H., Wu J., et al. Effects of sulfur–fumigation on the pharmacokinetics, metabolites and analgesic activity of Radix Paeoniae Alba [J]. J Ethnopharmacol, 2018, 212: 95–105.

[24] Kong M., Liu H. H., Xu J., et al. Quantitative evaluation of Radix Paeoniae Alba sulfur–fumigated with different durations and purchased from herbal markets: simultaneous determination of twelve components belonging to three chemical types by improved high performance liquid chromatography–diode array detector [J]. J

Pharm Biomed Anal, 2014, 98: 424–433.

［25］Li S. L., Shen H., Zhu L. Y., et al. Ultra–high–performance liquid chromatography–quadrupole/time of flight mass spectrometry based chemical profiling approach to rapidly reveal chemical transformation of sulfur–fumigated medicinal herbs, a case study on white ginseng［ J ］. J Chromatogr A, 2012, 1231: 31–45.

［26］Liu X., Liu J., Cai H., et al. Novel characterization of Radix Angelicae Dahuricae before and after the sulfur–fumigation process by combining high performance liquid chromatographic fingerprint and multi–ingredients determination［ J ］. Pharmacogn Mag, 2014, 10（39）: 338–345.

［27］Lou Y., Cai H., Liu X., et al. Element analysis and characteristic identification of non–fumigated and sulfur–fumigated Fritillaria thunbergii Miq. using microwave digestion–inductively coupled plasma atomic emission spectrometry combined with Fourier transform infrared spectrometry［ J ］. Pharmacogn Mag, 2014, 10（Suppl 1）: S30–36.

［28］Ma B., Kan W. L., Zhu H., et al. Sulfur fumigation reducing systemic exposure of ginsenosides and weakening immunomodulatory activity of ginseng［ J ］. J Ethnopharmacol, 2017, 195: 222–230.

［29］Ma X. Q., Leung A. K., Chan C. L., et al. UHPLC UHD Q–TOF MS/MS analysis of the impact of sulfur fumigation on the chemical profile of Codonopsis Radix（Dangshen）［ J ］. Analyst, 2014, 139（2）: 505–516.

［30］Ma X. Q., Li S. M., Chan C. L., et al. Influence of sulfur fumigation on glycoside profile in Platycodonis Radix（Jiegeng）［ J ］. Chin Med, 2016, 11: 32.

［31］Moraes É. A., Marineli R. d. S., Lenquiste S. A., et al. Sorghum flour fractions: Correlations among polysaccharides, phenolic compounds, antioxidant activity and glycemic index［ J ］. Food Chemistry, 2015, 180: 116–123.

［32］Mutungi C., Onyango C., Doert T., et al. Long– and short–range structural changes of recrystallised cassava starch subjected to in vitro digestion［ J ］. Food Hydrocolloids, 2011, 25（3）: 477–485.

［33］Naguleswaran S., Vasanthan T., Hoover R., et al. Amylolysis of amylopectin and amylose isolated from wheat, triticale, corn and barley starches〔J〕. Food Hydrocolloids, 2014, 35: 686–693.

[34] Sun X., Cui X. B., Wen H. M., et al. Influence of sulfur fumigation on the chemical profiles of Atractylodes macrocephala Koidz. evaluated by UFLC–QTOF–MS combined with multivariate statistical analysis〔J〕. J Pharm Biomed Anal, 2017, 141: 19–31.

[35] Tacer–Caba Z., Nilufer–Erdil D., Boyacioglu M. H., et al. Evaluating the effects of amylose and Concord grape extract powder substitution on physicochemical properties of wheat flour extrudates produced at different temperatures〔J〕. Food Chem, 2014, 157: 476–484.

[36] Uarrota V. G., Amante E. R., Demiate I. M., et al. Physicochemical, thermal, and pasting properties of flours and starches of eight Brazilian maize landraces(Zea mays L.)〔J〕. Food Hydrocolloids, 2013, 30(2): 614–624.

[37] Wang S., Sharp P., Copeland L. Structural and functional properties of starches from field peas〔J〕. Food Chem, 2011, 126(4): 1546–1552.

[38] Wang X. H., Xie P. S., Lam C. W., et al. Study of the destructive effect to inherent quality of Angelicae dahuricae radix(Baizhi)by sulfur–fumigated process using chromatographic fingerprinting analysis〔J〕. J Pharm Biomed Anal, 2009, 49(5): 1221–1225.

[39] Wei W. L., Huang L. F. Simultaneous determination of ferulic acid and phthalides of Angelica sinensis based on UPLC–Q–TOF/MS〔J〕. Molecules, 2015, 20(3): 4681–4694.

[40] Wu C. Y., Kong M., Zhang W., et al. Impact of sulphur fumigation on the chemistry of ginger〔J〕. Food Chem, 2018, 239: 953–963.

[41] Yan Y., Zhang Q., Feng F. HPLC–TOF–MS and HPLC–MS/MS combined with multivariate analysis for the characterization and discrimination of phenolic profiles in nonfumigated and sulfur–fumigated rhubarb〔J〕. J Sep Sci, 2016, 39(14): 2667–2677.

[42] Yang M., Zhou Z., Guo D. A. A strategy for fast screening and identification of sulfur

derivatives in medicinal Pueraria species based on the fine isotopic pattern filtering method using ultra-high-resolution mass spectrometry［J］. Anal Chim Acta, 2015, 894: 44-53.

［43］Zhan J. Y., Yao P., Bi C. W., et al. The sulfur-fumigation reduces chemical composition and biological properties of Angelicae Sinensis Radix［J］. Phytomedicine, 2014, 21（11）: 1318-1324.

［44］Zhan Z. L., Deng A. P., Kang L. P., et al. Chemical profiling in Moutan Cortex after sulfuring and desulfuring processes reveals further insights into the quality control of TCMs by nontargeted metabolomic analysis［J］. J Pharm Biomed Anal, 2018, 156: 340-348.

［45］Zhang B., Xiong S., Li X., et al. Effect of oxygen glow plasma on supramolecular and molecular structures of starch and related mechanism［J］. Food Hydrocolloids, 2014, 37: 69-76.

［46］Zhang H. M., Li S. L., Zhang H., et al. Holistic quality evaluation of commercial white and red ginseng using a UPLC-QTOF-MS/MS-based metabolomics approach［J］. J Pharm Biomed Anal, 2012, 62: 258-273.

［47］Zhang J., Cai H., Cao G., et al. Exploring Potential Chemical Transformation by Chemical Profiling Approach for Rapidly Evaluating Chemical Consistency between Sun-Dried and Sulfur-Fumigated Radix Paeoniae Alba Using Ultraperformance Liquid Chromatography Coupled with Time-of-Flight Mass Spectrometry［J］. Evid Based Complement Alternat Med, 2013, 2013: 763213.

［48］Zhang J., Chen F., Liu F., et al. Study on structural changes of microwave heat-moisture treated resistant Canna edulis Ker starch during digestion in vitro［J］. Food Hydrocolloids, 2010, 24（1）: 27-34.

［49］毕荣璐, 倪兆武, 李德勋, 等. 不同炮制方法对天麻素及天麻苷元含量的影响［J］. 云南中医学院学报, 2015, 38（1）: 34-37.

［50］毕文艳. 中药饮片中二氧化硫残留量检测分析［J］. 中国药事, 2015, 29（7）: 712.

［51］蔡刚, 邢海龙, 林永通. 离子色谱法测定食品中二氧化硫的应用研究［J］. 中国

食品卫生杂志, 2012, 24（4）: 338-341.

［52］陈飞东, 戴志远. 食品中亚硫酸盐测定方法的研究进展［J］. 食品研究与开发, 2006, 27（8）: 139-142.

［53］单秀明, 吴爰英, 郭楠. 100批中药材中二氧化硫残留量的考察［J］. 中国药师, 2014, 17（1）: 163.

［54］邓爰平, 詹志来, 张悦, 等. 牡丹皮药材熏硫及脱硫前后化学成分差异分析［J］. 中华中医药杂志, 2019, 34（5）: 444-449.

［55］翟宇瑶, 胡明勋, 陈安家, 等. 硫黄熏蒸对黄芪中黄酮类和皂苷类成分的影响［J］. 现代药物与临床, 2014, 29（5）: 489.

［56］丁喜炎, 季琳, 程雪, 等. 不同硫熏替代技术的黄芪药材对小鼠免疫功能影响研究［J］. 中国中药杂志, 2016, 41（15）: 2819.

［57］段素敏, 孔铭, 张艳波, 等. 硫黄熏蒸当归二氧化硫残留与内在质量变化相关性［J］. 中国实验方剂学杂志, 2016, 22（21）: 41.

［58］付联强, 魏香兰. 芍药苷和芍药苷亚硫酸酯代谢产物的比较［J］. 中国医院药学杂志, 2014, 34（19）: 1656.

［59］葛进, 刘大会, 鲁惠珍, 等. 蒸制断生后真空冷冻干燥对天麻质量的影响［J］. 中国医院药学杂志, 2016, 36（3）: 180-186.

［60］顾炎, 石上梅, 刘海涛, 等. 菊花、党参二氧化硫含量测定方法比较与分析［J］. 中国实验方剂学杂志, 2015, 21（6）: 44.

［61］郭爰丽, 高慧敏, 陈两绵, 等. 硫黄熏蒸金银花中断马钱子酸亚硫酸衍生物产生的机制探讨［J］. 中国中药杂志, 2014, 39（9）: 1639.

［62］郭明秀, 李毓琦, 陈卫琼, 等. 硫熏人参对小鼠免疫功能影响的研究［J］. 华西药学杂志, 1995（3）: 147-149.

［63］画红顺, 景全成. 硫黄熏蒸中药材二氧化硫残留量的分析［J］. 中医临床研究, 2011, 3（14）: 109.

［64］黄山君, 王瑞, 石燕红, 等. 硫黄熏制白芍的安全性评价初步研究［J］. 药学学报, 2012, 47（4）: 486.

［65］吉琅, 廖晴, 吕维, 等. 中药材中二氧化硫残留量快速测定方法［J］. 中国实验方剂学杂志, 2013, 19（10）: 66-69.

［66］季琳，毛春芹，陆兔林，等. 不同加工方法对黄芪有效成分含量及二氧化硫残留量的影响［J］. 中国中药杂志，2014，39（15）：2819.

［67］靳灿灿，李会军. 硫黄熏蒸对天麻有效成分的影响［J］. 中成药，2014，36（8）：1706.

［68］康传志，杨婉珍，周利，等. 不同产地和变型天麻药材的质量及其硫黄熏蒸前后的变化［J］. 中国中药杂志，2018，43（2）：254.

［69］孔凤利，张浩，杜伟锋，等. 硫黄熏蒸对浙贝母中贝母素甲和贝母素乙在大鼠体内药动学的影响［J］. 中草药，2017，48（13）：2691.

［70］李成义，魏学明，王明伟，等. 不同硫熏方式对党参中二氧化硫残留量的影响［J］. 中国现代中药，2013，15（6）：487.

［71］李成义，魏学明，王明伟，等. 硫熏对党参中党参炔苷含量的影响［J］. 中国现代中药，2010，12（12）：11.

［72］李林，张志杰，蔡宝昌. 硫熏对百合有效成分的影响［J］. 上海中医药大学学报，2006，20（1）：64.

［73］李友连，王珊，朱晶晶，等. 硫黄熏蒸对亳菊化学成分的影响［J］. 中国中药杂志，2015，40（13）：2624

［74］林丽娥，陈慧，林宗域，等. 离子色谱法分析不同产地党参的二氧化硫［J］. 中国医院药学杂志，2015，35（2）：125.

［75］刘成松，王玉萍，史彦斌，等. 硫黄熏蒸党参对小鼠免疫功能的影响［J］. 中药材，2014，37（11）：1969.

［76］刘海静，杨瑞瑞，袁向辉，等. 离子色谱法测定当归中二氧化硫残留量［J］. 药物分析杂志，2011，31（04）：752.

［77］娄雅静，蔡皓，陈逸珺，等. 微波消解–ICP-AES法分析测定当归与硫黄熏蒸当归中重金属、硫和微量元素［J］. 中国新药杂志，2013，22（6）：719.

［78］卢晓琳，马逾英，张福卓，等. 不同硫黄熏蒸程度白芷二氧化硫残留量与有效成分含量的相关性［J］. 中国实验方剂学杂志，2013，19（9）：139.

［79］宁子琬，毛春芹，陆兔林，等. 不同加工方法对天麻有效成分及SO_2残留量的影响［J］. 中国中药杂志，2014，（15）：2814–2818.

［80］彭月，陈鸿平，银玲，等. 中药材二氧化硫残留快速检测方法的建立［J］. 中国

实验方剂学杂志, 2013, 19（08）: 44–46.

［81］彭月, 李雪莲, 银玲, 等. 荧光衍生法测定中药二氧化硫残留量研究［J］. 中国中药杂志, 2013, 38（2）: 212–216.

［82］饶毅, 刘玲, 刘琼, 等. 离子色谱法测定大黄药材中二氧化硫残留量的不确定度评价［J］. 中国实验方剂学杂志, 2011, 17（22）: 32.

［83］孙磊, 岳志华, 陈佳, 等. 离子色谱法测定中药材中总二氧化硫残留［J］. 中国药事, 2011, 25（4）: 336.

［84］覃仕扬, 何春年, 韩荣, 等. 目前市场上枸杞子中二氧化硫残留测定［J］. 中国中药杂志, 2011, 36（7）: 843.

［85］汤坚, 汪华君, 蒋俊, 等. 基于主成分分析和硫熏前后无机元素含量变化的硫熏与非硫熏菊花鉴别方法［J］. 中国实验方剂学杂志, 2014, 20（13）: 97.

［86］王刚, 晋小军, 王辉, 等. 硫黄熏制与贮藏期对当归二氧化硫残留量的影响［J］. 时珍国医国药, 2014, 25（2）: 453.

［87］王恒, 高倩倩, 赵根华, 等. 硫黄熏蒸对牛膝 HPLC 特征图谱的影响［J］. 中成药, 2016, 38（11）: 2515–2518.

［88］王珊, 李友连, 朱晶晶, 等. 硫熏剂量对亳菊褐变酶和化学成分的影响及其相关性的研究［J］. 中国中药杂志, 2019, 44（22）: 4852–4856.

［89］王韬, 仇全雷, 杜艳仓. 云南昭通天麻多糖含量测定［J］. 西南林业大学学报, 2011, 31（1）: 31–33.

［90］王艳红, 安宇, 张敏, 等. 人参中二氧化硫残留分析与健康风险评估［J］. 食品科学, 2015, 517（24）: 214.

［91］王赵, 陈玉武, 王琼, 等. 硫熏白芍的质量评价［J］. 中国中药杂志, 2014, 39（16）: 3074.

［92］温艳霞. 二氧化硫在食品加工中的使用和安全现状分析［J］. 农产品加工, 2018（18）: 73–74+78.

［93］吴向东, 王兴, 杨娟, 等. 天麻多糖对天麻素吸收的影响［J］. 成都医学院学报, 2012（4）: 551–553.

［94］吴晓毅, 巢志茂, 王梦缘, 等. 硫黄熏蒸对白芷中欧前胡素含量的影响［J］. 中国中医药信息杂志, 2014, 21（8）: 85.

［95］吴越，王玉，梅雪艳.中药材中二氧化硫残留量检测结果分析［J］.中国药品标准，2014，15（3）：184.

［96］徐传雨，李沛忆，李献辉，等.主要出口中药材二氧化硫残留检测与分析［J］.安徽农业科学，2016，506（1）：174.

［97］许玮仪.牛膝等10种中药材（饮片）中亚硫酸盐残留检测研究［D］.北京：北京中医药大学.2015.

［98］薛雯，薛健，孙晖，等.中药材二氧化硫残留的危害及检测研究［J］.辽宁中医杂志，2011，38（12）：2431.

［99］杨蕾，谷艳春.中药天麻的主要功效及其伪品的鉴别［J］.中国保健营养，2014，24（7）：821.

［100］杨欣，刘成，金晓飞.3种大宗中药材中二氧化硫残留量的测定［J］.江西中医学院学报，2013，25（3）：63.

［101］杨瑛，彭艳梅.市售10种中药饮片中二氧化硫残留量测定［J］.湖南中医药大学学报，2012，32（1）：38.

［102］杨智海，宋莉，乔蓉霞，等.中药外源性有害残留物二氧化硫的研究进展［J］.药物分析杂志，2010，30（11）：2246-2250.

［103］易刚强，蒋孟良，杨欣，等.不同加工方法对山药中二氧化硫含量的影响［J］.中国药业，2014，23（3）：9.

［104］余世春等.中国贝母属植物种质资源及其应用［J］.中药材，1991，14（1）：18-23.

［105］张慧慧，黄永亮，吴纯洁，等.电位滴定法测定半夏硫熏前后琥珀酸的含量变化［J］.临床合理用药杂志，2015，8（2B）：95.

［106］张倩，朱育凤.常用中药饮片中二氧化硫残留量的测定［J］.中国医院用药评价与分析，2013，13（6）：541.

［107］赵四清，曾嵘，雷鹏，等.熏硫加工对天麻饮片汤剂质量的影响［J］.湖南中医学院学报，2005，25（2）：25-37.

［108］郑剑红.淮山、党参等10种中药材中二氧化硫残留量两种测定方法的比较［J］.海峡药学，2012，24（7）：74.

［109］郑玉忠，张振霞，张勇，等.硫熏山药对六味地黄丸中有效成分的影响［J］.

中国实验方剂学杂志, 2015, 21（18）: 48.

［110］周建良, 施贝, 罗镭, 等. 离子色谱法测定浙贝母中二氧化硫残留量［J］. 中国现代应用药学, 2012, 29（11）: 1025.

附录1 CXS 192-1995 食品添加剂通用法典标准（2019版）中二氧化硫的限量值

附表1 CXS 192-1995食品添加剂通用法典标准（2019版）中二氧化硫的限量值

Food Cat No	Food Category	Max Level	Notes	Year Adopted
04.1.1.2	Surface-treated fresh fruit	30mg/kg	44&204	2011
04.1.2.1	Frozen fruit	500mg/kg	44&155	2007
04.1.2.2	Dried fruit	1000mg/kg	44,135&218	2011
04.1.2.3	Fruit in vinegar, oil, or brine	100mg/kg	44	2006
04.1.2.5	Jams, jellies, marmelades	100mg/kg	44	2008
04.1.2.7	Candied fruit	100mg/kg	44	2006
04.1.2.8	Fruit preparations, including pulp, purees, fruit toppings and coconut milk	100mg/kg	44&206	2012
04.1.2.9	Fruit-based desserts, including fruit-flavoured water-based desserts	100mg/kg	44	2008
04.1.2.10	Fermented fruit products	100mg/kg	44	2008
04.1.2.11	Fruit fillings for pastries	100mg/kg	44	2006
04.2.1.3	Peeled, cut or shredded fresh vegetables（including mushrooms and fungi, roots and tubers, pulses and legumes, and aloe vera）, seaweeds, and nuts and seeds	50mg/kg	44, 76&136	2006
04.2.2.1	Frozen vegetables（including mushrooms and fungi, roots and tubers, pulses and legumes, and aloe vera）, seaweeds, and nuts and seeds	50mg/kg	44,76,136&137	2006

Food Cat No	Food Category	Max Level	Notes	Year Adopted
04.2.2.2	Dried vegetables (including mushrooms and fungi, roots and tubers, pulses and legumes, and aloe vera), seaweeds, and nuts and seeds	500mg/kg	44&105	2006
04.2.2.3	Vegetables (including mushrooms and fungi, roots and tubers, pulses and legumes, and aloe vera), and seaweeds in vinegar, oil, brine, or soybean sauce	100mg/kg	44	2006
04.2.2.4	Canned or bottled (pasteurized) or retort pouch vegetables (including mushrooms and fungi, roots and tubers, pulses and legumes, and aloe vera), and seaweeds	50mg/kg	44	2006
04.2.2.5	Vegetable (including mushrooms and fungi, roots and tubers, pulses and legumes, and aloe vera), seaweed, and nut and seed purees and spreads (e.g., peanut butter)	500mg/kg	44&138	2006
04.2.2.6	Vegetable (including mushrooms and fungi, roots and tubers, pulses and legumes, and aloe vera), seaweed, and nut and seed pulps and preparations (e.g. vegetable desserts and sauces, candied vegetables) other than food category 04.2.2.5	300mg/kg	44&205	2011
04.2.2.7	Fermented vegetable (including mushrooms and fungi, roots and tubers, pulses and legumes, and aloe vera) and seaweed products, excluding fermented soybean products of food categories 06.8.6, 06.8.7, 12.9.1, 12.9.2.1and 12.9.2.3	500mg/kg	44	2006
06.2.1	Flours	200mg/kg	44, 470	2019
06.2.2	Starches	50mg/kg	44	2006
06.4.3	Pre-cooked pastas and noodles and like products	20mg/kg	44, 476	2019
07.2	Fine bakery wares (sweet, salty, savoury) and mixes	50mg/kg	44	2006
09.1.2	Fresh mollusks, crustaceans, and echinoderms	100mg/kg	44, 390, XS312&XS315	2017
09.2.1	Frozen fish, fish fillets, and fish products, including mollusks, crustaceans, and echinoderms	100mg/kg	19, 44, 139, 392, XS36, XS165, XS190, XS191, XS312&XS315	2017
09.2.4.2	Cooked mollusks, crustaceans, and echinoderms	150mg/kg	44	2007
09.2.5	Smoked, dried, fermented, and/or salted fish and fish products, including mollusks, crustaceans, and echinoderms	30mg/kg	44, XS167, XS189, XS222, XS236, XS244& XS311	2018

Food Cat No	Food Category	Max Level	Notes	Year Adopted
09.4	Fully preserved, including canned or fermented fish and fish products, including mollusks, crustaceans, and echinoderms	150mg/kg	44, 140, XS3, XS37, XS70, XS90, XS94& XS119	2018
11.1.1	White sugar, dextrose anhydrous, dextrose monohydrate, fructose	15mg/kg	44	2005
11.1.2	Powdered sugar, powdered dextrose	15mg/kg	44	2005
11.1.3	Soft white sugar, soft brown sugar, glucose syrup, dried glucose syrup, raw cane sugar	20mg/kg	44&111	2006
11.1.5	Plantation or mill white sugar	70mg/kg	44	2005
11.2	Brown sugar excluding products of food category 11.1.3	40mg/kg	44	2006
11.3	Sugar solutions and syrups, also（partially）inverted, including treacle and molasses, excluding products of food category 11.1.3	70mg/kg	44	2007
11.4	Other sugars and syrups（e.g. xylose, maple syrup, sugar toppings）	40mg/kg	44	2006
12.2.1	Herbs and spices	150mg/kg	44	2006
12.2.2	Seasonings and condiments	200mg/kg	44	2006
12.3	Vinegars	100mg/kg	44	2006
12.4	Mustards	250mg/kg	44&106	2007
12.6	Sauces and like products	300mg/kg	44&XS302	2018
14.1.2.1	Fruit juice	50mg/kg	44&122	2005
14.1.2.2	Vegetable juice	50mg/kg	44&122	2006
14.1.2.3	Concentrates for fruit juice	50mg/kg	44, 122&127	2005
14.1.2.4	Concentrates for vegetable juice	50mg/kg	44, 122&127	2006
14.1.3.1	Fruit nectar	50mg/kg	44&122	2005
14.1.3.2	Vegetable nectar	50mg/kg	44&122	2006
14.1.3.3	Concentrates for fruit nectar	50mg/kg	44, 122&127	2005
14.1.3.4	Concentrates for vegetable nectar	50mg/kg	44, 122&127	2006
14.1.4	Water-based flavoured drinks, including "sport," "energy," or "electrolyte" drinks and particulated drinks	70mg/kg	44, 127&143	2006
14.2.1	Beer and malt beverages	50mg/kg	44	2006

Food Cat No	Food Category	Max Level	Notes	Year Adopted
14.2.2	Cider and perry	200mg/kg	44	2006
14.2.3	Grape wines	350mg/kg	44&103	2006
14.2.4	Wines (other than grape)	200mg/kg	44	2006
14.2.5	Mead	200mg/kg	44	2006
14.2.6	Distilled spirituous beverages containing more than 15% alcohol	200mg/kg	44	2006
14.2.7	Aromatized alcoholic beverages (e.g. beer, wine and spirituous cooler-type beverages, low alcoholic refreshers)	250mg/kg	44	2011
15.1	Snacks – potato, cereal, flour or starch based (from roots and tubers, pulses and legumes)	50mg/kg	44	2006

附录2 国内现行二氧化硫相关标准

GB 1886.213—2016食品安全国家标准食品添加剂 二氧化硫 262

GB 5009.34—2016食品安全国家标准食品中二氧化硫的测定 269

GB/T 22427.13—2008淀粉及其衍生物二氧化硫含量的测定 272

GB/T 35950—2018化妆品中限用物质无机亚硫酸盐类和亚硫酸氢盐类的测定.....279

GB/T 32677—2016牙膏中无机亚硫酸盐的检测方法 288

NY 1440—2007热带水果中二氧化硫残留限量 294

SN/T 4675.22—2016出口葡萄酒中总二氧化硫的测定 比色法 295

HJ 482—2009环境空气二氧化硫的测定甲醛吸收–副玫瑰苯胺分光光度法.........303

HJ 483—2009环境空气二氧化硫的测定四氯汞盐吸收–副玫瑰苯胺分光光度法..311

HJ/T 56—2000国家环境保护总局标准固定污染源排气中二氧化硫的测定碘量法 ..319

HJ 629—2011固定污染源废气二氧化硫的测定非分散红外吸收法 324

HJ 57—2017固定污染源废气二氧化硫的测定定电位电解法 329

DB37/T 2705—2015固定污染源废气二氧化硫的测定紫外吸收法 343

DB50/T 834—2017环境空气二氧化硫的测定紫外荧光法 353

QB/T 5009—2016白砂糖中亚硫酸盐的测定 360

NY/T 1373—2007食用菌中亚硫酸盐的测定方法充氮蒸馏分光光度计法.............367

SN/T 2918—2011出口食品中亚硫酸盐的检测方法离子色谱法 373

SN/T 3528—2013进出口化妆品中亚硫酸盐和亚硫酸氢盐类的测定离子色谱法 381

DB22/T 1811—2013食品中亚硫酸盐的测定离子色谱法 387

DB22/T 1842—2013干果中亚硫酸盐的测定.................393

附录2.1　GB 1886.213—2016食品安全国家标准 食品添加剂　二氧化硫

1　范围

本标准适用于吸收法、纯氧燃硫法、三氧化硫－硫黄法制得食品添加剂液体二氧化硫或吸收法制得的食品添加剂二氧化硫溶液。

2　分子式和相对分子质量

2.1　分子式　SO_2

2.2　相对分子质量　64.06（按2013年国际相对原子质量）

3　技术要求

3.1　感官要求

感官要求应符合附表2.1-1的规定。

附表2.1-1　感官要求

项目	要求	检验方法
色泽	无色	按照 GB/T3637—2011中4.2规定，对液态二氧化硫进行采样，并在自然光下观察色泽和状态；二氧化硫溶液可直接观察
状态	气体或液体	

3.2　理化指标

理化指标应符合附表2.1-2的规定。

附表2.1-2　理化指标

项目	指标		检验方法
	液体二氧化硫	二氧化硫溶液	
二氧化硫含量（SO_2），$W/$（%）	≥99.9	6.0~7.0	附录2.1A中A.4
铅（Pb），mg/kg　≤	2.0	—	附录2.1A中A.5
硒（Se），mg/kg　≤	20.0	2.0	附录2.1A中A.6
砷（As），mg/kg　≤	2.0	0.20	附录2.1A中A.7

续表

项目		指标		检验方法
		液体二氧化硫	二氧化硫溶液	
铁（Fe），mg/kg	≤	—	5.0	附录 2.1A 中 A.8
水分，$W/（\%）$	≤	0.05	—	附录 2.1A 中 A.9
不挥发物，$W/（\%）$	≤	0.05	—	附录 2.1A 中 A.10
氯化物（以 Cl 计），mg/kg	≤	—	5	附录 2.1A 中 A.11
重金属（以 Pb 计），mg/kg	≤	—	2	GB5009.74
灼烧残渣，mg/kg	≤	—	50	附录 2.1A 中 A.12

附录 2.1A

检验方法

A.1　警示

二氧化硫气体对眼睛、咽喉和呼吸系统具有强烈的腐蚀性，操作时应在通风良好的状态下进行，操作者应做好个人防护（如戴化学安全防护眼镜、橡胶耐油手套，必要时佩戴过滤式防毒面具）。

本检验方法中使用的部分试剂具有毒性或腐蚀性，操作者须小心谨慎！如溅到皮肤上应立即用水冲洗，严重者应立即治疗。使用易燃品时，严禁使用明火加热。

A.2　一般规定

本标准所用试剂和水，在没有注明其他要求时，均指分析纯试剂和 GB/T6682 规定的三级水。试验中所用标准溶液、杂质标准溶液、制剂及制品，在没有注明其他要求时，均按 GB/T601、GB/T602、GB/T603 的规定制备。实验中所用溶液在未注明用何种溶剂配制时，均指水溶液。

A.3　鉴别试验

A.3.1　试剂和材料

A.3.1.1　溴化汞试纸。

A.3.1.2　淀粉-碘化钾试纸。

A.3.2　鉴别方法

A.3.2.1　含硫物质的鉴别试样可使湿润的溴化汞试纸变黑。

A.3.2.2　氧化性的鉴别　试样可使湿润的淀粉－碘化钾试纸变蓝。

A.4　二氧化硫（SO_2）含量的测定

A.4.1　差减法（适用于液体二氧化硫）

二氧化硫（SO_2）含量的质量分数 W_1，按附式2.1A-1计算：

$$W_1=100\%-(W_3+W_4) \quad\cdots\cdots\cdots\cdots\cdots\cdots（附式2.1A-1）$$

附式2.1A-1中，

W_3———按A.9测得的水分质量分数，%；

W_4———按A.10测得的不挥发物质量分数，%。

计算结果修约到1位小数。

A.4.2　容量法（适用于二氧化硫溶液）

A.4.2.1　方法提要

在弱酸性溶液中，用碘将亚硫酸根离子氧化成硫酸根离子。以淀粉为指示剂，用硫代硫酸钠标准滴定溶液滴定过量的碘。

A.4.2.2　试剂和材料

A.4.2.2.1　碘标准溶液 $c(\frac{1}{2}I_2)=0.1mol/L$。

A.4.2.2.2　硫代硫酸钠标准滴定溶液 $c(Na_2S_2O_3)=0.1mol/L$。

A.4.2.2.3　可溶性淀粉溶液5g/L。

A.4.2.3　分析步骤

移取50mL碘标准溶液，置于碘量瓶中。称取约2.0g试样，精确至0.0002g，加入碘量瓶中，加塞、水封，在暗处放置5分钟。用硫代硫酸钠标准滴定溶液滴定，近终点时，加入2mL可溶性淀粉溶液，继续滴定至溶液蓝色消失为终点。同时进行空白试验。

空白试验除不加试样外，其他操作及加入试剂的种类和量（标准滴定溶液除外）与测定试样相同。

A.4.2.4　结果计算

二氧化硫（SO_2）含量的质量分数 W_2，按附式2.1A-2计算：

$$W_2=(V_1-V_2)\times c\times M\,m_1\times 1000\times 100\% \quad\cdots\cdots\cdots\cdots（附式2.1A-2）$$

附式2.1A-2中，

V_1——空白试验所消耗的硫代硫酸钠标准滴定溶液的体积，单位为毫升（mL）；

V_2——滴定试验溶液所消耗的硫代硫酸钠标准滴定溶液的体积，单位为毫升（mL）；

c——硫代硫酸钠标准滴定溶液的浓度，单位为摩尔每升（mol/L）；

M——二氧化硫的摩尔质量，单位为克每摩尔（g/mol），$M(SO_2)=32.03$；

m_1——试样的质量，单位为克（g）；

1000——换算因子。

试验结果以平行测定结果的算术平均值为准。在重复性条件下获得的两次独立测定结果的绝对差值不大于0.2%。

A.5 铅（Pb）的测定

A.5.1 试剂和材料 硝酸。

A.5.2 仪器和设备 沸水浴。

A.5.3 分析步骤

A.5.3.1 取样

按照GB/T 3637—2011的4.1.1取样后，用减量法称取50g试样，置于锥形瓶中。

A.5.3.2 试验溶液A的制备

将装有试样的锥形瓶置于沸水浴上加热（加热过程中可适当补充少量水，防止试样蒸干）直至无二氧化硫逸出为止。加入3mL硝酸和10mL水，用电炉加热15分钟，不应蒸干。冷却后，把锥形瓶中的溶液转移至100mL容量瓶中，用水稀释至刻度，摇匀后移取10mL至100mL容量瓶中，用水稀释至刻度，摇匀。此溶液为试验溶液A，用于试样的铅含量和硒含量的测定。

A.5.3.3 测定

按GB5009.12对试验溶液A进行测定。

A.6 硒（Se）的测定

液体二氧化硫试样的测定：移取0.5mL试验溶液A，以下按GB5009.93—2010的规定进行操作并测定。

二氧化硫溶液试样的测定：称取2g试样，精确至0.001g，置于烧杯中，加入10mL水，在沸水浴上蒸发至体积约为5mL，用5mL盐酸溶液（6mol/L）溶解残渣，置于电炉上加热至产生白烟后冷却，转移至100mL容量瓶中，用水稀释至刻度，摇匀。移取10mL该溶液，以下按GB 5009.93—2010的规定进行操作并测定。

A.7　砷（As）的测定

液体二氧化硫试样的测定：按GB 5009.76的规定对试验溶液A进行测定。

二氧化硫溶液试样的测定：称取40g试样，精确至0.01g，置于电炉上加热保持微沸至试液体积至约5mL，冷却，按GB 5009.76的规定进行测定。

A.8　铁（Fe）的测定

A.8.1　试剂和材料

A.8.1.1　氨水溶液10%。

A.8.1.2　抗坏血酸溶液100g/L。

A.8.1.3　乙酸–乙酸钠缓冲溶液（pH值3左右）。

A.8.1.4　1,10–菲啰啉溶液2g/L。

A.8.1.5　铁标准使用溶液：1mL溶液含铁（Fe）0.010mg，用移液管移取10mL按GB/T 602配制的铁标准溶液，置于100mL容量瓶中，用水稀释至刻度，摇匀。该溶液现用现配。

A.8.1.6　精密pH试纸。

A.8.2　分析步骤

称取2g±0.001g试样，置于50mL比色管中，加入5mL水，滴加氨水溶液至试液pH值约为3（用精密pH值试纸检验）加入2mL抗坏血酸溶液，摇匀，加10mL乙酸–乙酸钠缓冲溶液（pH值3左右）、加2mL 1,10–菲啰啉溶液，加水至50mL后摇匀，放置5分钟。所呈红色不得深于标准比色溶液。

标准比色溶液的制备：移取1mL铁标准使用溶液，用水稀释至10mL，与试验溶液同时同样处理。

A.9　水分的测定

按照GB/T 3637—2011的4.1.1取样后，用减量法称取50g试样，置于已干燥的卡尔·费休滴定杯中，精确至0.01g。以下按GB 5009.3—2010第四法卡尔·费休法测定。水分的质量分数以W_3计。

A.10　不挥发物的测定

A.10.1　分析步骤

按照GB/T 3637—2011的4.1.1取样后，用减量法称取50g试样，置于已于干燥器中干燥 1 小时的 250mL 的锥形瓶中。

将锥形瓶于蒸汽浴上蒸发至直至无二氧化硫气味逸出为止。用干燥空气置换出瓶中残余蒸汽。用滤纸擦干锥形瓶外壁，置于干燥器中干燥、冷却 1 小时，称量质量，精确至 0.01g。

A.10.2　结果计算

不挥发物的质量分数 W_4，按附式 2.1A–3 计算：

$$W_3 = \frac{m_2 - m_3}{m_4} \times 100\% \quad\cdots\cdots\cdots\cdots\cdots\cdots\text{（附式 2.1A–3）}$$

附式 2.1A–3 中，

m_2——锥形瓶和不挥发物的质量，单位 g；

m_3——锥形瓶的质量，单位 g；

m_4——试样的质量，单位 g。

试验结果以平行测定结果的算术平均值为准。在重复性条件下获得的两次独立测定结果的绝对差值不大于 0.2%。

A.11　氯化物（以 Cl 计）的测定

A.11.1　方法提要

在酸性介质中加入硝酸银溶液，与氯离子生成白色氯化银悬浮液，与标准比浊溶液比较。

A.11.2　试剂和材料

A.11.2.1　硝酸溶液　硝酸（1+5）/水。

A.11.2.2　硝酸银溶液　17g/L。

A.11.2.3　氯化物标准溶液　1mL 溶液含氯（Cl）0.1mg。

A.11.3　分析步骤

称取 10.00g ± 0.01g 试样，置于烧杯中加盖表面皿，加热至微沸并保持 5 分钟，将烧杯中剩余溶液移入 50mL 的比色管中，调整溶液体积约 40mL，加入 5mL 硝酸溶液和 1mL 硝酸银溶液，用水稀释至刻度，摇匀，放置 5 分钟后进行比浊。其浊度不应超过标准比浊溶液产生的浊度。

标准比浊溶液：取 0.5mL 氯化物标准溶液，置于比色管中，调整溶液体积约 40mL，加入 5mL 硝酸溶液和 1mL 硝酸银溶液，用水稀释至刻度，摇匀，放置 5 分钟后进行比浊。

A.12　灼烧残渣的测定

A.12.1　仪器和设备

A.12.1.1　瓷蒸发皿　100mL。

A.12.1.2　高温炉　能控制温度在800℃±25℃。

A.12.2　分析步骤

称取20.00g±0.01g试样，置于预先于800℃±25℃灼烧至质量恒定瓷蒸发皿中，于沸水浴上蒸发至干后，移入高温炉中，升温至800℃±25℃的高温炉中灼烧至质量恒定，冷却，称量。

A.12.3　结果计算

灼烧残渣的质量分数按附式2.1A-4计算：

$$W_6 = \frac{m_6}{m_5} \times 100\% \quad\cdots\cdots\cdots\cdots\cdots\cdots（附式2.1A-4）$$

附式2.1A-4中，

m_6——灼烧后残渣的质量，单位为克（g）；

m_5——试样的质量，单位为克（g）。

试验结果以平行测定结果的算术平均值为准。在重复性条件下获得的两次独立测定结果的绝对差值不大于0.2%。

附录 2.2　GB 5009.34—2016 食品安全国家标准食品中二氧化硫的测定

1　范围

本标准规定了果脯、干菜、米粉类、粉条、砂糖、食用菌和葡萄酒等食品中总二氧化硫的测定方法。本标准适用于果脯、干菜、米粉类、粉条、砂糖、食用菌和葡萄酒等食品中总二氧化硫的测定。

2　原理

在密闭容器中对样品进行酸化、蒸馏，蒸馏物用乙酸铅溶液吸收。吸收后的溶液用盐酸酸化，碘标准溶液滴定，根据所消耗的碘标准溶液量计算出样品中的二氧化硫含量。

3　试剂和材料

除非另有说明，本方法所用试剂均为分析纯，水为 GB/T 6682 规定的三级水。

3.1　试剂

3.1.1　盐酸（HCl）。

3.1.2　硫酸（H_2SO_4）。

3.1.3　可溶性淀粉 $[(C_6H_{10}O_5)]$。

3.1.4　氢氧化钠（NaOH）。

3.1.5　碳酸钠（Na_2CO_3）。

3.1.6　乙酸铅（$C_4H_6O_4Pb$）。

3.1.7　硫代硫酸钠（$Na_2S_2O_3 \cdot 5H_2O$）或无水硫代硫酸钠（$Na_2S_2O_3$）。

3.1.8　碘（I_2）。

3.1.9　碘化钾（KI）。

3.2　试剂配制

3.2.1　盐酸溶液（1+1）　量取 50mL 盐酸，缓缓倾入 50mL 水中，边加边搅拌。

3.2.2　硫酸溶液（1+9）　量取 10mL 硫酸，缓缓倾入 90mL 水中，边加边搅拌。

3.2.3　淀粉指示液（10g/U）　称取 1g 可溶性淀粉，用少许水调成糊状，缓缓倾入100mL沸水中，边加边搅拌，煮沸2分钟，放冷备用，临用现配。

3.2.4　乙酸铅溶液（20g/L）　称取2g乙酸铅，溶于少量水中并稀释至100mL。

3.3　标准品

重铬酸钾（$K_2Cr_2O_7$），优级纯，纯度>99%。

3.4　标准溶液配制

3.4.1　硫代硫酸钠标准溶液（0.1mol/L）　称取25g含结晶水的硫代硫酸钠或16g无水硫代硫酸钠溶于1000mL新煮沸放冷的水中，加入0.4g氢氧化钠或0.2g碳酸钠，摇匀，贮存于棕色瓶内，放置2周后过滤，用重铬酸钾标准溶液标定其准确浓度。或购买有证书的硫代硫酸钠标准溶液。

3.4.2　碘标准溶液［（$1/2I_2$）=0.10mol/L］　称取13g碘和35g碘化钾，加水约100mL，溶解后加入3滴盐酸，用水稀释至1000mL，过滤后转入棕色瓶。使用前用硫代硫酸钠标准溶液标定。

3.4.3　重铬酸钾标准溶液［（$1/6K_2Cr_2O_7$）=0.1000mol/L］　准确称取4.9031g已于120℃±2℃电烘箱中干燥至恒重的重铬酸钾，溶于水并转移至1000mL量瓶中，定容至刻度。或购买有证书的重铬酸钾标准溶液。

3.4.4　碘标准溶液［（$1/2I_2$）=0.01000mol/L］　将0.1000mol/L碘标准溶液用水稀释10倍。

4　仪器和设备

4.1　全玻璃蒸馏器　500mL或等效的蒸馏设备。

4.2　酸式滴定管　25mL或50mL。

4.3　剪切式粉碎机。

4.4　碘量瓶　500mL。

5　分析步骤

5.1　样品制备

果脯、干菜、米粉类、粉条和食用菌适当剪成小块，再用剪切式粉碎机剪碎，搅均匀，备用。

5.2　样品蒸馏

称取5g均匀样品（精确至0.001g，取样量可视含量高低而定），液体样品可直接吸取5.00~10.00mL样品，置于蒸馏烧瓶中。加入250mL水，装上冷凝装置，冷凝管下端插入预先备有25mL乙酸铅吸收液的碘量瓶的液面下，然后在蒸馏瓶中加入10mL盐酸溶液，立即盖塞，加热蒸馏。当蒸馏液约200mL时，使冷凝管下端离开液面，再蒸馏1分钟。用少量蒸馏水冲洗插入乙酸铅溶液的装置部分。同时做空白试验。

5.3 滴定

向取下的碘量瓶中依次加入10mL盐酸、1mL淀粉指示液，摇匀之后用碘标准溶液滴定至溶液颜色变蓝且30秒内不退色为止，记录消耗的碘标准滴定溶液体积。

6 分析结果的表述

试样中二氧化硫的含量按附式2.2-1计算：

$$X = \frac{(V - V_0) \times 0.032 \times c \times 1000}{m} \quad\cdots\cdots\cdots\cdots\cdots\text{（附式2.2-1）}$$

附式2.2-1中，

X——试样中的二氧化硫总含量（以SO_2计），单位为克每千克（g/kg）或克每升（g/L）；

V——滴定样品所用的碘标准溶液体积，单位为毫升（mL）；

V_0——空白试验所用的碘标准溶液体积，单位为毫升（mL）；

0.032——1mL碘标准溶液［$c(1/2I_2)=1.0\text{mol/L}$］相当于二氧化硫的质量，单位为克（g）；

c——碘标准溶液浓度，单位为摩尔每升（mol/L）；

m——试样质量或体积，单位为克（g）或毫升（mL）。

计算结果以重复性条件下获得的两次独立测定结果的算术平均值表示，当二氧化硫含量>1g/kg（L）时，结果保留三位有效数字；当二氧化硫含量<1g/kg（L）时，结果保留两位有效数字。

7 精密度

在重复性条件下获得的两次独立测试结果的绝对差值不得超过算术平均值的10%。

8 其他

当取5g固体样品时，方法的检出限（LOD）为3.0mg/kg，定量限为10.0mg/kg；当取10mL液体样品时，方法的检出限（LOD）为1.5mg/L，定量限为5.0mg/L。

附录 2.3 GB/T 22427.13—2008 淀粉及其衍生物二氧化硫含量的测定

1 范围

本标准规定了测定淀粉及其衍生物中二氧化硫含量的酸度法和浊度法。

本标准适用于淀粉及其衍生物二氧化硫含量的测定。酸度法适用于二氧化硫含量高于16mg/kg的样品，浊度法适用于二氧化硫含量低于16mg/kg的样品。

2 原理

将样品酸化和加热，使其释放出二氧化硫，并随氮流通过过氧化氢稀溶液而被吸收氧化成硫酸，用氢氧化钠溶液滴定。

3 酸度法

3.1 试剂

应使用不含有硫酸盐的分析纯试剂和蒸馏水，且蒸馏水是新煮沸不久的。

3.1.1 氮气：无氧。

3.1.2 过氧化氢溶液：将30mL质量分数为30%的过氧化氢，倒入1000mL容量瓶内，加水至刻度。浓度大约为9~10g/L。现配现用。

3.1.3 盐酸溶液：置150mL浓盐酸（$\rho_{20}=1.19g/mL$）于1000mL容量瓶，加水至定容的刻度。

3.1.4 溴酚蓝指示剂溶液：将100mg的溴酚蓝溶于100mL浓度为20%（体积分数）的乙醇溶液中。

3.1.5 田代（Tashiro）指示剂：将30mg的甲基红和50mg的亚甲基蓝溶解在120mL的90%（体积分数）乙醇中，用水稀释至200mL，混匀。

3.1.6 氢氧化钠标准溶液：$c=0.1mol/L$。

3.1.7 氢氧化钠标准溶液：$c=0.01mol/L$。

注1：3.1.6与3.1.7溶液应使用不含二氧化碳的水配制，该水可通过煮沸后的水经氮流冷却而得到。

注2：推荐的溶液对小体积的实验适用，如果需要，增加试样量。

3.1.8 碘标准溶液：c=0.01mol/L。

3.1.9 淀粉指示剂：c=5g/L。将0.5g可溶性淀粉溶于100mL的水中，加热搅拌至沸腾，再加入20g氯化钠，搅拌直至完全溶解为止，使用前应冷却至室温。

3.1.10 焦亚硫酸钾和乙二胺四乙酸二钠混合溶液：将0.87g焦亚硫酸钾（$K_2S_2O_5$）和0.20g乙二胺四乙酸二钠（Na_2H_2EDTA）溶于水中，并定量地转移至1000mL容量瓶中，加水至刻度，充分混合。

3.2 仪器

玻璃仪器的磨口连接处要吻合。

3.2.1 锥形瓶：100mL。

3.2.2 容量瓶：1000mL。

3.2.3 吸管：0.1mL、1mL、2mL、3mL、5mL和20mL。

3.2.4 微量半滴定管：10mL。

3.2.5 滴定管：25mL和50mL。

3.2.6 分析天平。

3.2.7 磁力搅拌器：带有有效的加热器，适用于烧瓶A（见3.2.8.1）。

3.2.8 雾状仪：如附图1所示。或能保证二氧化硫成雾状通过过氧化氢溶液而被吸收的类似装置。

注：避免将冷凝器和喷水口相连，这可能导致二氧化硫的吸收。

3.2.8.1 雾状仪的组成

A：圆底烧瓶：250mL或更大些，并有一磨口短状开口，以便插入一温度计；

B：竖式冷凝器：固定于烧瓶A上；

C：分液漏斗：固定于烧瓶A上；

D：连有苯三酚碱性溶液吸收器的氮流入口处；

E和E'：串联的两个起泡器，与冷凝器B相接；

F：温度计。

注意测定时，若雾状发生速度较慢、较稳定，则第二次测定时，只需清洗烧瓶A。

3.2.8.2 检查测定

3.2.8.2.1 在烧瓶A中放入100mL水，按3.3.3所述进行操作。两个起泡器内溶

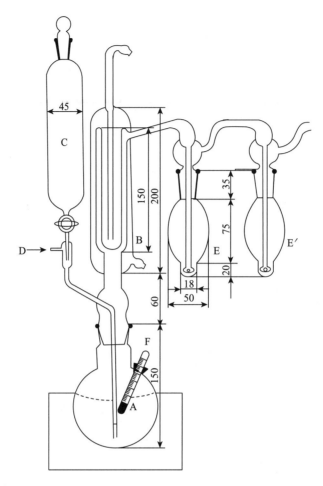

附图2.3-1　雾状仪（A.圆底烧瓶；B.竖式冷凝器；C.分液漏斗；D.连有苯三酚碱性溶液吸收器的氮流入口处；E、E'.串连的两个起泡器，与冷凝器B相接；F.温度计）

液应维持中性。

3.2.8.2.2　进行下列操作：

a）在烧瓶A内加入100mL的水，用吸管（3.2.3）加入20mL溶液（3.1.10）进行二氧化硫的成雾和测定。按3.3.3和3.3.4规定进行。

b）用吸管（3.2.3）将20mL的碘溶液（3.1.8）、5mL盐酸（3.1.3）和1mL淀粉溶液（3.1.9）移入100mL锥形瓶（3.2.1）。用滴定管（3.2.5）以焦亚硫酸钾-乙二胺四乙酸二钠混合溶液（3.1.10）进行滴定直至变色。

用a法和b法测定的二氧化硫含量之差不应超过其算术平均值的质量分数的1%。

a法与b法操作的间歇应不超过15分钟，以免焦亚硫酸钾-乙二胺四乙酸二钠混合溶液中可能发生的二氧化硫含量的变化。

3.3　操作过程

3.3.1　样品预处理

样品充分混匀。

3.3.2　称样

按附表2.3–1称取样品，精确至0.01g。

附表2.3–1　称样量

二氧化硫估计含量值（mg/kg）	样品量（g）
<50	100
50~200	50

当样品是D–葡萄糖时，样品量可增加。

当样品的二氧化硫含量估计值大于200mg/kg时，应减少样品量，使之所含二氧化硫不超过10mg。样品直接称重困难时，可通过减量法称取。

样品定量地移入烧瓶A中，加入100mL水，并摇晃使之混合均匀。

3.3.3　成雾

3.3.3.1　在漏斗C中放入50mL盐酸（3.1.3）。

3.3.3.2　用吸管在起泡器E和E'中分别注入3mL过氧化氢溶液（3.1.2）、0.1mL溴酚蓝指示剂溶液（3.1.4）并用氢氧化钠标准溶液（3.1.7）中和过氧化氢溶液。

3.3.3.3　将冷凝器B和起泡器E和E'连接到仪器上，慢慢地通过氮气，以排出仪器中全部空气，并打开冷凝水。

3.3.3.4　将漏斗C内的盐酸放入烧瓶A中，必要时可暂停通入氮气。

3.3.3.5　混合物在30分钟内加热到沸腾，然后保持沸腾30分钟，同时通入氮气，不停地搅拌。

3.3.4　滴定

定量地将第二个起泡器内溶液倒入第一个起泡器内，根据二氧化硫含量估计值，用氢氧化钠标准溶液（3.1.6或3.1.7）滴定已形成的硫酸。

如有挥发性有机酸存在，则应煮沸2分钟，冷却至室温后滴定。

3.3.5　检验

当用0.01mol/L氢氧化钠标准溶液滴定所消耗的体积小于5mL，或使用0.1mol/L氢氧化钠标准溶液滴定所消耗的体积小于0.5mL时，应增加样品量或采用浊度法。

3.3.6　测定次数

应进行平行实验。

3.4　结果计算

3.4.1　计算方法

如果用酸度法测定是有效的（见3.3.5），淀粉及其衍生物的二氧化硫含量以1000g样品中二氧化硫的毫克数表示，见附式2.3-1。

$$X = \frac{0.3203 \times V \times 1000}{m_0} \quad \cdots\cdots\cdots\cdots\cdots\text{（附式2.3-1）}$$

附式2.3-1中，

X——样品的二氧化硫含量，单位为克每百克（g/100g）；

V——所消耗的001mol/L（3.1.7）或者0.1mol/L的氢氧化钠（3.1.6）10倍的体积，单位为毫升（mL）；

m_0——样品（3.3.2）的质量，单位为克（g）。

取平行实验的算术平均值为结果。得到其结果之差应符合3.4.2对重复性的要求。

3.4.2　重复性

平行实验的绝对差值应不超过算术平均值的质量分数的5%。

3.4.3　再现性

在不同的实验室由不同实验者采用不同仪器、相同材料、相同方法进行的两个独立实验得到的结果的绝对差值不应超过两次测定结果的算术平均值的质量分数的10%。

4　浊度法

当用0.01mol/L氢氧化钠标准溶液滴定所消耗的体积小于5mL，或使用0.1mol/L氢氧化钠标准溶液所消耗的体积小于0.5mL时，应采用浊度法。

试样质量是100g，以上限值相当于每千克含16mg的二氧化硫。

超过以上限值，用酸度法测定。

4.1　试剂

应使用不含有硫酸盐的分析纯试剂和蒸馏水或者相当纯度的水。

4.1.1　硫酸标准溶液

将31.2mL 0.1mol/L的硫酸标准液用1000mL容量瓶稀释至刻度。

1mL此溶液含有0.1mg的二氧化硫。

4.1.2　聚乙烯吡咯烷酮（PVP）溶液

将5.0g的PVP（相应的相对分子质量是44000或者85000）溶解到100mL容量瓶中，用水稀释定容至刻度，用滤纸过滤，储存在棕色玻璃瓶中。

注：现配现用。

4.1.3　氯化钡储备液

将122.14g二水氯化钡稀释至1000mL，混匀。用滤纸过滤。

4.1.4　混合溶液

在100mL玻璃瓶（4.2.4）中，依次加入15mL的氯化钡溶液（4.1.3）、64mL水、15mL 95%（体积分数）的乙醇和5mL PVP溶液（4.1.2），混合均匀。

混合后放置于20℃水浴锅（4.2.3）中。在使用前半小时用移液管移取1mL的硫酸溶液（4.1.1）至混合液中，混合均匀。

4.2　仪器

4.2.1　容量瓶：50mL、100mL和1000mL。

4.2.2　移液管：可移取2mL、4mL、8mL、12mL、16mL和25mL。

4.2.3　水浴锅：温度可保持20℃±1℃。

4.2.4　磨口玻璃瓶：100mL。

4.2.5　分光光度计：可调波长至650nm，比色皿厚度为10mm。

4.3　操作过程

4.3.1　标准曲线

在6个50mL的容量瓶中（4.2.1），分别移取0mL、2mL、4mL、8mL、12mL和16mL标准硫酸溶液（4.1.1），并在每个容量瓶中依次加入20mL水、0.1mL溴酚蓝指示剂（3.1.4）、1mL盐酸（3.1.3）和5mL混合溶液（4.1.4），用水稀释至刻度。

在定容后15~20分钟之间用分光光度计（4.2.5）在650nm波长下测定吸光值。

绘制标准曲线，其中吸光值相当于二氧化硫的质量，以毫克计。

4.3.2 测定

在滴定（3.3.4）之后，倒出管中的溶液，并用水清洗，将溶液和清洗用的水一并转移到50mL容量瓶中（4.2.1），加入1mL盐酸（3.1.3）和5mL的混合液（4.1.4），用水稀释至刻度，并混匀。

在定容后15~20分钟之间用分光光度计（4.2.5）测定650nm波长下的吸光值。

注：标准曲线的绘制和样品的测定要在同一温度下进行，温度不超过25℃±1℃。

4.3.3 测定次数

应进行平行实验。

4.4 结果计算

淀粉及其衍生物的二氧化硫含量以1000g样品中二氧化硫的毫克数表示，计算公式见附式2.3-2。

$$X= \frac{m_1 \times 1000}{m_0} \quad\text{……………………………………}（附式2.3-2）$$

附式2.3-2中，

X——样品的二氧化硫含量，单位为克每百克（g/100g）；

m_1——二氧化硫的质量，单位为毫克（mg），根据吸光值（4.3.2）查标准曲线读取；

m_0——样品（3.3.2）的质量，单位为克（g）。

取平行实验的算术平均值作为结果。

5 实验报告

实验报告应列出：

——实验方法；

——实验得到的结果；

——进行重复性实验而得到的两种实验结果。

还应列出所有未列出的操作环节以及任何偶然可能影响实验结果的环节。实验报告应包括完全测试试样必需的所有信息。

附录 2.4　GB/T 35950—2018 化妆品中限用物质无机亚硫酸盐类和亚硫酸氢盐类的测定

1　范围

本标准规定了化妆品中亚硫酸盐类和亚硫酸氢盐类含量测定的滴定法和离子色谱法的试剂和材料、仪器和设备、分析步骤、结果计算、回收率和精密度、允许差等内容。

注：使用者根据仪器设备的配置选择滴定法或离子色谱法。若结果出现不一致，以离子色谱法为准。

本标准适用于化妆品中亚硫酸盐类和亚硫酸氢盐类含量的测定。

本标准对于亚硫酸盐类和亚硫酸氢盐类含量的滴定法定量限为50mg/kg，离子色谱法检出限为2mg/kg，定量限为10mg/kg。

2　规范性引用文件

下列文件对于本文件的应用是必不可少的。凡是注日期的引用文件，仅注日期的版本适用于本文件。凡是不注日期的引用文件，其最新版本（包括所有的修改单）适用于本文件。

GB/T 6682分析实验室用水规格和试验方法。

3　滴定法

3.1　原理

在加热条件下，样品中的游离二氧化硫与过氧化氢过量反应生成硫酸，再用碱标准溶液滴定生成的硫酸。由此可得到样品中游离二氧化硫的含量。

3.2　试剂和材料

除非另有规定，所用试剂均为分析纯，水为符合3.2.1规定的水。

3.2.1　蒸馏水：煮沸、脱气，冷却后使用。

3.2.2　30%过氧化氢。

3.2.3　0.3%过氧化氢溶液：吸取1mL 30%过氧化氢（3.2.2）（开启后存于冰箱），用水稀释至100mL，临用时配制。

3.2.4　85%磷酸。

3.2.5　5%磷酸溶液：量取100mL 85%磷酸（3.2.4），加240mL蒸馏水（3.2.1）。

3.2.6　甲醇。

3.2.7　乙醇。

3.2.8　氢氧化钠标准溶液 c（NaOH）=0.01mol/L。

3.2.9　甲基红。

3.2.10　次甲基蓝。

3.2.11　甲基红－次甲基蓝混合指示液：0.2g甲基红（3.2.9）和0.1g次甲基蓝（3.2.10）溶于100mL乙醇（3.2.7）中。

3.3　仪器和设备

3.3.1　充氮蒸馏装置：见附图2.4-1或原理相类似的氮吹蒸馏。

3.3.2　流量计：0.1~1.0L/min。

3.3.3　分析天平：感量为0.1g。

3.3.4　容量瓶：100mL。

3.3.5　碱式滴定管：10mL。

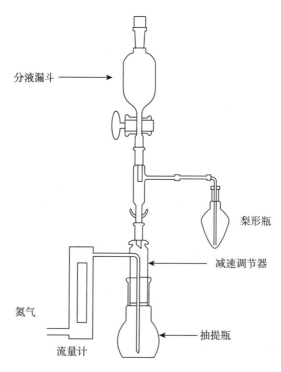

附图2.4-1　充氮蒸馏装置示意图

3.4 分析步骤

3.4.1 安装装置

在梨形烧瓶中加0.3%过氧化氢溶液10mL（3.2.3）、60mL蒸馏水（3.2.1），混合均匀，加3滴混合指示液（3.2.11）后，溶液立即变为紫色，滴入氢氧化钠标准溶液（3.2.8），使其颜色恰好变为橄榄绿色，然后安装妥当。

3.4.2 蒸馏

在抽提瓶中加1.00g试样，加60mL蒸馏水（3.2.1）、50mL甲醇（3.2.6）和15mL 25%磷酸溶液（3.2.5）迅速装好装置，通过流量计以0.5 ~0.6L/min通入氮气，迅速加热使其沸腾，然后使其微沸约30分钟。

3.4.3 滴定

取下梨形烧瓶，用少量水洗上端，流进梨形烧瓶中，梨形烧瓶中的溶液用氢氧化钠标准溶液（3.2.8）滴定至橄榄色，记下消耗氢氧化钠标准溶液的体积，并同时做空白试验。

3.4.4 空白试验

除不称取试样外，按上述蒸馏、滴定的步骤进行。

3.4.5 平行试验

样品中的亚硫酸盐和酸。

3.5 结果计算

试样中无机亚硫酸盐类和亚硫酸氢盐类含量（以二氧化硫计）按附式2.4-1计算：

$$X = \frac{c \times (V - V_0) \times 32}{m} \times 1000 \cdots\cdots\cdots\cdots\cdots（附式2.4-1）$$

附式2.4-1中，

X——样品中无机亚硫酸盐类和亚硫酸氢盐类含量（以二氧化硫计），单位为毫克每千克（mg/kg）；

c——氢氧化钠标准溶液的物质的量浓度，单位为摩尔每升（mol/L）；

V——测定样品时消耗的氢氧化钠标准溶液的体积，单位为毫升（mL）；

V_0——空白试验消耗的氢氧化钠标准溶液的体积，单位为毫升（mL）；

32——与1mL氢氧化钠标准溶液［c（NaOH）=1.00mol/L］相当的以毫克表示的二氧化硫的质量；

m——取样量，单位为克（g）。

结果保留两位有效数字。

3.6 回收率和精密度

亚硫酸盐和亚硫酸氢盐（以二氧化硫计）在添加浓度为50~200mg/kg的范围内，回收率在83.55%~91.7%之间，相对标准偏差小于10%。

3.7 允许差

在重复条件下获得的两次独立测定结果的绝对差值不得超过算术平均值的10%。

4 离子色谱法

4.1 原理

试样中的亚硫酸盐和亚硫酸氢盐类经乙腈提取、离心及净化后，以氢氧化钾溶液为淋洗液，阴离子交换柱分离，通过电导检测器检测，以色谱峰的保留时间定性，以外标法定量。

4.2 试剂和材料

除非另有规定，所用试剂均为分析纯，水为GB/T 6682规定的一级水。

4.2.1 甲醛（含量37.0%~40.0%）：优级纯。

4.2.2 乙腈：色谱纯。

4.2.3 甲醇：色谱纯。

4.2.4 亚硫酸钠标准样品：纯度不小于98%。

4.2.5 亚硫酸钠标准溶液：称取0.5g的亚硫酸钠（4.2.4）于100mL容量瓶中，加水溶解并稀释至刻度。亚硫酸钠标准溶液标定方法参见附录2.4A。

4.2.6 亚硫酸钠标准储备溶液1000mg/L（含量以二氧化硫计）：准确移取适量亚硫酸钠标准溶液（4.2.5）至100mL容量瓶中，加入1.5mL甲醛（4.2.1），并用水稀释至刻度，摇匀。于0~4℃下避光保存，有效期1个月。

4.2.7 亚硫酸钠一级标准中间液20.0mg/L（含量以二氧化硫计）：准确移取亚硫酸钠标准储备液（4.2.6）2.00mL至100mL容量瓶中并用水稀释至刻度，摇匀。于0~4℃下避光保存，临用现配。

4.2.8 亚硫酸钠二级标准中间液5.00mg/L（含量以二氧化硫计）：准确移取亚硫酸钠一级标准中间液4.2.7）2.50mL至10mL容量瓶中并用水稀释至刻度，摇匀。于0~4℃下避光保存，临用现配。

4.2.9 亚硫酸钠标准工作溶液：分别准确移取亚硫酸钠二级标准中间液0.20mL、0.50mL、1.00mL、2.00mL、3.00mL、4.00mL至10.00mL容量瓶中并用水稀释至刻度，摇匀。浓度分别为0.10mg/L、0.25mg/L、0.50mg/L、1.00mg/L、1.50mg/L、2.00mg/L（含量以二氧化硫计），临用现配。

4.3 仪器和设备

4.3.1 离子色谱仪：配电导检测器。

4.3.2 分析天平：感量为1mg。

4.3.3 分析天平：感量为0.01g。

4.3.4 容量瓶：10mL和100mL。

4.3.5 具塞比色管：10mL。

4.3.6 RP C18离子色谱固相萃取柱（1.0mL），或性能相当的能去除有机物质的前处理小柱，使用前依次用5mL甲醇（4.2.3）、10mL水活化，放置30分钟后使用或参照萃取柱技术文件进行活化。

4.3.7 离心机：（转速>8000r/min）。

4.3.8 滤膜：孔径0.22μm。

4.3.9 涡旋振荡器。

4.3.10 移液管或移液器：200mL、1mL和5mL。

4.4 分析步骤

4.4.1 试样溶液的制备

称取2g（精确值0.01g）样品，置于10mL具塞比色管中，用乙腈（4.2.2）稀释至10mL刻度，涡旋2分钟混匀，以8000r/min的转速离心5分钟。

准确移取上层清液0.50mL至另一个10mL具塞比色管中，用水稀释至10mL刻度并混匀。

4.4.2 试样溶液的净化

将制备后试样（4.4.1）依次过0.22μm针式滤膜、RP C18离子色谱固相萃取柱或性能相当者，并弃去前3mL滤液，收集后滤液供离子色谱仪测定。根据样品中亚硫酸盐和亚硫酸氢盐含量情况，可用纯水适量稀释待测样品溶液。

4.4.3 仪器参考条件

色谱柱：氢氧化物选择性，可兼容梯度洗脱的高容量阴离子交换柱，如Ion Pac

AS 11-HC型分离柱4mm×250mm（配备Ion Pac AG 11-HC型保护柱4mm×50mm），或性能相当的离子色谱柱。

检测器：电导检测器。

抑制器：ASRS 4mm阴离子抑制器，或选用其他具有相同功能的抑制器；外加水抑制模式，抑制电流119mA。

淋洗液：氢氧化钾溶液，浓度为8~40mmol/L，采用自动淋洗液发生器OH⁻型自动配制，淋洗梯度见附表2.4-1。

附表2.4-1　淋洗液OH⁻浓度表

时间（min）	流速（mL/min）	OH⁻浓度（mmol/L）
0.0~25.0	1.20	8.0
25.0~26.0	1.20	8.0~40.0
26.0~34.0	1.20	40.0
34.0~39.0	1.20	8.0

柱温箱温度：30℃。

进样体积：100mL。

4.4.4　标准曲线制作

取亚硫酸钠标准工作溶液（4.2.9）按色谱分析条件（4.4.3），由低到高浓度依次进样测定。根据所得色谱图，以亚硫酸盐的浓度为横坐标，以峰面积（或峰高）响应值为纵坐标，绘制标准曲线，并计算线性回归方程。典型离子色谱图参见附录2.4B中的附图2.4-2。

4.4.5　试样溶液的测定

对试样溶液进行测定，根据标准曲线得到测定液中亚硫酸盐和亚硫酸氢盐类的浓度（mg/L）。

4.4.6　空白试验

除不称取试样外，均按上述步骤进行。

4.4.7　平行试验

样品中的亚硫酸盐和亚硫酸氢盐类含量应根据两次独立的平行试验结果的平均值确定。

4.5　结果计算

试样中亚硫酸盐和亚硫酸氢盐类含量（以二氧化硫计）按附式2.4-2计算：

$$X = \frac{(c - c_0) \times V_1 \times V_3 \times 1000}{m \times V_2 \times 1000} \quad\cdots\cdots\cdots\cdots\cdots\cdots（附式2.4-2）$$

附式2.4-2中，

X——试样中亚硫酸盐和亚硫酸氢盐类含量（以二氧化硫计），单位为毫克每千克（mg/kg）；

c——样液中亚硫酸钠的测定值（以二氧化硫计），单位为毫克每升（mg/L）；

C_0——样品空白液中亚硫酸钠的测定值（以二氧化硫计），单位为毫克每升（mg/L）；

V_1——样品用乙腈提取时定容体积，单位为毫升（mL）；

V_3——提取液用水稀释时定容体积，单位为毫升（mL）；

m——试样质量，单位克（g）；

V_2——用水稀释时移取提取液的体积，单位为毫升（mL）；

1000——单位换算系数。

结果保留两位有效数字。

4.6　回收率和精密度

亚硫酸盐和亚硫酸氢盐（以二氧化硫计）在添加浓度10.0 ~100mg/kg范围内，回收率87.8%~107.1%，相对标准偏差小于10%。

4.7　允许差

在重复条件下获得的两次独立测定结果的绝对差值不得超过算术平均值的10%。

附录2.4A

（资料性附录）

亚硫酸钠标准溶液标定方法

A.1　原理

在弱酸性溶液中，加入过量的碘氧化亚硫酸盐。以淀粉为指示剂，用硫代硫酸钠溶液滴定过量的碘。

A.2 试剂和材料

除非另有说明，试剂均为分析纯，水为蒸馏水或与其相当纯度的水。

A.2.1 碘标准溶液 $[c(1/2I_2)=0.1mol/L]$。

A.2.2 硫代硫酸钠标准滴定溶液 $[c(Na_2S_2O_3)=0.1mol/L]$。

A.2.3 冰乙酸（CH_3COOH）。

A.2.4 淀粉指示液（10g/L）：称取1g可溶性淀粉，用少许水调成糊状，缓缓倾入100mL沸水中，边加边搅拌，煮沸2分钟，放冷备用，临用现配。

A.3 仪器

A.3.1 移液管。

A.3.2 碘量瓶。

A.3.3 滴定管。

A.4 分析步骤

吸取10mL亚硫酸钠标准溶液于250mL碘量瓶中，加入100mL水，准确加入20mL 0.1mol/L的碘标准溶液，5mL冰乙酸，摇匀，放置于暗处，2分钟后迅速以硫代硫酸钠0.1mol/L的标准溶液滴定至淡黄色，加入0.50mL淀粉指示剂，继续滴至无色，同时做空白试验。

A.5 结果计算

亚硫酸钠标准溶液浓度按附式2.4A-1计算：

$$X=\frac{c \times (V_0 \times V) \times 32}{m} \cdots\cdots\cdots\cdots\cdots（附式2.4A-1）$$

附式2.4A-1中，

X——二氧化硫标准溶液浓度，单位为毫克每毫升（mg/mL）；

c——硫代硫酸钠标准溶液的物质的量浓度，单位为摩尔每升（mol/L）；

V_0——空白试验消耗的硫代硫酸钠标准溶液的体积，单位为毫升（mL）；

V——测定样品时消耗的硫代硫酸钠标准溶液的体积，单位为毫升（mL）；

32——与1.00mL氢氧化钠标准溶液 $[c(NaOH)=1.00mol/L]$ 相当的以毫克表示的二氧化硫的质量；

m——吸取亚硫酸钠标准溶液的毫升数，单位为毫升（mL）。

附录2.4B

（资料性附录）

亚硫酸盐标准色谱图

亚硫酸盐标准色谱图参见图2.4-2

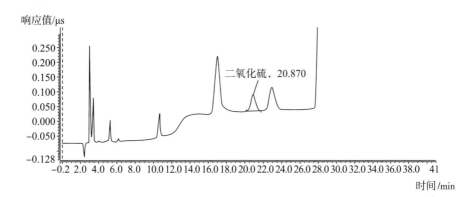

图2.4-2　亚硫酸盐标准离子色谱图

附录 2.5　GB/T 32677—2016 牙膏中无机亚硫酸盐的检测方法

1　范围

本标准规定了牙膏中无机亚硫酸盐含量的离子色谱测定方法。

本标准适用于牙膏中可溶性无机亚硫酸盐含量的测定。

2　规范性引用文件

下列文件对于本文件的应用是必不可少的。凡是注日期的引用文件，仅注日期的版本适用于本文件。凡是不注日期的引用文件，其最新版本（包括所有的修改单）适用于本文件。

GB/T 601 化学试剂标准滴定溶液的制备

GB/T 6682 化学实验室用水规格和试验方法

3　原理

试样中的无机亚硫酸盐用氢氧化钠溶液提取，经过离心及净化后，采用阴离子交换柱分离，电导检测器检测。以保留时间定性，外标法定量。

4　试剂

4.1　除另有规定外，本实验用水均为 GB/T 6682 中规定的一级水，其电阻率大于或等于 18.2MΩ·cm。

4.2　亚硫酸钠标准品（sodium sulfite，分子式 Na_2SO_3，CAS No7757-83-7）：纯度需进行校正，校正方法见附录2.5A。

4.3　无水碳酸钠：优级纯。

4.4　碳酸氢钠：优级纯。

4.5　氢氧化钠：优级纯。

4.6　甲醇：色谱纯。

4.7　丙酮：色谱纯。

4.8　甲醛溶液：37.0%~40.0%，分析纯。

4.9　碳酸盐淋洗液：分别称取0.3392g无水碳酸钠（4.3）和0.0840g碳酸氢钠

（4.4）于1L容量瓶，加适量水溶解后加入120mL丙酮（4.7），再加水定容。

4.10　氢氧化钠溶液c（NaOH）=100mmol/L：称取4.000g氢氧化钠（4.5），加水至1L，混匀。也可使用自动淋洗液发生器OH⁻型制备。

4.11　提取液（10mmol/L氢氧化钠溶液，其中含有体积分数为0.01%甲醛）：称取0.40g氢氧化钠（4.5），适量水溶解后，加入0.1mL甲醛溶液（4.8），再用水稀释至1L。

4.12　亚硫酸钠标准储备溶液：准确称取196.9mg亚硫酸钠（4.2），置于100mL容量瓶中，加入适量水使溶解，立即加入1mL甲醛溶液（4.8），并用水稀释至刻度，摇匀。

注：此标准中亚硫酸钠标准储备液浓度均以二氧化硫计，浓度为1000mg/mL。

4.13　亚硫酸钠标准工作液：准确移取5.00mL亚硫酸钠标准储备液（4.12）至100mL容量瓶中，用水定容，摇匀。分别准确移取上述溶液0mL，0.20mL，1.00mL，2.00mL，4.00mL，10.00mL，20.00mL于系列100mL容量瓶中，用水定容，摇匀。配制成0mg/mL，0.1mg/mL，0.5mg/mL，1.0mg/mL，2.0mg/mL，5.0mg/mL，10.0mg/mL系列浓度的标准工作液。

5　仪器和设备

5.1　离子色谱仪：配电导检测器。

5.2　分析天平：感量为0.1mg。

5.3　离心机：转速不低于10000r/min。

5.4　涡旋振荡器。

5.5　超声波清洗器。

5.6　C₁₈固相萃取小柱（1g/6mL）：使用前依次用5mL甲醇（4.6）、10mL水活化。

5.7　微孔滤膜：0.45μm，水相。

6　分析步骤

6.1　试样处理

将牙膏试样挤去适量后准确称取1g（精确至0.001g）于50mL容量瓶中，用提取液（4.11）定容至刻度，混匀，超声5分钟。取10mL溶液于塑料离心管中，10000r/min离心10分钟，取上清液用0.45μm的水相滤膜（5.7）过滤，滤液经C₁₈固相萃取小柱（5.6）净化，弃去前3mL流出液，收集后续流出液供离子色谱仪测定。可根据试样中亚硫酸盐含量情况，用水适当稀释待测试样溶液。同时做试剂空白。

6.2 色谱条件

6.2.1 参考色谱分析条件1

a）色谱柱：Supp 5-250离子色谱柱4mm×250mm（配备Supp 4/5Guard保护柱4mm×50mm）或性能相当的离子色谱柱。

b）柱温箱温度：25℃。

c）淋洗液：碳酸盐淋洗液（4.9），等度淋洗。

d）淋洗液流速：0.5mL/min。

e）进样体积：50mL。

6.2.2 参考色谱分析条件2

a）色谱柱：Ion Pac. AS 11-HC型分离柱4mm×250mm（配备Ion Pac AG11-HC型保护柱4mm×50mm）或性能相当的离子色谱柱。

b）柱温箱温度：30℃。

c）淋洗液：氢氧化钠溶液（4.10），梯度淋洗。淋洗液OH⁻浓度变化梯度程序见附表2.5-1：

附表2.5-1　淋洗梯度程序

时间（min）	OH⁻浓度（mmol/L）
0.00	10
18.00	10
19.00	60
22.00	60
23.00	10
25.00	10

d）抑制器：ASRS 4mm阴离子抑制器，或选用其他具有相同功能的抑制器；外加水抑制模式，抑制电流149mA。

e）淋洗液流速：1.0mL/min。

f）进样体积：50mL。

6.3　测定

6.3.1　标准曲线的绘制

分别将亚硫酸钠标准工作液（4.13）注入离子色谱仪，在上述色谱条件下测定标准溶液，以浓度为横坐标，峰面积为纵坐标，绘制标准曲线。典型离子色谱图参见附录2.5B。

6.3.2　样品测定

将按6.1处理好的试剂空白溶液和待测试样溶液注入离子色谱仪，在上述色谱条件下测定试样溶液，记录色谱图，根据亚硫酸根保留时间定性，采用外标法定量。

试样溶液中亚硫酸盐（以二氧化硫计）的响应值应在标准曲线的线性范围之内。

7　结果计算

试样中亚硫酸盐（以二氧化硫计）的含量 X 以质量分数（%）表示，按附式2.5-1计算：

$$X = \frac{(C-C_0) \times V \times f \times 10^{-4}}{m} \times 100\% \cdots\cdots\cdots（附式2.5-1）$$

附式2.5-1中，

C——试样溶液中亚硫酸盐（以二氧化硫计）的浓度，单位为微克每毫升（mg/mL）；

C_0——空白溶液中亚硫酸盐（以二氧化硫计）的浓度，单位为微克每毫升（mg/mL）；

V——定容体积，单位为毫升（mL）；

f——稀释倍数；

m——试样质量，单位为克（g）。

每个样品应平行测定两次。以两次测定的平均值作为测定结果，计算结果保留三位有效数字。

8　方法的测定低限

本方法对牙膏中亚硫酸盐（以二氧化硫计）的测定低限为0.0005%。

9　允许差

在重复性条件下获得的两次独立测定结果的绝对差值不得超过算术平均值的10%。

附录2.5A

（规范性附录）

亚硫酸钠纯度的校正

A.1 方法提要

以碘量法间接测定亚硫酸钠（以二氧化硫计）的含量。碘与亚硫酸钠发生氧化还原反应，以淀粉作 指示剂，再以硫代硫酸钠滴定过剩的碘，测定亚硫酸钠（以二氧化硫计）的含量。

A.2 试剂和材料

A.2.1 碘（I_2）：分析纯。

A.2.2 碘化钾（KI）：分析纯。

A.2.3 硫代硫酸钠（$Na_2S_2O_3$）：分析纯。

A.2.4 冰乙酸（CH_3COOH）：分析纯。

A.2.5 碘溶液 [$c(1/2I_2)$=0.1mol/L]：称取13g碘（附录2.5A.2.1）及35g碘化钾（附录2.5A.2.2）溶于100mL水中，稀释至1000mL，摇匀，贮存于棕色瓶中。

A.2.6 硫代硫酸钠标准溶液（0.1mol/L）：按GB/T 601制备并标定。

A.2.7 淀粉指示剂（1%）：称取1g的可溶性淀粉，用少许水调成糊状，缓缓倾入100mL沸水中。随加随搅拌，煮沸，放冷备用，此溶液临用时现配。

A.3 滴定

称取约0.5g（精确至0.0001g）亚硫酸钠于100mL容量瓶中，加水溶解并定容至刻度，移取10.00mL至碘量瓶中，加水100mL，准确加20.00mL碘溶液（附录2.5A.2.5），5mL冰乙酸（附录2.5A.2.4），摇匀，于暗处放置2分钟后，迅速用硫代硫酸钠标准溶液（附录2.5A.2.6）滴定至淡黄色，加0.5mL淀粉指示剂（附录2.5A.2.7），继续滴定至无色。另取100mL水，准确加入20.00mL碘溶液（附录2.5A.2.5），5mL冰乙酸（附录2.5A.2.4），按同一方法做试剂空白试验。

A.4 计算

亚硫酸钠（以二氧化硫计）的含量X以质量分数（％）表示，按式（附录2.5A-1）计算：

$$X=\frac{(V_0-V_1)\times c\times 32.03}{m\times 10/100\times 1000}\times 100\% \cdots\cdots\cdots\cdots（附式2.5A-1）$$

附式2.5A–1中,

V_0——试剂空白消耗硫代硫酸钠标准溶液的体积,单位为毫升(mL);

V_1——加入亚硫酸钠消耗硫代硫酸钠标准溶液的体积,单位为毫升(mL);

c——硫代硫酸钠标准溶液的浓度,单位为摩尔每升(mol/L);

32.03——每摩尔硫代硫酸钠相当的二氧化硫的克数;

m——亚硫酸钠的质量,单位为克(g)。

附录 2.6 NY 1440—2007 热带水果中二氧化硫残留限量

1 范围

本标准规定了热带水果中二氧化硫残留限量指标。

本标准适用于荔枝、龙眼鲜果，本标准不适用于热带水果干果和制品。

2 规范性引用文件

下列文件中的条款通过本标准的引用而成为本标准的条款。凡是注日期的引用文件，其随后所有的修改单（不包括勘误的内容）或修订版均不适用于本标准，然而，鼓励根据本标准达成协议的各方研究是否可使用这些文件的最新版本。凡是不注日期的引用文件，其最新版本适用于本标准。

GB/T 8855 新鲜水果和蔬菜的取样方法

NY/T 1435—2007 水果、蔬菜及其制品中二氧化硫总量的测定

3 二氧化硫残留限量指标

热带水果中二氧化硫残留限量指标见附表2.6-1。

附表2.6-1 热带水果中二氧化硫残留限置指标

热带水果名称	指标
荔枝	$\leqslant 30\text{mg/kg}$
龙眼	

4 试验方法

4.1 取样

按GB/T 8855规定的方法进行取样。

4.2 检验方法

按NY/T 1435—2007的规定执行。

附录2.7 SN/T 4675.22—2016 出口葡萄酒中总二氧化硫的测定 比色法

1 范围

SN/T 4675的本部分规定了葡萄酒中总二氧化硫的比色测定方法。

本部分适用于葡萄酒中总二氧化硫含量的测定。

2 规范性引用文件

下列文件对于本文件的应用是必不可少的。凡是注日期的引用文件，仅注日期的版本适用于本文件。凡是不注日期的引用文件，其最新版本（包括所有的修改单）适用于本文件。

GB/T 6682分析实验室用水规格和试验方法。

3 方法提要

试样中二氧化硫被甲醛缓冲溶液吸收后，生成稳定的羟甲基磺酸加成化合物，在样品溶液中加入氢氧化钠使加成化合物分解，释放出的二氧化硫与副玫瑰苯胺、甲醛作用，生成紫红色化合物，在波长577nm处其吸光度与二氧化硫含量成比例。外标法定量。

4 试剂和材料

除非另有说明，所用试剂均为分析纯，水为GB/T 6682规定的二级水。

4.1 氢氧化钠。

4.2 反式1,2-环己二胺四乙酸（trans-1,2-cyclohexylenedinitrilo tetraacetic acid），简称CDTA。

4.3 乙二胺四乙酸二钠盐（$C_{10}H_{14}N_2O_8Na_2 \cdot 2H_2O$）。

4.4 氨磺酸。

4.5 甲醛溶液：36%~38%。

4.6 邻苯二甲酸氢钾。

4.7 盐酸副玫瑰苯胺（pararosaniline，简称PRA，即副品红或对品红）。

4.8 磷酸：85%。

4.9 盐酸：36%~38%。

4.10 二氧化硫标准品：亚硫酸钠（Na_2SO_3）（分析纯，>98%，CAS号7757-83-7），需标定浓度后使用。或直接使用有证书的标准溶液。

4.11 氢氧化钠溶液（1.5mol/L）：称取6.0g氢氧化钠，溶于100mL水中。

4.12 环己二胺四乙酸二钠溶液（0.05mol/L）：称取1.82g反式1,2-环己二胺四乙酸，加入氢氧化钠溶液（4.11）6.5mL，用水稀释至100mL。

4.13 乙二胺四乙酸二钠盐（EDTA-2Na）溶液（0.50g/L）：称取0.25g乙二胺四乙酸二钠盐，溶于500mL新煮沸并已冷却的水中。临用时现配。

4.14 氨磺酸钠溶液［$c(NaH_2NSO_3)$=6.0g/L］：称取0.36g氢氧化钠，置于100mL烧杯中，用水溶解，稀释至100mL。称取0.60g氨磺酸［H_2NSO_3H］，加入上述氢氧化钠溶液中，用玻璃棒搅拌至完全溶解。

4.15 甲醛缓冲吸收贮备液：吸取36%~38%的甲醛溶液5.5mL，CDTA-2Na溶液（4.12）20.00mL；称取2.04g邻苯二甲酸氢钾，溶于少量水中；将三种溶液混合，再用水稀释至100mL，贮于4~8℃，可保存1年。

4.16 甲醛缓冲吸收液：用水将甲醛缓冲吸收贮备液（4.15）稀释10倍。临用时现配。

4.17 盐酸副玫瑰苯胺贮备液，$c(PRA)$=2.0g/L：称取1g盐酸副玫瑰苯胺（4.7）于研钵中，加少量水研磨使溶解并稀释至100mL。取出20mL，置于100mL容量瓶中，加盐酸（1+1），充分摇匀后使溶液由红变黄，再加水稀释至刻度，混匀备用。

4.18 盐酸副玫瑰苯胺溶液，$c(PRA)$=0.50g/L：吸取25mL副玫瑰苯胺贮备液（4.17）于100mL容量瓶中，加30mL 85%的浓磷酸，12mL浓盐酸，用水稀释至刻度，摇匀，放置过夜后使用。避光密封保存。

4.19 亚硫酸钠溶液，$c(Na_2SO_3)$=1g/L：称取0.2g亚硫酸钠，溶于200mL EDTA-2Na（4.13）溶液中，缓缓摇匀以防充氧，使其溶解。放置2~3小时后标定，标定方法见附录2.7A。此溶液每毫升含320~400mg二氧化硫。

4.20 二氧化硫标准贮备溶液：吸2.00mL亚硫酸溶液（4.19）加到一个已装有40~50mL甲醛吸收储备液（4.15）的100mL容量瓶中，并用甲醛吸收储备液（4.15）稀释至刻度，摇匀。临用现配。

4.21　二氧化硫标准使用溶液，$c(SO_2)=1.00mg/mL$：吸取适量二氧化硫标准贮备溶液（4.20），用甲醛吸收液（4.16）稀释成每毫升含1.00mg二氧化硫的标准使用溶液，临用现配。

5　仪器和设备

5.1　分光光度计：波长577nm，光程1cm比色皿，或相当者。

5.2　MCX SPE小柱：60mg，3mL；或相同性质的强阳离子交换小柱。

5.3　水平振荡器。

5.4　超声波清洗器。

6　测定步骤

6.1　试样制备

起泡葡萄酒需预先脱气。将100mL试样倒入带排气塞的瓶中，在室温下使用水平振荡器或超声波水浴脱气，直至无气体逸出。

6.2　试样保存

试样置于常温密闭条件下保存。

6.3　标准曲线绘制

分别移取二氧化硫标准使用溶液（4.21）0mL，0.50mL，1.00mL，2.00mL，3.00mL，5.00mL于15mL刻度试管中，用水定容至5.0mL，在各管中分别加入0.5mL甲醛缓冲吸收液（4.16）。加入250mL氨磺酸钠溶液（4.14）和250mL氢氧化钠溶液（4.11），混匀。加入0.5mL PRA溶液（4.18）。此溶液在20℃±3℃环境下显色20分钟。显色完成后，放入比色杯中，于波长577nm条件下，以水为参比测量吸光度。以空白校正后各管的吸光度为纵坐标，以二氧化硫的含量（mg）为横坐标，建立校准曲线。

6.4　样品测定

按试样中二氧化硫实际含量，准确移取0.2~0.5mL试样，用水稀释至10.0mL。准确移取0.5mL（可根据初测浓度确定相应的稀释液取样量）样品稀释液于MCX SPE小柱中，流出液收集于刻度试管，减压使样液全部流出，再用2mL水淋洗，减压，流出液合并，如此再淋洗一次，收集全部流出液，用水定容至5.0mL，加入0.5mL甲醛缓冲吸收液（4.16）后。加入250mL氨磺酸钠溶液（4.14）和250mL氢氧化钠溶液（4.11），混匀。加入0.5mL PRA溶液（4.18）。在20℃±3℃显色20分钟。显色完成后，放入比色杯中，于波长577nm条件下，以水为参比测量吸光度。用空白校正后的样液吸光度代入校准曲线计算得到样液所含二氧化硫的质量。

6.5 空白试验

除不加试样外，均按上述操作步骤进行。

7 结果计算和表述

试样中总二氧化硫含量由软件自动计算或按附式2.7-1计算，计算结果应扣除本底，结果保留三位有效数字。

$$c=\frac{m}{V_1} \times \frac{V_2}{V_3} \cdots\cdots\cdots\cdots\cdots\cdots\cdots\cdots（附式2.7-1）$$

附式2.7-1中，

c——试样中二氧化硫的质量浓度，单位为毫克每升（mg/L）；

m——测试样液中二氧化硫的质量，单位为微克（mg）；

V_1——试样取样体积，单位为毫升（mL）；

V_2——试样稀释后定容体积，单位为毫升（mL）；

V_3——测量样液的体积，单位为毫升（mL）。

8 定量限和回收率

8.1 定量限

本方法中红葡萄酒中二氧化硫的定量限为60mg/L，其他白和桃红葡萄酒中定量限为30mg/L。

8.2 回收率

不同葡萄酒中二氧化硫在不同添加水平下的回收率试验数据见附表2.7-1。

附表2.7-1 不同基质中各添加水平下的回收率试验数据表

样品名称	添加水平（mg/L）	回收率范围（%）	精密度（%）
	30.0	—	—
	60.0	96.0~103.6	1.90
	150	96.1~98.8	0.91
干型红葡萄酒	250	95.0~99.8	2.05
	300	94.7~97.3	1.01
	400	93.0~97.0	1.69

续表

样品名称	添加水平（mg/L）	回收率范围（%）	精密度（%）
干型白葡萄酒	30.0	81.3~96.0	6.64
	60.0	82.0~84.6	1.19
	150	104.4~107.0	1.19
	250	98.6~101.7	1.20
	300	98.8~104.9	2.15
	400	99.0~101.0	0.71
半干型红葡萄酒	30.0	—	—
	60.0	89.9~102.6	5.12
	150	92.7~102.0	3.85
	250	96.9~99.9	1.08
	300	94.3~96.8	0.98
	400	92.6~96.2	1.41
半干型桃红起泡葡萄酒	30.0	94.0~103.2	2.87
	60.0	97.5~99.4	0.77
	150	110.3~113.1	0.93
	250	99.8~104.6	1.83
	300	106.2~108.0	0.85
	400	104.1~109.3	1.69
甜型白葡萄酒	30.0	82.4~93.4	3.77
	60.0	100.0~104.6	1.47
	150	109.9~114.4	1.41
	250	99.0~104.6	1.90
	300	104.1~107.3	1.07
	400	102.8~106.2	1.30

附录2.7A

（规范性附录）

亚硫酸钠标定方法

A.1 试剂和溶液

A.1.1 氢氧化钠：分析纯。

A.1.2 盐酸：分析纯。

A.1.3 乙二胺四乙酸二钠：分析纯。

A.1.4 亚硫酸钠：分析纯。

A.1.5 碘：分析纯。

A.1.6 环己二胺四乙酸二钠：分析纯。

A.1.7 甲醛：分析纯。

A.1.8 邻苯二甲酸氢钾：分析纯。

A.1.9 淀粉：分析纯。

A.1.10 碘酸钾（KIO_3），优级纯，经110℃干燥2小时。

A.1.11 硫代硫酸钠：分析纯。

A.1.12 碳酸钠：分析纯。

A.1.13 碘化钾：分析纯。

A.1.14 冰乙酸：分析纯。

A.1.15 氢氧化钠溶液，$c(NaOH)=1.5mol/L$：称取6.0g NaOH，溶于100mL水中。

A.1.16 盐酸溶液，$c(HCl)=1.2mol/L$：量取100mL浓盐酸，加到900mL水中。

A.1.17 乙二胺四乙酸二钠盐（EDTA-2Na）溶液，$c(EDTA-2Na)=0.50g/L$：称取0.25g乙二胺四乙酸二钠盐［$C_{10}H_{14}N_2O_8Na_2 \cdot 2H_2O$］溶于500mL新煮沸但已冷却的水中。临用时现配。

A.1.18 亚硫酸钠溶液，$c(Na_2SO_3)=1g/L$：称取0.2g亚硫酸钠（Na_2SO_3），溶于200mL EDTA-2Na（A1.17）溶液中，缓缓摇匀以防充氧，使其溶解。放置2~3小时后标定。此溶液每毫升相当于320~400mg二氧化硫。

A.1.19 碘贮备液，$c(1/2I_2)=0.10mol/L$：称取12.7g碘（I_2）于烧杯中，加入40g碘化钾和25mL水，搅拌至完全溶解，用水稀释至1000mL，贮存于棕色细口瓶中。

A.1.20 碘溶液，$c(1/2I_2)$=0.010mol/L：量取碘贮备液（A1.19）50mL，用水稀释至500mL，贮于棕色细口瓶中。

A.1.21 环己二胺四乙酸二钠溶液，$c(CDTA-2Na)$=0.05mol/L：称取1.82g反式1,2-环己二胺四乙酸［(trans-1,2-cyclohexylenedinitrilo)tetraacetic acid，简称CDTA］，加入氢氧化钠溶液（A.1.15）6.5mL，用水稀释至100mL。

A.1.22 甲醛缓冲吸收贮备液：吸取36%~38%的甲醛溶液5.5mL，CDTA-2Na溶液（A.1.21）20.00mL；称取2.04g邻苯二甲酸氢钾，溶于少量水中；将三种溶液合并，再用水稀释至100mL，贮于冰箱可保存1年。

A.1.23 甲醛缓冲吸收液：用水将甲醛缓冲吸收贮备液（A.1.22）稀释10倍。临用时现配。

A.1.24 淀粉溶液，$c($淀粉$)$=5.0g/L：称取0.5g可溶性淀粉于150mL烧杯中，用少量水调成糊状，慢慢倒入100mL沸水，继续煮沸至溶液澄清，冷却后贮于试剂瓶中。

A.1.25 碘酸钾基准溶液，$c(1/6KIO_3)$=0.1000mol/L：准确称取3.5667g碘酸钾（A.1.10）溶于水，移入1000mL容量瓶中，用水稀释至标线，摇匀。

A.1.26 硫代硫酸钠标准贮备液，$c(Na_2S_2O_3)$=0.10mol/L。

a）硫代硫酸钠标准溶液的配制：称取25.0g硫代硫酸钠（$Na_2S_2O_3 \cdot 5H_2O$），溶于1000mL，新煮沸但已冷却的水中，加入0.2g无水碳酸钠，贮于棕色细口瓶中，放置一周后备用。如溶液呈现混浊，应过滤。

b）硫代硫酸钠标准溶液的标定：吸取三份20.00mL碘酸钾基准溶液（A.1.25）分别置于250mL碘量瓶中，加70mL新煮沸但已冷却的水，加1g碘化钾，振摇至完全溶解后，加10mL盐酸溶液（A.1.2），立即盖好瓶塞，摇匀。于暗处放置5分钟后，用硫代硫酸钠标准溶液（A.1.26a），滴定溶液至浅黄色，加2mL淀粉溶液（A.1.24），继续滴定至蓝色刚好褪去为终点。硫代硫酸钠标准溶液的浓度按附式2.7A-1计算：

$$c_1 = \frac{0.1000 \times 20.00}{V} \quad \cdots\cdots\cdots\cdots\cdots\cdots（附式2.7A-1）$$

附式2.7A-1中，

c_1——硫代硫酸钠标准溶液的浓度，单位为摩尔每升（mol/L）；

V——滴定所耗硫代硫酸钠标准溶液的单位为毫升（mL）。

A.1.27 硫代硫酸钠标准溶液，$c(\text{Na}_2\text{S}_2\text{O}_3) \approx 0.01000\text{mol/L}$：取50.0mL硫代硫酸钠贮备液（A.1.26）置于500mL容量瓶中，用新煮沸但已冷却的水稀释至标线，摇匀。

A.2 实验步骤

A.2.1 取6个250mL碘量瓶（A1、A2、A3、B1、B2、B3），在A1、A2、A3内各加入25mL乙二胺四乙酸二钠盐溶液（A.1.17），在B1、B2、B3内加入25.00mL硫酸钠溶液（A.1.18），分别加入50.0mL碘溶液（A.1.20）和1.00mL冰乙酸，盖好瓶盖，摇匀。

A.2.2 立即吸取2.00mL亚硫酸钠溶液（A.1.18）加到一个已装有40~50mL甲醛吸收液（A.1.23）的100mL容量瓶中，并用甲醛吸收液（A.1.23）稀释至标线，摇匀。此溶液即为二氧化硫标准贮备溶液，在4~5℃下冷藏，可稳定6个月。

A.2.3 A1、A2、A3、B1、B2、B3六个瓶子于暗处放置5分钟后，用硫代硫酸钠溶液（A.1.27）滴定至浅黄色，加5mL淀粉指示剂（A.1.24），继续滴定至蓝色刚刚消失。平行滴定所用硫代硫酸钠溶液的体积之差应不大于0.05mL。

A.3 计算公式

二氧化硫标准贮备溶液（A.1.18）的质量浓度由附式2.7A-2计算：

$$c(\text{SO}_2) = \frac{(V_0 - V) \times c_2 \times 32.02 \times 10^3}{25.00} \times \frac{2.00}{100} \cdots\cdots\cdots\cdots（附式2.7A\text{-}2）$$

附式2.7A-2中，

$c(\text{SO}_2)$——二氧化硫标准贮备溶液的质量浓度，单位为微克每毫升（mg/mL）；

V_0——空白滴定所用硫代硫酸钠溶液的体积，单位为毫升（mL）；

V——样品滴定所用硫代硫酸钠溶液的体积，单位为毫升（mL）；

c_2——硫代硫酸钠溶液（A.1.27）的浓度，单位为摩尔每升（mol/L）；

附录2.8　HJ 482—2009环境空气二氧化硫的测定甲醛吸收 – 副玫瑰苯胺分光光度法

1　适用范围

本标准规定了测定环境空气中二氧化硫的甲醛吸收 – 副玫瑰苯胺分光光度法。

本标准适用于环境空气中二氧化硫的测定。

当使用10mL吸收液，采样体积为30L时，测定空气中二氧化硫的检出限为0.007mg/m³，测定下限为0.028mg/m³，测定上限为0.667mg/m³。

当使用50mL吸收液，采样体积为288L，试样为10mL时，测定空气中二氧化硫的检出限为0.004mg/m³，测定下限为0.014mg/m³，测定上限为0.347mg/m³。

2　方法原理

二氧化硫被甲醛缓冲溶液吸收后，生成稳定的羟甲基磺酸加成化合物，在样品溶液中加入氢氧化钠使加成化合物分解，释放出的二氧化硫与副玫瑰苯胺、甲醛作用，生成紫红色化合物，用分光光度计在波长577nm处测量吸光度。

3　干扰及消除

本标准的主要干扰物为氮氧化物、臭氧及某些重金属元素。采样后放置一段时间可使臭氧自行分解；加入氨磺酸钠溶液可消除氮氧化物的干扰；吸收液中加入磷酸及环己二胺四乙酸二钠盐可以消除或减少某些金属离子的干扰。10mL样品溶液中含有50mg钙、镁、铁、镍、镉、铜等金属离子及5mg二价锰离子时，对本方法测定不产生干扰。当10mL样品溶液中含有10mg二价锰离子时，可使样品的吸光度降低27%。

4　试剂和材料

除非另有说明，分析时均使用符合国家标准的分析纯试剂，实验用水为新制备的蒸馏水或同等纯度的水。

4.1　碘酸钾（KIO_3），优级纯，经110℃干燥2小时。

4.2　氢氧化钠溶液，$c(NaOH)=1.5mol/L$：称取6.0g NaOH，溶于100mL水中。

4.3　环己二胺四乙酸二钠溶液，$c(CDTA-2Na)=0.05mol/L$：称取1.82g反式1,2-环己二胺四乙酸（trans-1,2-cyclohexylen edinitrilo, tetraacetic acid），加入氢氧

化钠溶液（4.2）6.5mL，用水稀释至100mL。

4.4 甲醛缓冲吸收贮备液：吸取36%~38%的甲醛溶液5.5mL，CDTA-2Na溶液（4.3）20.00mL；称取2.04g邻苯二甲酸氢钾，溶于少量水中；将三种溶液合并，再用水稀释至100mL，贮于冰箱可保存1年。

4.5 甲醛缓冲吸收液：用水将甲醛缓冲吸收贮备液（4.4）稀释100倍。临用时现配。

4.6 氨磺酸钠溶液，ρ（NaH_2NSO_3）=6.0g/L：称取0.60g氨磺酸（H_2NSO_3H）置于100mL烧杯中，加入4.0mL氢氧化钠（4.2），用水搅拌至完全溶解后稀释至100mL，摇匀。此溶液密封可保存10天。

4.7 碘贮备液，c（$1/2I_2$）=0.10mol/L：称取12.7g碘（I_2）于烧杯中，加入40g碘化钾和25mL水，搅拌至完全溶解，用水稀释至1000mL，贮存于棕色细口瓶中。

4.8 碘溶液，c（$1/2I_2$）=0.010mol/L：量取碘贮备液（4.7）50mL，用水稀释至500mL，贮于棕色细口瓶中。

4.9 淀粉溶液，ρ=5.0g/L：称取0.5g可溶性淀粉于150mL烧杯中，用少量水调成糊状，慢慢倒入100mL沸水，继续煮沸至溶液澄清，冷却后贮于试剂瓶中。

4.10 碘酸钾基准溶液，c（$1/6KIO_3$）=0.1000mol/L：准确称取3.5667g碘酸钾（4.1）溶于水，移入1000mL容量瓶中，用水稀至标线，摇匀。

4.11 盐酸溶液，c（HCl）=1.2mol/L：量取100mL浓盐酸，用水稀释1000mL。

4.12 硫代硫酸钠标准贮备液，c（$Na_2S_2O_3$）=0.10mol/L：称取25.0g硫代硫酸钠（$Na_2S_2O_3 \cdot 5H_2O$），溶于1000mL，新煮沸但已冷却的水中，加入0.2g无水碳酸钠，贮于棕色细口瓶中，放置一周后备用。如溶液呈现混浊，必须过滤。

标定方法：吸取三份20.00mL碘酸钾基准溶液（4.10）分别置于250mL碘量瓶中，加70mL新煮沸但已冷却的水，加1g碘化钾，振摇至完全溶解后，加10mL盐酸溶液（4.11），立即盖好瓶塞，摇匀。于暗处放置5分钟后，用硫代硫酸钠标准溶液（4.12）滴定溶液至浅黄色，加2mL淀粉溶液（4.9），继续滴定至蓝色刚好褪去为终点。硫代硫酸钠标准溶液的摩尔浓度按附式2.8-1计算：

$$c_1 = \frac{0.1000 \times 20.00}{V} \quad\cdots\cdots\cdots\cdots\cdots\cdots\cdots\cdots\cdots（附式2.8-1）$$

附式2.8-1中，

c_1—硫代硫酸钠标准溶液的摩尔浓度，mol/L；

V—滴定所耗硫代硫酸钠标准溶液的体积，mL。

4.13　硫代硫酸钠标准溶液，$c(Na_2S_2O_3)=0.01mol/L\pm0.00001mol/L$：取50.0mL硫代硫酸钠贮备液（4.12）置于500mL容量瓶中，用新煮沸但已冷却的水稀释至标线，摇匀。

4.14　乙二胺四乙酸二钠盐（EDTA-2Na）溶液，$\rho=0.50g/L$：称取0.25g乙二胺四乙酸二钠盐EDTA［—$CH_2N(COONa)CH_2COOH$］·H_2O溶于500mL新煮沸但已冷却的水中。临用时现配。

4.15　亚硫酸钠溶液，$\rho(Na_2SO_3)=1g/L$：称取0.2g亚硫酸钠（Na_2SO_3），溶于200mL EDTA-2Na（4.14）溶液中，缓缓摇匀以防充氧，使其溶解。放置2~3小时后标定。此溶液每毫升相当于320~400mg二氧化硫。

标定方法：

a）取6个250mL碘量瓶（A1、A2、A3、B1、B2、B3），分别加入50.0mL碘溶液（4.8）。在A1、A2、A3内各加入25mL水，在B1、B2内加入25.00mL亚硫酸钠溶液（4.15）盖好瓶盖。

b）立即吸取2.00mL亚硫酸钠溶液（4.15）加到一个已装有40~50mL甲醛吸收液（4.4）的100mL容量瓶中，并用甲醛吸收液（4.4）稀释至标线、摇匀。此溶液即为二氧化硫标准贮备溶液，在4~5℃下冷藏，可稳定6个月。

c）紧接着再吸取25.00mL亚硫酸钠溶液（4.15）加入B3内，盖好瓶塞。

d）A1、A2、A3、B1、B2、B3六个瓶子于暗处放置5分钟后，用硫代硫酸钠溶液（4.13）滴定至浅黄色，加5mL淀粉指示剂（4.9），继续滴定至蓝色刚刚消失。平行滴定所用硫代硫酸钠溶液的体积之差应不大于0.05mL。

二氧化硫标准贮备溶液（4.15b）的质量浓度由附式2.8-2计算：

$$\rho=\frac{(\overline{V}_0-\overline{V})\times c_2\times32.02\times10^3}{25.00}\times\frac{2.00}{100}\cdots\cdots\cdots\cdots\text{（附式2.8-2）}$$

附式2.8-2中，

ρ——二氧化硫标准贮备溶液（4.15b）的质量浓度，mg/mL；

$\overline{V}_0$—空白滴定所用硫代硫酸钠溶液（4.13）的体积，mL；

$\overline{V}$—样品滴定所用硫代硫酸钠溶液（4.13）的体积，mL；

c_2——硫代硫酸钠溶液（4.13）的浓度，mol/L。

4.16 二氧化硫标准溶液，$\rho(Na_2SO_3)=1.00mg/mL$：用甲醛吸收液（4.5）将二氧化硫标准贮备溶液（4.15b）稀释成每毫升含1.0mg二氧化硫的标准溶液。此溶液用于绘制标准曲线，在4~5℃下冷藏，可稳定1个月。

4.17 盐酸副玫瑰苯胺（pararosaniline，简称PRA，即副品红或对品红）贮备液：$\rho=0.2g/100mL$。其纯度应达到副玫瑰苯胺提纯及检验方法的质量要求（见附录2.8A）。

4.18 副玫瑰苯胺溶液，$\rho=0.050g/100mL$：吸取25.00mL副玫瑰苯胺贮备液（4.17）于100mL容量瓶中，加30mL 85%的浓磷酸，12mL浓盐酸，用水稀释至标线，摇匀，放置过夜后使用。避光密封保存。

4.19 盐酸–乙醇清洗液：由三份（1+4）盐酸和一份95%乙醇混合配制而成，用于清洗比色管和比色皿。

5 仪器和设备

5.1 分光光度计

5.2 多孔玻板吸收管：10mL多孔玻板吸收管，用于短时间采样；50mL多孔玻板吸收管，用于24小时连续采样。

5.3 恒温水浴：0~40℃，控制精度为±1℃。

5.4 具塞比色管

10mL，用过的比色管和比色皿应及时用盐酸–乙醇清洗液（4.19）浸洗，否则红色难于洗净。

5.5 空气采样器

用于短时间采样的普通空气采样器，流量范围0.1~1L/min，应具有保温装置。用于24小时连续采样的采样器应具备有恒温、恒流、计时、自动控制开关的功能，流量范围0.1~0.5L/min。

5.6 一般实验室常用仪器。

6 样品采集与保存

6.1 短时间采样：采用内装10mL吸收液的多孔玻板吸收管，以0.5L/min的流量采气45~60分钟。吸收液温度保持在23~29℃范围。

6.2 24小时连续采样：用内装50mL吸收液的多孔玻板吸收瓶，以0.2L/min的流量连续采样24小时。吸收液温度保持在23~29℃范围。

6.3 现场空白：将装有吸收液的采样管带到采样现场，除了不采气之外，其他环境条件与样品相同。

注1：样品采集、运输和贮存过程中应避免阳光照射。

注2：放置在室（亭）内的24小时连续采样器，进气口应连接符合要求的空气质量集中采样管路系统，以减少二氧化硫进入吸收瓶前的损失。

7 分析步骤

7.1 校准曲线的绘制

取16支10mL具塞比色管，分A、B两组，每组7支，分别对应编号。A组按附表2.8-1配制校准系列：

附表2.8-1 二氧化硫校准系列

管号	0	1	2	3	4	5	6
二氧化硫标准溶液Ⅱ（mL）	0	0.50	1.00	2.00	5.00	8.00	10.00
甲醛缓冲吸收液（mL）	10.00	9.50	9.00	8.00	5.00	2.00	0
二氧化硫含量（mg/10mL）	0	0.50	1.00	2.00	5.00	8.00	10.00

在A组各管中分别加入0.5mL氨磺酸钠溶液（4.6）和0.5mL氢氧化钠溶液（4.2），混匀。

在B组各管中分别加入1.00mL PRA溶液（4.18）。

将A组各管的溶液迅速地全部倒入对应编号并盛有PRA溶液的B管中，立即加塞混匀后放入恒温水浴装置中显色。在波长577nm处，用10mm比色皿，以水为参比测量吸光度。以空白校正后各管的吸光度为纵坐标，以二氧化硫的质量浓度（mg/10mL）为横坐标，用最小二乘法建立校准曲线的回归方程。

显色温度与室温之差不应超过3℃。根据季节和环境条件按附表2.8-2选择合适的显色温度与显色时间：

附表2.8-2 显色温度与显色时间

显色温度（℃）	10	15	20	25	30
显色时间（min）	40	25	20	15	5
稳定时间（min）	35	25	20	15	10
试剂空白吸光度A_0	0.030	0.035	0.040	0.050	0.060

7.2 样品测定

7.2.1 样品溶液中如有混浊物，则应离心分离除去。

7.2.2 样品放置20分钟，以使臭氧分解。

7.2.3 短时间采集的样品：将吸收管中的样品溶液移入10mL比色管中，用少量甲醛吸收液（4.5）洗涤吸收管，洗液并入比色管中并稀释至标线。加入0.5mL氨磺酸钠溶液（4.6），混匀，放置10分钟以除去氮氧化物的干扰。以下步骤同校准曲线的绘制。

7.2.4 连续24小时采集的样品：将吸收瓶中样品移入50mL容量瓶（或比色管）中，用少量甲醛吸收液（4.5）洗涤吸收瓶后再倒入容量瓶（或比色管）中，并用吸收液（4.5）稀释至标线。吸取适当体积的试样（视浓度高低而决定取2~10mL）于10mL比色管中，再用吸收液（4.5）稀释至标线，加入0.5mL氨磺酸钠溶液（4.6），混匀，放置10分钟以除去氮氧化物的干扰，以下步骤同校准曲线的绘制。

8 结果表示

空气中二氧化硫的质量浓度，按附式2.8-3计算：

$$\rho = \frac{(A - A_0 - a)}{b \times V_S} \times \frac{V_t}{V_a} \cdots\cdots\cdots\cdots\cdots\cdots（附式2.8\text{-}3）$$

附式2.8-3中，

ρ——空气中二氧化硫的质量浓度，mg/m^3；

A——样品溶液的吸光度；

A_0——试剂空白溶液的吸光度；

b——校准曲线的斜率，吸光度，$10mL/mg$；

a——校准曲线的截距（一般要求小于0.005）；

V_t——样品溶液的总体积，mL；

V_a——测定时所取试样的体积，mL；

V_s——换算成标准状态下（101.325kPa，273K）的采样体积，L。

计算结果准确到小数点后三位。

9 精密度和准确度

9.1 精密度

10个实验室测定浓度为0.101mg/mL的二氧化硫统一标准样品，重复性相对标准偏差小于3.5%，再现性相对标准偏差小于6.2%。

10个实验室测定浓度为0.515mg/mL的二氧化硫统一标准样品，重复性相对标准偏差小于1.4%，再现性相对标准偏差小于3.8%。

9.2 准确度

测量105个浓度范围在0.0 ~1.70mg/mL的实际样品，加标回收率范围在96.8%~108.2%之间。

10 质量保证和质量控制

10.1 多孔玻板吸收管的阻力为6.0 ± 0.6kPa，2/3玻板面积发泡均匀，边缘无气泡逸出。

10.2 采样时吸收液的温度在23~29℃时，吸收效率为100%。10~15℃时，吸收效率偏低5%。高于33℃或低于9℃时，吸收效率偏低10%。

10.3 每批样品至少测定2个现场空白。即将装有吸收液的采样管带到采样现场，除了不采气之外，其他环境条件与样品相同。

10.4 当空气中二氧化硫浓度高于测定上限时，可以适当减少采样体积或者减少试料的体积。

10.5 如果样品溶液的吸光度超过标准曲线的上限，可用试剂空白液稀释，在数分钟内再测定吸光度，但稀释倍数不要大于6。

10.6 显色温度低，显色慢，稳定时间长。显色温度高，显色快，稳定时间短。操作人员必须了解显色温度、显色时间和稳定时间的关系，严格控制反应条件。

10.7 测定样品时的温度与绘制校准曲线时的温度之差不应超过2℃。

10.8 在给定条件下校准曲线斜率应为0.042 ± 0.004，试剂空白吸光度A_0。在显色规定条件下波动范围不超过 ± 15%。

10.9 六价铬能使紫红色络合物退色，产生负干扰，故应避免用硫酸−铬酸洗液洗涤玻璃器皿。若已用硫酸−铬酸洗液洗涤过，则需用盐酸溶液（1+1）浸洗，再用水充分洗涤。

附录2.8A

（资料性附录）

副玫瑰苯胺提纯及检验方法

A.1　试剂

A.1.1　正丁醇

A.1.2　冰醋酸

A.1.3　盐酸溶液： $c(\text{HCl})=1\text{mol/L}$

A.1.4　乙酸－乙酸钠溶液： $c(\text{CH}_3\text{COONa})=1.0\text{mol/L}$

称取13.6g乙酸钠（$\text{CH}_3\text{COONa}\cdot3\text{H}_2\text{O}$）溶于水，移入100mL容量瓶中，加5.7mL冰醋酸，用水稀释至标线，摇匀。此溶液pH值为4.7。

A.2　试剂提纯方法

取正丁醇和1mol/L盐酸溶液各500mL，放入1000mL分液漏斗中盖塞振摇3分钟，使其互溶达到平衡，静置15分钟，待完全分层后，将下层水相（盐酸溶液）和上层有机相（正丁醇）分别转入试剂瓶中备用。称取0.100g副玫瑰苯胺放入小烧杯中，加入平衡过的1mol/L盐酸溶液40mL，用玻璃棒搅拌至完全溶解后，转入250mL分液漏斗中，再用平衡过的正丁醇80mL分数次洗涤小烧杯，洗液并入分液漏斗中。盖塞，振摇3分钟，静止15分钟，待完全分层后，将下层水相转入另一个250mL分液漏斗中，再加80mL平衡过的正丁醇，按上述操作萃取。按此操作每次用40mL平衡过的正丁醇重复萃取9~10次后，将下层水相滤入50mL容量瓶中，并用1mol/L盐酸溶液稀释至标线，摇匀。此PRA贮备液约为0.20%，呈橘黄色。

A.3　副玫瑰苯胺贮备液的检验方法

吸取1.00mL副玫瑰苯胺贮备液于100mL容量瓶中，用水稀释至标线，摇匀。取稀释液5.00mL于50mL容量瓶中，加5.00mL乙酸－乙酸钠溶液（A1.4）用水稀释至标线，摇匀，1小时后测量光谱吸收曲线，在波长540nm处有最大吸收峰。

附录 2.9 HJ 483—2009 环境空气二氧化硫的测定四氯汞盐吸收－副玫瑰苯胺分光光度法

警告：四氯汞钾溶液属于剧毒试剂，操作时应按规定要求佩带防护器具，避免接触皮肤和衣服；标准溶液的配制应在通风柜内进行操作；检测后的残渣残液应做妥善的安全处理。

1 适用范围

本标准规定了测定空气中二氧化硫的四氯汞盐吸收－副玫瑰苯胺分光光度法。

本标准适用于环境空气中二氧化硫的测定。

当使用 5mL 吸收液，采样体积为 30L 时，测定空气中二氧化硫的检出限为 0.005mg/m³，测定下限为 0.020mg/m³，测定上限为 0.18mg/m³。

当使用 50mL 吸收液，采样体积为 288L 时，测定空气中二氧化硫的检出限为 0.005mg/m³，测定下限为 0.020mg/m³，测定上限为 0.19mg/m³。

2 方法原理

二氧化硫被四氯汞钾溶液吸收后，生成稳定的二氯亚硫酸盐络合物，再与甲醛及盐酸副玫瑰苯胺作用，生成紫红色络合物，在 575nm 处测量吸光度。

3 干扰和消除

本方法的主要干扰物为氮氧化物、臭氧、锰、铁、铬等。加入氨基磺酸铵可消除氮氧化物的干扰；采样品后放置一段时间可使臭氧自行分解；加入磷酸及乙二胺四乙酸二钠盐可以消除或减少某些重金属离子的干扰。

4 试剂和材料

除非另有说明，分析时均使用符合国家标准的分析纯试剂，实验用水为新制备的蒸馏水或同等纯度的水。

4.1 碘酸钾（KIO_3），优级纯，经 110℃ 干燥 2 小时。

4.2 碘化钾（KI）

4.3 冰乙酸（CH_3COOH）

4.4 四氯汞钾（TCM）吸收液，c=0.04mol/L：称取 10.9g 二氯化汞、6.0g 氯化

钾和0.070g乙二胺四乙酸二钠盐（EDTA）溶于水中，稀释至1L。此溶液在密闭容器中贮存，可稳定6个月。如发现有沉淀，不可再用。

4.5　甲醛溶液，$\rho \approx 2g/L$：量取1mL 36%~38%（m/m）甲醛溶液，稀释至200mL，临用现配。

4.6　氨磺酸铵溶液，ρ（$H_2NSO_3NH_4$）=6.0g/L：称取0.60g氨磺酸铵溶于100mL水中，临用现配。

4.7　碘贮备液，c（$1/2I_2$）=0.10mol/L：称取12.7g碘（I_2）于烧杯中，加入40g碘化钾和25mL水，搅拌至完全溶解，用水稀释至1000mL，贮存于棕色细口瓶中。

4.8　碘溶液，c（$1/2I_2$）=0.010mol/L：量取碘贮备液（4.7）50mL，用水稀释至500mL，贮于棕色细口瓶中。

4.9　淀粉溶液，ρ=5.0g/L：称取0.5g可溶性淀粉于150mL烧杯中，用少量水调成糊状，慢慢倒入100mL沸水，继续煮沸至溶液澄清，冷却后贮于试剂瓶中。

4.10　碘酸钾基准溶液，c（$1/6KIO_3$）=0.1000mol/L：准确称取3.5667g碘酸钾（4.1）溶于水，移入1000mL容量瓶中，用水稀至标线，摇匀。

4.11　盐酸溶液，c（HCl）=1.2mol/L：量取100mL浓盐酸，用水稀释至1000mL。

4.12　硫代硫酸钠标准贮备液，c（$Na_2S_2O_3$）=0.10mol/L：称取25.0g硫代硫酸钠（$Na_2S_2O_3 \cdot 5H_2O$），溶于1000mL，新煮沸但已冷却的水中，加入0.2g无水碳酸钠，贮于棕色细口瓶中，放置一周后备用。如溶液呈现混浊，必须过滤。

标定方法：吸取三份20.00mL碘酸钾基准溶液（4.10）分别置于250mL碘量瓶中，加70mL新煮沸但已冷却的水，加1g碘化钾，振摇至完全溶解后，加10mL盐酸溶液（4.11），立即盖好瓶塞，摇匀。于暗处放置5分钟后，用硫代硫酸钠标准溶液（4.12）滴定溶液至浅黄色，加2mL淀粉溶液（4.9），继续滴定至蓝色刚好褪去为终点。硫代硫酸钠标准溶液浓度按附式2.9-1计算：

$$c_1 = \frac{0.1000 \times 20.00}{V} \quad\cdots\cdots\cdots\cdots\cdots\cdots（附式2.9\text{-}1）$$

附式2.9-1中，

c_1——硫代硫酸钠标准溶液浓度，mol/L；

V——滴定所耗硫代硫酸钠标准溶液的体积，mL。

4.13　硫代硫酸钠标准溶液，$c(Na_2S_2O_3) \approx 0.01mol/L \pm 0.00001mol/L$：取 50.0mL硫代硫酸钠贮备液（4.12）置于500mL容量瓶中，用新煮沸但已冷却的水稀释至标线，摇匀。

4.14　乙二胺四乙酸二钠盐（EDTA–2Na）溶液，$\rho=0.50g/L$：称取0.25g乙二胺四乙酸二钠盐EDTA$[—CH_2N(COONa)CH_2COOH] \cdot H_2O$溶于500mL新煮沸但已冷却的水中。临用时现配。

4.15　亚硫酸钠溶液，$\rho(Na_2SO_3)=1g/L$：称取0.2g亚硫酸钠（Na_2SO_3），溶于200mL EDTA–2Na（4.14）溶液中，缓缓摇匀以防充氧，使其溶解。放置2~3小时后标定。此溶液每毫升相当于320~400mg二氧化硫。

标定方法：

a.取6个250mL碘量瓶（A1、A2、A3、B1、B2、B3），分别加入50.0mL碘溶液（4.8）。在A1、A2、A3、内各加入25mL水，在B1、B2内加入25.00mL亚硫酸钠溶液（4.15）盖好瓶盖。

b.立即吸取2.00mL亚硫酸钠溶液（4.15）加到一个已装有40~50mL四氯汞钾吸收液（4.4）的100mL容量瓶中，并用四氯汞钾吸收液（4.4）稀释至标线、摇匀。此溶液即为二氧化硫标准贮备溶液。

c.紧接着再吸取25.00mL亚硫酸钠溶液（4.15）加入B3内，盖好瓶塞。

d.A1、A2、A3、B1、B2、B3六个瓶子于暗处放置5分钟后，用硫代硫酸钠溶液（4.13）滴定至浅黄色，加5mL淀粉指示剂（4.9），继续滴定至蓝色刚刚消失。平行滴定所用硫代硫酸钠溶液体积之差应不大于0.05mL。

二氧化硫标准贮备溶液（4.15b）的质量浓度由附式2.9-2计算：

$$\rho = \frac{(\overline{V}_0 - \overline{V}) \times c_2 \times 32.02 \times 10^3}{25.00} \times \frac{2.00}{100} \cdots\cdots\cdots\cdots（附式2.9-2）$$

式2.9-2中，

ρ——二氧化硫标准贮备溶液（4.15b）的质量浓度，mg/mL；

$\overline{V}_0$—空白滴定所用硫代硫酸钠溶液（4.13）的体积，mL；

$\overline{V}$—样品滴定所用硫代硫酸钠溶液（4.13）的体积，mL；

c_2——硫代硫酸钠溶液（4.13）的浓度，mol/L。

4.16　二氧化硫标准溶液，$\rho(Na_2SO_3)=2.0mg/mL$：用四氯汞钾吸收液将二氧化硫标准贮备溶液（4.15b）稀释成每毫升含2.0mg二氧化硫的标准溶液。此溶液用于绘制标准曲线，在4~5℃下冷藏，可稳定20天。

4.17　盐酸副玫瑰苯胺（pararosaniline，简称PRA，即副品红或对品红）贮备液，ρ=2mg/mL。其纯度应达到副玫瑰苯胺提纯及检验方法的质量要求（见附录2.9A）。

4.18　磷酸溶液，$c(H_3PO_4)$=3mol/L：量取41mL 85%浓磷酸（ρ=1.69g/mL）用水稀释至200mL。

4.19　盐酸副玫瑰苯胺（PRA）使用液：ρ=0.16mg/mL。

吸取PRA贮备液（4.17）20.00mL于250mL容量瓶中，加入200mL磷酸溶液（4.18），用水稀释至标线。至少放置24小时方可使用，存于暗处，可稳定9个月。

5　仪器和设备

5.1　分光光度计（可见光波长380~780nm）。

5.2　10mL容积多孔玻板吸收管，用于短时间采样。50mL容积多孔玻板吸收瓶，用于24小时连续采样。

5.3　恒温水浴器：0~40℃，控制精度为±1℃。

5.4　具塞比色管：10mL。

用过的比色管和比色皿应及时用盐酸（1+4）和乙醇（95%）的混合溶液（二者体积比为3∶1）浸洗，否则红色难于洗净。

5.5　空气采样器。

用于短时间采样的空气采样器，流量范围0.1~1L/min。用于24小时连续采样的采样器应具备有恒温、恒流、计时、自动控制仪开关的功能，流量范围0.1~0.5L/min。

5.6　一般实验室常用仪器。

6　样品

6.1　短时间采样：用内装5.0mL四氯汞钾吸收液（4.4）的多孔玻板吸收管，以0.5L/min流量采气10~30L，吸收液温度保持在10~16℃范围。

6.2　连续24小时采样：用内装50mL四氯汞钾吸收液（4.4）的多孔玻板吸收管，以0.2L/min流量采气288L，吸收液温度保持在10~16℃范围。

6.3　现场空白：将装有吸收液的采样管带到采样现场，除了不采气之外，其他环境条件与样品相同。

7　分析步骤

7.1　标准曲线的绘制

取 8 支具塞比色管，按附表 2.9-1 配制标准系列：

附表 2.9-1　标准溶液配制所需试剂

管号	0	1	2	3	4	5	6	7
SO_2 标准溶液（2.0mg/mL），mL	0	0.60	1.00	1.40	1.60	1.80	2.20	2.70
四氯汞钾吸收液（mL）	5.00	4.40	4.00	3.60	3.40	3.20	2.80	2.30
二氧化硫含量（mg）	0	1.20	2.00	2.80	3.20	3.60	4.40	5.40

各管中加入 0.50mL 氨基磺酸铵溶液（4.6），摇匀。再加入 0.50mL 甲醛溶液（4.5）及 1.50mL 副玫瑰苯胺溶液（4.19），摇匀。当室温为 15~20℃，显色 30 分钟；室温为 20~25℃，显色 20 分钟；室温为 25~30℃，显色 15 分钟。用 10mm 比色皿，在波长 575nm 处，以水为参比测量吸光度。以空白校正后各管的吸光度为纵坐标，以二氧化硫的质量浓度（mg/10mL）为横坐标，用最小二乘法建立校准曲线的回归方程。

7.2　样品测定

7.2.1　样品中若有混浊物，应离心分离除去；样品放置 20 分钟，以使臭氧分解。

7.2.2　将吸收管中的样品溶液全部移入比色管中，用少量水洗涤吸收管，并入比色管中，使总体积为 5mL，加 0.50mL 氨基磺酸铵溶液（4.6），摇匀，放置 10 分钟以除去氮氧化物的干扰，以下步骤同标准曲线的绘制。

8　结果表示

空气中二氧化硫的质量浓度按附式 2.9-3 计算：

$$\rho = \frac{(A - A_0 - a)}{b \times V_S} \times \frac{V_t}{V_a} \quad\cdots\cdots\cdots\cdots\cdots\cdots（附式\ 2.9\text{-}3）$$

附式 2.9-3 中，

ρ——空气中二氧化硫的质量浓度，mg/m^3；

A——样品溶液的吸光度；

A_0——试剂空白溶液的吸光度；

b——校准曲线的斜率，吸光度·5mL/mg；

a——校准曲线的截距（一般要求小于0.005）；

V_t——样品溶液的总体积，mL；

V_a——测定时所取试样的体积，mL；

V_s——换算成标准状态下（101.325kPa，273K）的采样体积，L。

计算结果准确到小数点后三位。

9 精密度和准确度

17个实验室分析含相当于二氧化硫0.9 ~1.2mg/mL的加标气样（用四氯汞钾吸收液采集大气样品后，加入二氧化硫标准溶液），单个实验室的相对标准偏差不超过9.0%，加标回收率为93%~111%。

18个实验室分析含二氧化硫相当于4.8 ~5.0mg/mL的加标气样，单个实验室的相对标准偏差不超过6.6%，加标回收率为94%~106%。

10 质量保证与质量控制

10.1 多孔玻板吸收管的阻力为6.0kPa±0.6kPa，2/3玻板面积发泡均匀，边缘无气泡逸出。

10.2 采样时吸收液的温度在10~16℃。

10.3 每批样品至少测定2个现场空白。即将装有吸收液的采样管带到采样现场，除了不采气之外，其他环境条件与样品相同。在样品采集、运输及存放过程中应避免日光直接照射。如果样品不能当天分析，需在4~5℃下保存，但存放时间不得超过7天。

10.4 当空气中二氧化硫浓度高于测定上限时，可以适当减少采样体积或者减少试料的体积。如果样品溶液的吸光度超过标准曲线的上限，可用试剂空白液稀释，在数分钟内再测定吸光度，但稀释倍数不要大于6。

10.5 显色温度低，显色慢，稳定时间长。显色温度高，显色快，稳定时间短。操作人员必须了解显色温度、显色时间和稳定时间的关系，严格控制反应条件。测定样品时的温度与绘制校准曲线时的温度差不应超过2℃。

10.6 在给定条件下校准曲线斜率在0.073~0.082之间，试剂空白吸光度A_0。在显色规定条件下波动范围不超过±15%。

10.7 六价铬能使紫红色络合物退色，产生负干扰，故应避免用硫酸–铬酸洗液洗涤玻璃器皿。若已用硫酸–铬酸洗液洗涤过，则需用盐酸溶液（1+1）浸洗，再用水充分洗涤。

11　废物处理

在检测后的四氯汞钾废液中，每升约加10g碳酸钠至中性，再加10g锌粒。在黑布罩下搅拌24小时后，将上清液倒入玻璃缸，滴加饱和硫化钠溶液，至不再产生沉淀为止。弃去溶液，将沉淀物转入适当容器里。此方法可以除去废液中99%的汞。

附录2.9A

（资料性附录）

盐酸副玫瑰苯胺提纯及检验方法

A.1　试剂

A.1.1　正丁醇

A.1.2　冰醋酸

A.1.3　盐酸溶液：$c(HCl)$=1mol/L

A.1.4　乙酸–乙酸钠溶液：$c(CH_3COONa)$=1.0mol/L

称取13.6g乙酸钠（$CH_3COONa \cdot 3H_2O$）溶于水，移入100mL容量瓶中，加5.7mL冰醋酸，用水稀释至标线，摇匀。此溶液pH为4.7。

A.2　试剂提纯方法

取正丁醇和1mol/L盐酸溶液各500mL，放入1000mL分液漏斗中盖塞振摇3分钟，使其互溶达到平衡，静置15分钟，待完全分层后，将下层水相（盐酸溶液）和上层有机相（正丁醇）分别转入试剂瓶中备用。称取0.100g副玫瑰苯胺放入小烧杯中，加入平衡过的1mol/L盐酸溶液40mL，用玻璃棒搅拌至完全溶解后，转入250mL分液漏斗中，再用平衡过的正丁醇80mL分数次洗涤小烧杯，洗液并入分液漏斗中。盖塞，振摇3分钟，静止15分钟，待完全分层后，将下层水相转入另一个250mL分液漏斗中，再加80mL平衡过的正丁醇，按上述操作萃取。按此操作每次用40mL平衡过的正丁醇重复萃取9~10次后，将下层水相滤入50mL容量瓶中，并用1mol/L盐酸溶液稀释至标线，摇匀。此PRA贮备液约为0.20%，呈橘黄色。

A.3　副玫瑰苯胺贮备液的检验方法

吸取1.00mL副玫瑰苯胺贮备液于100mL容量瓶中，用水稀释至标线，摇匀。取稀释液5.00mL于50mL容量瓶中，加5.00mL乙酸–乙酸钠溶液（A1.4）用水稀释至标线，摇匀，1小时后测量光谱吸收曲线，在波长540nm处有最大吸收峰。

附录 2.10　HJ/T 56—2000 国家环境保护总局标准固定污染源排气中二氧化硫的测定碘量法

1　范围

本标准规定了碘量法测定固定污染源排气中二氧化硫浓度以及测定二氧化硫排放速率的方法。

2　引用标准

下列标准所包含的条文，在本标准中引用构成本标准的条文，与本标准同效。

GB/T 16157—1996 固定污染源排气中颗粒物测定和气态污染物采样方法。

3　测定方法原理、测定范围及测定误差

烟气中的二氧化硫被氨基磺酸铵混合溶液吸收，用碘标准溶液滴定。按滴定量计算二氧化硫浓度。反应式如下：

$$SO_2+H_2O = H_3SO_3$$

$$H_2SO_3+H_2O+I_2 = H_2SO_4+2HI$$

测定范围：$100\sim6000mg/m^3$；在测定范围内，方法的批内误差不大于 ±6%。

4　影响因素

4.1　锅炉燃料在正常工况燃烧时，烟气中 H_2S 等还原性物质含量极少，对测定的影响可忽略不计。

4.2　吸收液中氨基磺酸铵可消除二氧化氮的影响。

4.3　采样管应加热至 120℃，以防止二氧化硫被冷凝水吸收，使测定结果偏低。

5　仪器

5.1　烟气采样器

5.2　多孔玻板吸收瓶

5.3　棕色酸式滴定管

5.4　大气压力计

5.5　烟尘测试仪或能测定管道气体参数的其他测试仪

6 试剂

除特殊规定外，本标准采用试剂均为分析纯，水为去离子水或蒸馏水。

6.1 吸收液

称取11.0g氨基磺酸铵，7.0g硫酸铵，溶入少量水中，加水至1000mL，再加入5mL稳定剂（6.2），摇匀，贮存于玻璃瓶中，冰箱保存。有效期三个月。

6.2 稳定剂

称取5.0g乙二胺四乙酸二钠盐（EDTA-2Na），溶于热水，冷却后，加入50mL异丙醇，用水稀释至500mL，贮存于玻璃瓶或聚乙烯瓶中，冰箱保存。有效期1年。

6.3 淀粉指示剂

称取0.20g可溶性淀粉，加少量水调成糊状，慢慢倒入100mL沸水中，继续煮沸至溶液澄清，冷却后贮于细口瓶中。现配现用。

6.4 碘酸钾标准溶液，c（1/6KIO$_3$）

称取约1.5g碘酸钾（KIO$_3$，优级纯，110℃烘干2小时），准确到0.0001g，溶于水，移入500mL容量瓶中，用水稀释至标线。冰箱保存，有效期半年。

6.5 盐酸溶液，c（HCl）=1.2mol/L

量取100mL浓盐酸，用水稀释至1000mL。

6.6 硫代硫酸钠溶液，c（Na$_2$S$_2$O$_3$）= 0.1mol/L

称取25g硫代硫酸钠（Na$_2$S$_2$O$_3$·5H$_2$O），溶解于1000mL新煮沸并已冷却的水中，加0.20g无水碳酸钠，贮于棕色细口瓶中，放置一周后标定其浓度。若溶液呈现浑浊时，应加以过滤，冰箱保存，有效期半年，每月标定一次。

标定方法：吸取碘酸钾标准溶液（6.4）25.00mL，置于250mL碘量瓶中，加70mL新煮沸并已冷却的水，加1.0g碘化钾，振荡至完全溶解后，再加入1.2mol/L盐酸溶液（6.5）10.0mL，立即盖好瓶塞，混匀。在暗处置放5分钟后，用硫代硫酸钠溶液（6.6）滴定至淡黄色，加淀粉指示剂（6.3）5mL，继续滴定至蓝色刚好退去。按附式2.10-1计算硫代硫酸钠溶液的浓度：

$$c（\mathrm{Na_2S_2O_3}）= \frac{W \times 1000}{35.67 \times V} \times \frac{25.00}{500.0} = \frac{50 \times W}{35.67 \times V} \cdots\cdots\cdots（附式2.10-1）$$

附式2.10-1中，

c（Na$_2$S$_2$O$_3$）——硫代硫酸钠溶液的浓度（mol/L）；

W——称取的碘酸钾重量（g）；

V——滴定所用硫代硫酸钠溶液的体积（mL）；

35.67——相当1L 1mol/L硫代硫酸钠溶液（$Na_2S_2O_3$）的碘酸钾（$1/6KIO_3$）的质量（g）。

6.7 碘贮备液，$c(1/2I_2)$=0.10mol/L

称取40.0g碘化钾，12.7g碘（I_2），加少量水溶解后，用水稀释至1000mL。加3滴盐酸，贮于棕色瓶中，保存于暗处。每月用硫代硫酸钠溶液标定一次。

标定方法：吸取0.10mol/L碘贮备液（6.7）25.00mL，用0.10mol/L硫代硫酸钠标准溶液（6.6）标定，至溶液由红棕色变为淡黄色后，加2g/L淀粉溶液（6.3）5.0mL，继续用硫代硫酸钠溶液滴定至蓝色刚好消失为止。按附式2.10–2计算碘贮备液浓度：

$$c(1/2\,I_2)=\frac{c(Na_2S_2O_3)\times V}{25.00}\quad\cdots\cdots\cdots\cdots\cdots\cdots（附式2.10–2）$$

附式2.10–2中，

$c(1/2I_2)$——碘贮备液的浓度（mol/L）；

$c(Na_2S_2O_3)$——硫代硫酸钠标准溶液的浓度（mol/L）；

V——滴定消耗的硫代硫酸钠标准溶液体积（mL）；

25.00——滴定时取碘贮备液的体积（mL）。

6.8 碘标准溶液 $c(1/2I_2)$=0.010mol/L

吸取0.10mol/L碘贮备液（6.7）100.0mL于1000mL容量瓶中，用水稀释至标线，混匀。贮于棕色瓶中，在冰箱中保存，有效期三个月。

7 采样

7.1 采样

采样应在额定负荷或参照有关标准或规定下进行。

按照GB/T 16157—1996中9.1、9.2.1、9.3及9.4.1款的有关规定进行烟气采样，干烟气采样量的测定及计算参见GB/T 16157—1996中10.1或10.2款。用两个75mL多孔玻板吸收瓶串联采样，每瓶各加入30~40mL吸收液（6.1），以0.5L/min流量采样。可在吸收瓶外用冰浴或冷水浴控制吸收液温度，以提高吸收效率。

7.2 采样时间影响

为保证具有较高的吸收效率，对不同烟气二氧化硫浓度，要控制不同的采样时间。当烟气二氧化硫浓度低于1000mg/m³时，采样时间应在20~30分钟，烟气浓度高于1000mg/m³时，采样时间应在13~15分钟。加有稳定剂（6.2）的吸收液（6.1），在测定范围内，其吸收效率>96%。

7.3 采样频次

同一情况下应连续测定三次，取平均值作为测量结果。

8 测定

采样后，应尽快对样品进行滴定。样品放置时间不应超过1小时。将两吸收瓶中的样品全部转入碘量瓶用少量吸收液（6.1）分别洗涤吸收瓶两次，洗涤液亦转入碘量瓶，摇匀。加2g/L淀粉溶液（6.3）50mL，用0.010mol/L碘标准溶液（6.8）滴定至蓝色，记录消耗量V（mL）。

另取相同体积吸收液（6.1），同法进行空白滴定，记录消耗量V_0（mL）。

若烟气二氧化硫浓度较高，可取部分吸收液进行滴定。此时，按下列计算公式计算结果，应除以部分吸收液占总吸收液的比值。

9 计算

$$c' = \frac{(V-V_0) \times c(1/2\, I_2) \times 32.0}{V_{nd}} \times 1000 \quad\cdots\cdots\cdots\cdots（附式2.10-3）$$

附式2.10-3中，

c'——标准状况下干烟气二氧化硫浓度（mg/m³）；

$c(1/2\,I_2)$——碘标准溶液浓度（mol/L）；

V_{nd}——标准状况下干烟气的采样体积（L）；

32.0——1L 1mol/L碘标准溶液（1/2I_2）相当的二氧化硫（1/2SO_2）的质量（g）。

10 二氧化硫排放速率的计算

10.1 排气流量的测定与计算

按照GB/T 16157—1996中7.1~7.5款的规定，测量排气流速；按照7.6款的规定计算标准状况下干排气流量Q_{sn}（m³/h）。

其中，Q_{sn}为标准状况下干排气流量。

10.2 二氧化硫排放速率的计算

10.2.1 二氧化硫浓度以ppm（V/V）表示时，其浓度c可按下式转化为标准状况下干烟气二氧化硫浓度：

$$c' = \frac{64}{22.4} \times c \text{（mg/m}^3\text{）} \quad\cdots\cdots\cdots\cdots\cdots\text{（附式 2.10-4）}$$

附式 2.10-4 中，c'——标准状况下干烟气二氧化硫浓度（mg/m^3）。

10.2.2　二氧化硫排放速率 G 的计算

$$G = c' \times Q_{sn} \times 10^{-6} \text{（kg/h）} \quad\cdots\cdots\cdots\cdots\cdots\text{（附式 2.10-5）}$$

附录 2.11　HJ 629—2011 固定污染源废气二氧化硫的测定非分散红外吸收法

1　适用范围

本标准规定了测定固定污染源有组织排放废气中二氧化硫的非分散红外法。

本标准适用固定污染源有组织排放废气中二氧化硫的瞬时监测和连续监测，本方法的检出限为 $3mg/m^3$，测定下限为 $10mg/m^3$。

2　规范性引用文件

本标准内容引用了下列文件中的条款。凡是不注日期的引用文件，其有效版本适用于本标准。

GB/T 16157　固定污染源排气中颗粒物测定和气态污染物采样方法

HJ/T 47　烟气采样器技术条件

HJ/T 75　固定污染源烟气排放连续监测技术规范（试行）

HJ/T 76　固定污染源烟气排放连续监测系统技术要求及检测方法（试行）

HJ/T 397　固定源废气监测技术规范

3　方法原理

二氧化硫气体在 $6.82\sim9\mu m$ 波长红外光谱具有选择性吸收。一束恒定波长为 $7.3\mu m$ 的红外光通过二氧化硫气体时，其光通量的衰减与二氧化硫的浓度符合朗伯–比尔定律。

4　干扰及消除

在室温下，样品含水量或水蒸气低于饱和湿度时对测定结果无干扰，但更高的含水量或水蒸气对测定结果有负干扰，需采用除湿装置对气体样品进行除湿处理。

5　试剂和材料

本标准所用试剂除非另有说明，分析时均使用符合国家标准的分析纯化学试剂。

5.1　二氧化硫标准气体

不确定度不超过 2% 在有效期内的有证标准气体，可使用通过校准的气体稀释设备对高浓度的二氧化硫标准气体进行稀释配制。

5.2　氮气

氮气的含量应大于99.99%，二氧化硫的含量不超过$0.3mg/m^3$。

6　仪器和设备

6.1　非分散红外法二氧化硫气体分析仪或带非分散红外法二氧化硫气体分析的多组分气体分析仪

抗干扰：对CO_2、CO、H_2O、NO_2、NO等杂质的干扰误差应小于满量程的$\pm2\%$。

精确度：$\pm1\%$（满量程）

在线监测仪器其他性能指标应符合HJ/T 75和HJ/T 76的有关要求。

6.2　采样管及样气处理器

采样系统和采样装置按HJ/T 397的有关规定执行，烟气采样器的技术要求按HJ/T 47的有关规定执行。

6.2.1　采样管

采样管可用硬质玻璃、聚四氟乙烯等材质的管料。采样管在使用时应加热以防止样品中水分冷凝。

6.2.2　样品传输管线

可用聚四氟乙烯等材质的管料。

6.2.3　抽气泵

密封隔膜泵或具有同等效果的泵。

6.2.4　样品流量控制

含控制阀及流量计的装置，采样流量波动固定在$\pm10\%$以内，采样流量误差应小于$\pm2.5\%$。

6.2.5　除湿装置

依靠烟气冷却凝结水分除湿，也可采用以空气冷却、电子冷却、半透膜等为原理的除湿装置除湿，装置应便于拆装及排放冷凝水。

6.2.6　颗粒物过滤器

为延长仪器的使用寿命，应防止颗粒物进入测量系统，在管路内和仪器内应设置二级过滤，管路内过滤器应小于5mm，仪器内过滤器应小于2mm。颗粒物过滤器可采用硼砂、石英棉、无碱玻璃纤维等不吸附二氧化硫的材料制造。

7 分析步骤

不同分析仪操作步骤有差异,应严格按照仪器说明书进行操作。

7.1 开机与标定零点

开启仪器泵电源开关,预热,将高纯氮气(5.2)经相应的减压阀和流量调节器,以仪器规定的流量,通入进气口,待仪器指示稳定后,进行零点校准。测量浓度较高的气体样品时,也可用新鲜空气进行零点校准。

7.2 测定

采样位置和采样点的设置、采样时间、采样频次按照GB/T 16157和HJ/T 397的有关规定执行。

将采样管插入烟道采样点位,开动抽气泵,以仪器规定的采样流量连续采样,用烟气清洗采样管道,抽取烟气进行测定,待仪器读数稳定后即可记录分析仪读数,同一情况下应连续测定三次,取平均值作为测量结果。

7.3 仪器的校准

用二氧化硫标准气体(5.1)按照仪器说明书规定的校准程序对仪器的测定量程进行校准。由于非分散红外法二氧化硫分析仪灵敏度随时间变化,为保证测试精度,应根据仪器使用频率至少每三个月校准一次,在使用频率较高的情况下,应增加校准次数。

8 结果计算与表示

8.1 结果计算

8.1.1 排气流量的计算

按照GB/T 16157中7.1~7.5的规定测定排气流速;按照GB/T 16157中7.6的规定计算标准状况下干排气流量Q_{sn}(m³/h)。

8.1.2 二氧化硫排放浓度计算

大气固定污染源有组织排放废气中二氧化硫的浓度(mg/m³)按附式2.11-1计算:

$$\rho(SO_2, mg/m^3) = 2.86 \times c \quad\cdots\cdots\cdots\cdots\cdots\cdots(附式2.11\text{-}1)$$

附式2.11-1中,

ρ——标准状况(273K,101.325kPa)下干烟气二氧化硫浓度,mg/m³;

c——被测气体中二氧化硫浓度,μmol/mol;

2.86——二氧化硫浓度换算为标准状态下质量浓度的换算系数。

8.1.3 二氧化硫排放速率的计算

$$G\left(SO_2,kg/h\right)=\rho \times Q_{sn} \times 10^{-6} \cdots\cdots\cdots\cdots（附式2.11-2）$$

附式2.11-2中，

G——二氧化硫排放速率，kg/h；

ρ——干排气中二氧化硫浓度，mg/m^3；

Q_{sn}——标准状况（273K，101.325kPa）下干排气流量，m^3/h。

8.2 结果表示

二氧化硫的浓度和排放速率计算结果均应保留三位有效数字。

9 精密度和准确度

9.1 精密度

六个实验室对二氧化硫浓度分别为$64mg/m^3$、$116mg/m^3$、$268mg/m^3$的统一模拟烟气气体样品进行了测定：

实验室内相对标准偏差分别为0.4%~3.4%，0.3%~1.8%，0.1%~0.8%；

实验室间相对标准偏差分别为3.0%、1.0%、0.3%；

重复性限为$2.7mg/m^3$、$2.8mg/m^3$、$3.0mg/m^3$；

再现性限为$5.9mg/m^3$、$4.1mg/m^3$、$3.5mg/m^3$。

9.2 准确度

六个实验室对二氧化硫浓度分别为$146mg/m^3$、$636mg/m^3$、$1403mg/m^3$的有证标准气进行测定：

相对误差分别为0~1.5%、0.1%~0.9%、0.1%~0.7%；

相对误差最终值为0.5%±1.1%、0.4%±0.6%、0.3%±0.4%。

10 质量控制和质量保证

10.1 试样气体的露点温度须低于环境温度，试样气体中含水蒸气时，应采用除湿器将露点降到5℃。除湿装置应使除湿后气体中被测二氧化硫的损失不大于5%。

10.2 在对二氧化硫测试时，应选择抗负压能力大于烟道负压的仪器，避免仪器采样流量减少，导致测试结果偏低或无法测出。

10.3 当试样气体中含有三氧化硫等气雾时，应采用滤雾器及冷凝器将气雾过滤。

10.4 每次测试前后应检查测试系统的气密性，并采用标准气体对仪器进行标定。

10.5 直接导入分析仪器中试样气体的温度不高于50℃。

11 注意事项

11.1 为防止采样气体中水分在连接管和仪器中冷凝干扰测定，采样管及除湿装置在采样前应加热至120℃以上，防止样品中的水分在采样管路中冷凝。

11.2 连接带加热和除湿装置的采样管与仪器进气孔时，连接管线宜尽可能短，当使用较长管线时，应注意防止样气中水分冷凝。

11.3 样品气体在进入分析仪前应进行过滤，以除去样品气中的颗粒物。测定前应检查除湿器和输气管路，并清洁采样预处理器的颗粒物过滤器，必要时更换滤料。测量过程中，应随时监控采气流速的变化，及时清洗，更换烟尘过滤装置。

附录 2.12　HJ 57—2017 固定污染源废气二氧化硫的测定 定电位电解法

1　适用范围

本标准规定了测定固定污染源废气中二氧化硫的定电位电解法。本标准适用于固定污染源废气中二氧化硫的测定。

本标准的方法检出限为 $3mg/m^3$，测定下限为 $12mg/m^3$。

2　规范性引用文件

本标准内容引用了下列文件或其中的条款。凡是不注日期的引用文件，其有效版本适用于本标准。

GB/T 16157 固定污染源排气中颗粒物测定与气态污染物采样方法

HJ75 固定污染源烟气（SO_2、NO_x、颗粒物）排放连续监测技术规范

HJ 76 固定污染源烟气（SO_2、NO_x、颗粒物）排放连续监测系统技术要求及检测方法

HJ/T 46 定电位电解法二氧化硫测定仪技术条件

HJ/T 373 固定污染源监测质量保证与质量控制技术规范（试行）

HJ/T 397 固定源废气监测技术规范

3　术语和定义

3.1　零气 zero gas

不存在测量组分或小于规定值、其他组分浓度不干扰测量组分结果或产生的测量组分干扰可忽略不计的气体。

3.2　校准量程 calibration span

仪器的校准上限，为校准所用标准气体的浓度值（进行多点校准时，为校准所用标准气体的最高浓度值），校准量程（以下用 C.S. 表示）应小于或等于仪器的满量程。

3.3　示值误差 calibration error

标准气体直接导入分析仪的测量结果与标准气体浓度值之间的误差。

3.4 系统偏差 system bias

标准气体直接导入分析仪与经采样管导入仪器的测量结果之间的差值，占校准量程的百分比。

3.5 零点漂移 zero drift

在测试前、后，测定仪对相同零气测量结果的差值，占校准量程的百分比。

3.6 量程漂移 span drift

在测试前、后，测定仪对相同浓度标准气体测量结果的差值，占校准量程的百分比。

4 方法原理

抽取样品进入主要由电解槽、电解液和电极（敏感电极、参比电极和对电极）组成的传感器。二氧化硫通过渗透膜扩散到敏感电极表面，在敏感电极上发生氧化反应：

$$SO_2 + 2H_2O \rightarrow SO_4^{2-} + 4H^+ + 2e \quad\cdots\cdots\cdots\cdots\cdots（附式2.12-1）$$

由此产生极限扩散电流（i）。在规定工作条件下，电子转移数（Z）、法拉第常数（F）、气体扩散面积（S）、扩散系数（D）和扩散层厚度（δ）均为常数，极限扩散电流（i）的大小与二氧化硫浓度（c）成正比，所以可由极限扩散电流（i）来测定二氧化硫浓度（c）。

$$i = \frac{Z \cdot F \cdot S \cdot D}{\delta} \times c \quad\cdots\cdots\cdots\cdots\cdots（附式2.12-2）$$

5 干扰及消除

5.1 待测气体中的颗粒物、水分和三氧化硫等易在传感器渗透膜表面凝结并造成传感器损坏，影响测定；应采用滤尘装置、除湿装置、滤雾器等进行滤除，消除影响。

5.2 氨、硫化氢、氯化氢、氟化氢、二氧化氮等对样品测定会产生一定干扰，可采用磷酸吸收、乙酸铅棉吸附、气体过滤器滤除等措施减小干扰。

5.3 一氧化碳干扰显著，测定样品时须同时测定一氧化碳浓度。一氧化碳浓度不超过50mmol/mol时，可用本标准测定样品。一氧化碳浓度超过50mmol/mol时，二氧化硫测定仪初次使用前，应开展一氧化碳干扰试验（参见附录2.12A）；在干扰试验确定的二氧化硫浓度最高值和一氧化碳浓度最高值范围内，可用本标准测定样品。

6　试剂和材料

6.1　二氧化硫标准气体

市售有证标准气体，不确定度<2%。

6.2　零气

纯度≥99.99%的氮气或不干扰测定的清洁空气。

7　仪器和设备

7.1　定电位电解法二氧化硫测定仪

7.1.1　组成

定电位电解法二氧化硫测定仪（简称测定仪或仪器）组成：分析仪（含气体流量计和控制单元、抽气泵、传感器等）、采样管（含滤尘装置、加热及保温装置）、导气管、除湿装置、便携式打印机等。

7.1.2　性能要求

a.示值误差：不超过±5%（标准气体浓度值<100mmol/mol时，不超过±5mmol/mol）；

b.系统偏差：不超过±5%；

c.零点漂移：不超过±3%（校准量程≤200mmol/mol时，不超过±5%）；

d.量程漂移：不超过±3%（校准量程≤200mmol/mol时，不超过±5%）；

e.具有消除干扰功能；

f.具有采样流量显示功能，气体流量计应符合HJ/T 46的要求；

g.采样管加热及保温温度：120~160℃内可设、可调；

h.其他性能应符合HJ/T 46的指标要求。

7.2　标准气体钢瓶

配可调式减压阀、可调式转子流量计及导气管。

7.3　集气袋

用于气袋法校准测定仪。容积4~8L，内衬材料应选用对被测成分影响小的铝塑复合膜、聚四氟乙烯膜等惰性材料。

7.4　废气参数测试仪

能够测试废气的含湿量、烟气温度、烟气压力、烟气流速及流量等参数的仪器。

7.5　一氧化碳测定装置

能够测定废气中一氧化碳浓度的装置或仪器。

8 采样和测定

8.1 采样点和采样频次的确定

按GB/T16157、HJ/T397、HJ/T373、HJ75和HJ76及有关规定，确定采样位置、采样点及频次。

8.2 测定仪气密性检查

按仪器使用说明书，正确连接分析仪、采样管、导气管等，达到仪器工作条件后可按GB/T 16157或HJ/T 46检查气密性。若检查不合格，应查漏和维护，直至检查合格。

8.3 测定仪校准

8.3.1 零点校准

将零气导入测定仪，校准仪器零点。

8.3.2 量程校准

将二氧化硫标准气体通入测定仪进行测定，若示值误差符合7.1.2条a的要求，测定仪可用；否则需校准。校准方法如下：

a.气袋法：先检查或用气体流量计校准测定仪的采样流量。用标准气体将洁净的集气袋充满后排空，反复三次，再充满后备用。按仪器使用说明书中规定的校准步骤进行校准。

b.钢瓶法：先检查或用气体流量计校准测定仪的采样流量。将标准气体钢瓶与测定仪采样管连接，打开钢瓶气阀门，调节转子流量计，以测定仪规定的流量，将标准气体导入测定仪。按仪器使用说明书中规定的校准步骤进行校准。

8.4 排气参数的测定

按照GB/T 16157的规定，测定排气参数。

8.5 样品测定

8.5.1 依据相关标准测定废气中一氧化碳浓度，根据测定结果按5.3判断是否可使用本标准测定废气中二氧化硫。样品测定过程中，应同步测定和记录废气中一氧化碳浓度分钟数据。

8.5.2 将测定仪采样管前端置于排气筒中采样点上，堵严采样孔，使之不漏气。

8.5.3 启动抽气泵，以测定仪规定的采样流量取样测定，待测定仪稳定后，按分钟保存测定数据，取连续5~15分钟测定数据的平均值，作为一次测量值。

8.5.4 一次测量结束后，依照仪器说明书的规定用零气清洗仪器。

8.5.5 取得测量结果后，用零气清洗测定仪；待其示值回到零点附近后，关机断电，结束测定。

9　结果计算与表示

9.1　结果计算

9.1.1　排气流量的计算

按GB/T 16157中的规定，计算标准状态（273K，101.325kPa）下干排气流量Q_{sn}（m^3/h）。

9.1.2　二氧化硫浓度的计算

二氧化硫的浓度结果，应以标准状态下干烟气中的质量浓度表示。

如果仪器示值以体积比浓度（V/V）表示时，应按附式2.12-3进行换算：

$$\rho = 2.86 \times w \quad\cdots\cdots\cdots\cdots\cdots\text{（附式2.12-3）}$$

附式2.12-3中，

ρ—标准状态下干烟气中二氧化硫的质量浓度，mg/m^3；

w—被测气体中二氧化硫的体积比浓度，mmol/mol；

2.86—二氧化硫体积比浓度换算为标准状态下烟气中质量浓度的系数，g/L。

9.1.3　二氧化硫排放速率的计算

$$G = \rho \times Q_{sn} \times 10^{-6} \quad\cdots\cdots\cdots\cdots\cdots\text{（附式2.12-4）}$$

附式2.12-4中，

G——二氧化硫排放速率，kg/h；

ρ——标准状态下干烟气中二氧化硫的质量浓度，mg/m^3；

Q_{sn}——标准状态下干排气流量，m^3/h。

9.2　结果表示

二氧化硫浓度结果应保留整数位。当高于100mg/m^3时，保留3位有效数字。

10　精密度和准确度

10.1　精密度

6家验证实验室分别对浓度为58mg/m^3、503mg/m^3和1278mg/m^3的二氧化硫标准气体进行测定：

实验室内相对标准偏差分别为：0%~2.5%、0.1%~0.9%和0.1%~0.9%；

实验室间相对标准偏差分别为：4.3%、1.1%和0.7%；

重复性限分别为：7mg/m^3、7mg/m^{3}和20mg/m^3；

再现性限分别为：10mg/m^3、6mg/m^{3}和31mg/m^3。

6家验证实验室对某电厂锅炉排放烟气中的二氧化硫浓度进行了同步测定。其中，脱硫塔出口烟气中二氧化硫浓度为53~65mg/m^3，平均值为61mg/m^3；脱硫塔入口烟气中二氧化硫浓度为778~824mg/m^3，平均值为804mg/m^3。

实验室内相对标准偏差分别为：5.5%~9.3%和1.0%~3.8%；

实验室间相对标准偏差分别为：8.0%和2.2%；

重复性限分别为：11mg/m^{3}和51mg/m^3；

再现性限分别为：18mg/m^{3}和70mg/m^3。

10.2　准确度

6家验证实验室分别对浓度为58mg/m^3、503mg/m^{3}和1278mg/m^{3}的二氧化硫标准气体进行测定：

相对误差分别为：-4.7%~8.9%、-1.8%~1.4%、-2.4%~-0.1%；

相对误差的最终值分别为：2.5%±8.8%、-0.4%±2.1%、-1.2%±2.6%。

11　质量保证和质量控制

11.1　监测前，测定零气和二氧化硫标准气体，计算示值误差、系统偏差。若示值误差和/或系统偏差不符合7.1.2条a和b的要求，应查找原因，进行仪器维护或修复，直至满足要求。

11.2　监测后，再次测定零气和二氧化硫标准气体，计算示值误差、系统偏差。若示值误差和系统偏差符合7.1.2条a和b的要求，判定样品测定结果有效；否则，判定样品测定结果无效。

注：可采取包括采样管、导气管、除湿装置等全系统示值误差的检查代替分析仪示值误差和系统偏差的检查（其评价执行7.1.2条a的要求）。

11.3　样品测定结果应处于仪器校准量程的20%~100%之间，否则应重新选择校准量程。

11.4　若测定仪未开展一氧化碳干扰试验或一氧化碳干扰试验未通过，废气中一氧化碳浓度超过 50mmol/mol 时测得的二氧化硫浓度分钟数据，应作为无效数据予以剔除。若测定仪已通过一氧化碳干扰试验，废气中一氧化碳浓度超过干扰试验确定的一氧化碳浓度最高值时测得的二氧化硫浓度分钟数据，以及超过干扰试验确定的二氧化硫浓度最高值的二氧化硫浓度分钟数据，均应作为无效数据予以剔除。对一次测量值，应获得不少于 5 个有效二氧化硫浓度分钟数据。

11.5　测定仪更换二氧化硫传感器后，应重新开展干扰试验。

11.6　每个月至少进行一次零点漂移、量程漂移检查，且应符合 7.1.2 条 c 和 d 的要求。否则，应及时维护或修复仪器。

11.7　定电位电解法传感器的使用寿命一般不超过 2 年，到期后应及时更换。校准传感器时，若发现其动态范围变小，测量上限达不到满量程值，或复检仪器校准量程时，示值误差超过 7.1.2 条 a 的要求，表明传感器已失效，应及时更换。

12　注意事项

12.1　测定仪应在其规定的环境温度、环境湿度等条件下工作。

12.2　进入定电位电解法传感器的废气温度应不高于 40℃。

12.3　应及时排空除湿装置的冷凝水，防止影响测定结果。

12.4　应及时清洁采样滤尘装置，防止阻塞气路。

12.5　测定仪应具有抗负压能力，保证采样流量不低于其规定的流量范围。

12.6　测定仪应装有可充电电池，能自动显示剩余电量，且使用中应保证有足够电量；测定仪长期不用时，每月应至少通电开机运行一次，以保持传感器的极化条件。

附录2.12A

（资料性附录）

一氧化碳干扰试验——动态混气矩阵试验法

A 1 试剂和材料

A.1.1 二氧化硫标准气体

市售有证标准气体，不确定度≤2%。

A.1.2 氮气

纯度≥99.99%。

A.1.3 一氧化碳标准气体

市售有证标准气体，不确定度≤2%。

A.2 仪器和设备

A.2.1 二氧化硫测定仪

同7.1条。

A.2.2 一氧化碳测定仪

同7.5条。

A.2.3 稀释配气装置

可对二氧化硫、一氧化碳、氮气等标准气体动态配气；至少具备3个输入通道、1个输出通道；以质量流量计控制各输入和输出通道的气体流量，其中输入通道的质量流量计量程应不低于5L/min，输出通道的质量流量计量程应不低于10L/min，精度均应达到或优于±2%。

A.3 操作步骤

A.3.1 仪器准备

A.3.1.1 仪器气密性检查

检查二氧化硫测定仪、一氧化碳测定仪的气密性，确保系统气密性合格。

A.3.1.2 仪器校准

以零气校准二氧化硫测定仪、一氧化碳测定仪零点；以二氧化硫标准气体、一氧化碳标准气体分别对仪器进行检查或校准。

A.3.2 一氧化碳干扰试验步骤

A.3.2.1 混气中二氧化硫浓度水平的确定

根据二氧化硫测定仪所用定电位电解传感器的量程，分别以量程值的（10±2）%、（20±2）%、（40±2）%、（60±2）%、（80±2）%、95%~100%作为混气中二氧化硫浓度水平，进行一氧化碳干扰试验。

A.3.2.2　混入气量的计算

以A.3.2.1确定的混气中二氧化硫最低浓度水平为目标，依据所用二氧化硫标准气体、一氧化碳标准气体浓度，计算二氧化硫、一氧化碳、氮气等标准气体的混入气量。

A.3.2.3　混气中二氧化硫浓度初始值的确定

根据计算出的标准气体混入气量，只向稀释配气装置中混入氮气、二氧化硫标准气体；待混气稳定后，用二氧化硫测定仪测定混气中的二氧化硫浓度，结果记为混气中二氧化硫浓度初始值（C_{SO_2t0}）。

A.3.2.4　系列一氧化碳浓度干扰下二氧化硫浓度的测定

根据计算的标准气体混入气量，保持二氧化硫标准气体混入气量不变，逐渐减少氮气混入气量、逐渐增大一氧化碳标准气体混入气量（但须保持氮气和一氧化碳标准气体的混入气量之和始终等于A.3.2.3中氮气的混入气量），实现混气中二氧化硫浓度水平稳定不变，但一氧化碳浓度水平可在100μmol/mol至较高的浓度范围内，每隔200~2000mmol/mol的浓度差逐渐升高（形成接近100、300、500、1000、1500、2000、3000、4000、5000、6000、7000、8000、10000、12000、15000、20000mmol/mol的一氧化碳干扰浓度系列）。每个一氧化碳干扰浓度下，分别用二氧化硫测定仪、一氧化碳测定仪测定混气中二氧化硫浓度、一氧化碳浓度。

A.3.2.5　系列二氧化硫浓度水平的干扰试验

分别以A.3.2.1确定的混气中二氧化硫其他浓度水平为目标，重复A.3.2.2~A.3.2.4步骤，进行相应的混气测试并记录结果。

A.4　数据记录、处理及结果报告

A.4.1　数据记录与处理

记录各测试试验数据，包括二氧化硫标准气体浓度（C_{SO_2}）、二氧化硫标准气体混入气量（Q_{SO_2}）、一氧化碳标准气体浓度（C_{CO}）、一氧化碳标准气体混入气量（Q_{CO}）、氮气混入气量（Q_{N_2}）、混气中二氧化硫测试浓度（C_{SO_2-ti}）、混气中一氧化碳测试浓度（C_{CO-ti}）等数据；计算和记录测试结果，包括混气中二氧化硫理论浓度

（ C_{SO_2-Ti} ）、混气中一氧化碳理论浓度（ C_{CO-Ti} ）、二氧化硫测试浓度绝对误差（ AE ）或相对误差（ RE ）等。

$$C_{SO_2-Ti}=（ C_{SO_2}×Q_{SO_2})/(Q_{SO_2}+Q_{CO}+Q_{N_2})\cdots\cdots\cdots（附式2.12A-1）$$

$$AE=C_{SO_2-ti}\quad C_{SO_2-t_0}\cdots\cdots\cdots\cdots\qquad\qquad（附式2.12A-2）$$

$$RE=[（ C_{SO_2-Ti}-C_{SO_2-t_0})/C_{SO_2-t_0}]×100\%\cdots\cdots\cdots（附式2.12A-3）$$

A.4.2　结果报告

A.4.2.1　结果报告要求

按附表2.12A-1的要求，进行结果报告。

A.4.2.2　结果评价及判定方法

若混气中二氧化硫浓度初始值不超过100mmol/mol：绝对误差不超过 ±5mmol/mol时，二氧化硫浓度测试结果判为合格，则该矩阵点的干扰试验结果为通过。

若混气中二氧化硫浓度初始值超过100mmol/mol：相对误差不超过 ±5%时，二氧化硫浓度测试结果判为合格，则该矩阵点的干扰试验结果为通过。

二氧化硫浓度最高值：各矩阵点干扰试验结果均为通过时，混气中二氧化硫浓度最大值。

一氧化碳浓度最高值：不超过二氧化硫浓度最高值的各个混气二氧化硫浓度水平下，各矩阵点干扰试验结果均为通过时的一氧化碳浓度最大值。

附表2.12A-1　一氧化碳干扰试验结果报告

SO_2 测定仪生产厂＿＿＿＿＿＿＿＿＿＿　　　仪器型号、编号＿＿＿＿＿＿＿＿＿＿＿＿＿＿＿

仪器量程（ mg/m^3 ）＿＿＿＿＿＿＿　　　气体流量（L/min）＿＿＿＿＿＿＿＿＿＿＿

SO_2 校准气体生产单位＿＿＿＿＿＿＿＿　　有效截止日期＿＿＿＿＿＿＿＿＿＿＿＿＿

CO测定仪生产厂＿＿＿＿＿＿＿＿＿＿　　　仪器型号、编号＿＿＿＿＿＿　原理＿＿＿＿＿＿

仪器量程（ mg/m^3 ）＿＿＿＿＿＿＿　　　气体流量（L/min）＿＿＿＿＿＿＿＿＿＿＿

CO校准气体生产单位＿＿＿＿＿＿＿＿　　有效截止日期＿＿＿＿＿＿＿＿＿＿＿＿＿

测试人员＿＿＿＿＿＿＿＿＿＿＿＿＿＿＿＿＿＿＿

测试单位（公章）＿＿＿＿＿＿＿＿＿＿＿＿　测试日期＿＿＿＿＿年＿＿＿月＿＿＿日

SO₂混气浓度水平1	0	1	2	3	4	5	
SO₂混气浓度（mmol/mol）							
CO混气浓度（mmol/mol）	0	100	300	500	1000	1500	
SO₂测试浓度（mmol/mol）							
CO测试浓度（mmol/mol）							
SO₂浓度误差（mmol/mol、%）							
SO₂浓度误差是否合格（mmol/mol）							
干扰试验是否通过							
SO₂混气浓度水平2	0	1	2	3	4	5	
SO₂混气浓度（mmol/mol）							
CO混气浓度（mmol/mol）	0	100	300	500	1000	1500	
SO₂测试浓度（mmol/mol）							
CO测试浓度（mmol/mol）							
SO₂浓度误差（mmol/mol、%）							
SO₂浓度误差是否合格（mmol/mol）							
干扰试验是否通过							
………………							

二氧化硫浓度最高值（mmol/mol） （各矩阵点干扰试验结果均为通过时，混气二氧化硫浓度最大值）	
一氧化碳浓度最高值（mmol/mol） （不超过二氧化硫浓度最高值的各混气二氧化硫浓度水平下，各矩阵点干扰试验结果均为通过时的一氧化碳浓度最大值）	

一氧化碳干扰试验结果（示例）统计方法：

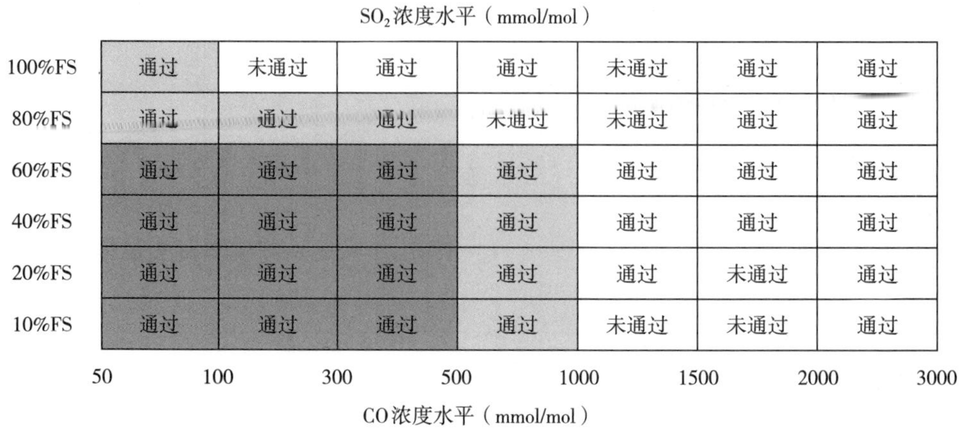

SO_2 浓度水平（mmol/mol）

100%FS	通过	未通过	通过	通过	未通过	通过	通过
80%FS	通过	通过	通过	未通过	未通过	通过	通过
60%FS	通过	通过	通过	通过	通过	通过	通过
40%FS	通过	通过	通过	通过	通过	通过	通过
20%FS	通过	通过	通过	通过	通过	未通过	通过
10%FS	通过	通过	通过	通过	未通过	未通过	通过

50　　100　　300　　500　　1000　　1500　　2000　　3000

CO 浓度水平（mmol/mol）

附图2.12A-1　一氧化碳干扰试验结果（示例）统计图

一氧化碳干扰试验结果（示例）使用说明

由上述一氧化碳干扰试验结果（示例），统计确定仪器的二氧化硫浓度最高值和一氧化碳浓度最高值。

（1）适用条件范围1：

二氧化硫浓度最高值：二氧化硫传感器满量程值；

一氧化碳浓度最高值：100mmol/mol。

（2）适用条件范围2：

二氧化硫浓度最高值：二氧化硫传感器满量程值的80%；

一氧化碳浓度最高值：500mmol/mol。

（3）适用条件范围3：

二氧化硫浓度最高值：二氧化硫传感器满量程值的60%；

一氧化碳浓度最高值：1000mmol/mol。

在上述适用条件范围内，均可使用对应仪器测定固定污染源废气中二氧化硫浓度。

附录2.12B（资料性附录）

测量前后仪器性能审核结果

实验室名称＿＿＿＿＿＿＿＿＿＿＿＿＿＿＿　测定地点＿＿＿＿＿＿＿＿＿＿＿＿＿＿＿＿＿

仪器生产厂＿＿＿＿＿＿＿＿＿＿＿＿＿＿＿　仪器型号、编号＿＿＿＿＿＿＿　原理＿＿＿＿＿＿＿＿

仪器量程（mg/m³）＿＿＿＿＿＿＿＿＿＿＿＿　气体流量（L/min）＿＿＿＿＿＿＿＿＿＿＿＿＿＿

环境温度（℃）＿＿＿＿＿＿＿＿　环境压力（kPa）＿＿＿＿＿＿＿＿　相对湿度（RH%）＿＿＿＿＿＿＿

校准气体生产单位＿＿＿＿＿＿＿＿＿＿＿＿　污染物名称及有效截止日期＿＿＿＿＿＿＿＿＿＿＿

测试人员＿＿＿＿＿＿＿＿＿＿＿＿＿＿＿　测定时段＿＿＿＿年＿＿月＿＿日~＿＿＿＿年＿＿月＿＿日

附表2.12B-1　示值误差

标准气体		测定前			测定后		
名称	浓度A	测定值A_i	平均值$\overline{A_i}$	示值误差 $(\overline{A_i}-A)/A$	测定值A_i	平均值$\overline{A_i}$	示值误差 $(\overline{A_i}-A)/A$
SO_2							

注：测定值A_i是指标准气体直接导入分析仪的测定结果。

附表 2.12B-2 系统偏差

校准气体		测试前				测试后			
名称	浓度 c	测定值 A	测定值 B	平均值之差 $\bar{A}-\bar{B}$	系统偏差 $(\bar{B}-\bar{A})/C \cdot S$	测定值 A	测定值 B	平均值之差 $\bar{A}-\bar{B}$	系统偏差 $(\bar{B}-\bar{A})/C \cdot S$
零气									
SO_2									

注1: 测定值 A 是指标准气体直接导入分析仪的测定结果。

注2: 测定值 B 是指标准气体经采样管导入分析仪的测定结果。

附表 2.12B-3 零点漂移和量程漂移

校准气体		起始日期和时间	最终日期和时间	零点漂移				量程漂移			
名称	浓度 c			零气测定值		零点漂移量 $\Delta Z=Z_1-Z_0$	零点漂移 $\Delta Z/C \cdot S$	标准气体测定值		量程漂移量 $\Delta S=S_1-S_0$	量程漂移 $\Delta Z/C \cdot S$
				起始 (Z_0)	最终 (Z_1)			起始 (S_0)	最终 (S_1)		
零气											
SO_2											

注: 起始表示测试前，最终表示测试后。

附录 2.13 DB37/T 2705—2015 固定污染源废气二氧化硫的测定紫外吸收法

1 范围

本标准规定了测定固定污染源废气中二氧化硫的紫外吸收法。

本标准适用于固定污染源废气中二氧化硫的测定。

本方法二氧化硫的检出限为 $2mg/m^3$，测定下限为 $8mg/m^3$。

2 规范性引用文件

下列文件对于本文件的应用是必不可少的。凡是注日期的引用文件，仅所注日期的版本适用于本文件。凡是不注日期的引用文件，其最新版本（包括所有的修改单）适用于本文件。

GB/T 16157 固定污染源排气中颗粒物测定与气态污染物采样方法

HJ/T 76 固定污染源烟气排放连续监测系统技术要求及检测方法（试行）

HJ/T 373 固定污染源监测质量保证与质量控制技术规范

HJ/T 397 固定源废气监测技术规范

3 术语和定义

下列术语和定义适用于本文件。

3.1 校准量程

仪器的校准上限，为校准用校准气体浓度值（若多点校准则为校准用最高校准气体浓度值）。校准量程（以下用 C.S. 表示）的选择要适当，所测气态污染物的平均浓度应在 C.S. 的 20%~100% 之间，不得超过 C.S.。当测定低浓度的二氧化硫时，为实现数据质量目标，不要选择过高的 C.S.。C.S. 应小于或等于仪器的满量程。

3.2 零气

不存在测量组分或小于规定值，存在的其他气体的浓度不干扰仪器的读数或产生的测量组分的读数可忽略不计的气体。

3.3 零点

仪器对零气输出的信号值。

3.4　零点漂移

在测定前后，仪器对相同零气的测定结果的偏差与C.S.的百分比。

3.5　量程漂移

在测定前后，仪器对相同校准气体的测定结果的偏差与C.S.的百分比。

3.6　示值误差

仪器得到标准气体的测定结果与标准气体实际值的差与标准气体实际值的百分比。

3.7　系统偏差

校准气体直接导入仪器主机进气口（直接测定模式）得到的测定结果与校准气体由采样管端导入仪器（系统测定模式）得到的测定结果的偏差与C.S.的百分比或绝对误差。

4　方法原理

利用二氧化硫吸收紫外光区内特征波长的光，由朗伯–比尔定律定量废气中二氧化硫的浓度。

5　干扰和消除

采用选取不同吸收波段等方法消除其他气体的干扰影响。通过过滤器除尘、加热采样管输送气体、冷却装置快速除湿或测定热湿废气样品等方法，消除或减少废气中颗粒物、水汽冷凝等对仪器的污染和造成的二氧化硫吸附及溶解损失。

6　试剂和材料

6.1　二氧化硫校准气体

用于标定、校准仪器的二氧化硫标准气体，不确定度不大于2%或用精度不低于1%的配气装置以氮气稀释标准气体获得用于校准仪器的气体。检查示值误差和系统偏差的校准气体的浓度为40%~60% C.S.或等于C.S.。

6.2　氮气

纯度大于99.99%。

7　仪器和设备

7.1　紫外吸收法二氧化硫测定仪

7.1.1　定义

紫外吸收法二氧化硫测定仪或带紫外吸收法二氧化硫分析的多组分气体测定仪

（以下简称仪器）。

7.1.2 组成

仪器组成具体包括：

a.主机，含流量控制装置、抽气泵、检测器（带恒温装置）；

b.采样管（含滤尘装置和加热装置）；

c.导气管；

d.除湿冷却装置等。

注：采用热湿法测定废气样品的仪器应配置测定废气样品含湿量的检测器。热湿法是指废气不经过冷凝除水而是采用高温加热的方式直接测定废气浓度的方法。

7.1.3 要求

具体包括：

a.具有显示采样流量的功能；

b.示值误差：≤±5%（浓度＜100mmol/mol时，＜±5mmol/mol）；

c.系统偏差：≤±5%C.S.；

d.具有消除干扰的功能。

7.2 气体流量计

用于测定仪器的采样流量，测定范围和精度满足仪器采样流量要求。

7.3 标准气体钢瓶

配可调式减压阀、流量调节装置及导气管。

7.4 集气袋

用于气袋法校准仪器。容积4~8L，内衬材料应选用不影响被测成分或影响小的惰性材料。

8 采样位置和采样点

采样位置和采样点的设置符合J/T 76、HJ/T 373、HJ/T 397和GB/T 16157的规定。仪器的采样管前端应尽量置于靠近排气筒的中心位置。

9 分析步骤

9.1 量程校准

仪器按照本标准9.2条的步骤测定二氧化硫校准气体，若示值误差符合7.1.3条b的要求，仪器可用。否则，需校准。

校准方法：

a.气袋法：先用气体流量计校准仪器的采样流量。用校准气体将洁净的集气袋充满后排空，反复三次，再充满后备用。按仪器使用说明书中规定的校准步骤进行校准；

b.钢瓶法：将配有减压阀、流量调节装置及导气管的校准气体钢瓶与采样管连接，打开钢瓶气阀门，调节流量调节装置，以仪器规定的流量，通入仪器的进气口。注意各连接处不得漏气。按仪器使用说明书中规定的校准步骤进行校准。

9.2 测定

9.2.1 零点校准

具体步骤：

a.按仪器使用说明书，正确连接仪器的主机、采样管（含滤尘装置和加热装置）、导气管、除湿冷却装置，以及其他装置；

b.将加热装置、除湿冷却装置及其他装置等接通电源，达到仪器使用说明书中规定的条件；

c.打开仪器主机电源，以清洁的空气或氮气为零气，进行仪器零点校准。

9.2.2 样品测定

把采样管插入烟道采样点位，以仪器规定的采样流量连续自动采样，待仪器读数稳定后即可记录读数，每分钟记录一次监测结果的平均值。采样频次和采样时间执行HJ/T 397第10.2条的规定；连续排放监测系统的性能审核、数据有效性审核比对监测等按有关规定执行。

9.3 测定结束

测定结束后，将采样管置于清洁的环境空气或氮气中，待仪器示值回到零点后关机。

10 结果计算与表示

10.1 结果计算

按下式计算标准状态（273K，101.325kPa）下废气中的二氧化硫质量浓度：

a.干废气中，由体积浓度转换为标准状态下的质量浓度，按附式2.13-1计算：

$$\rho = \frac{64}{22.4} \times \rho_V \quad\cdots\cdots\cdots\cdots\cdots\cdots\cdots（附式2.13-1）$$

附式 2.13–1 中，

ρ——标准状态下干废气中二氧化硫的质量浓度，mg/m³；

ρ_V—干废气中二氧化硫的体积浓度，mmol/mol。

b.湿废气中，由体积浓度转换为标准状态下的质量浓度，按附式 2.13–2 计算：

$$\rho = \frac{64}{22.4} \times \hat{\rho}_V \times \frac{1}{1-X_{SW}} \quad\cdots\cdots\cdots\cdots\cdots（\text{附式 } 2.13\text{–}2）$$

附式 2.13–2 中，

ρ——标准状态下干废气中二氧化硫的质量浓度，mg/m³；

$\hat{\rho}$——湿废气中二氧化硫的体积浓度，mmol/mol；

X_{SW}——废气中含湿量，%。

注：干废气是指废气经过加热冷凝除水后的废气，湿废气是指废气不经过冷凝除水在高温下直接测量的废气。

10.2　结果表示

二氧化硫的浓度计算结果只保留整数位。

11　精密度和准确度

精密度和准确度按 HJ 168 的相关要求和计算方法进行测定，测定示例见附录 2.13B。

12　质量保证和质量控制

12.1　仪器及部分辅助设备如大气压计、温度计等必须经有关计量检定单位检定合格，且在检定有效期限内。

12.2　仪器的各组成部分应连接牢固，测定前后应按照要求检查仪器的气密性，可堵紧仪器的进气口，若仪器的采样流量示值在 2 分钟内降至零，表明气密性合格。

12.3　测定前按 9.2 条的步骤测定零气和二氧化硫校准气体，计算测定的示值误差，并检查仪器的系统偏差，若示值误差和/或系统偏差不符合 7.1.3 条 b 和 c 的要求，应查找原因，并进行相应的修复维护，直至满足要求后方可开展监测。

12.4　测定后按 9.2 条的步骤测定零气和二氧化硫校准气体，计算测定的示值误差，并检查仪器的系统偏差。若示值误差和系统偏差符合 7.1.3 条 b 和 c 的要求，判定本次测定结果有效；否则，判定本次测定结果无效。

12.5　每个月至少进行一次测定前后的零点漂移、量程漂移检查。零点漂移、

量程漂移均应 ≤ ±3%C.S.（当校准量程≤200mmol/mol时，应≤±5.0%C.S.）。否则，应及时对仪器进行校准维护。

12.6 测定完毕在关机之前，按照仪器说明书的要求通入清洁的环境空气或氮气冲洗仪器。

12.7 每半年至少进行一次用低（<20%C.S.）、中（40%C.S.~60%C.S.）、高（80% C.S.~100%C.S.）浓度的校准气体对仪器线性校准，测定值与校准气体浓度值的示值误差和系统偏差应符合7.1.3条b和c的要求。

13　注意事项

13.1 测定前检查除湿冷却装置和输气管路，并清洁颗粒物过滤装置，必要时更换滤料。

13.2 测定前应检查采样管加热系统是否正常工作、仪器必须充分地预热。

13.3 及时排空除湿冷却装置的冷凝水，防止影响测定结果。

13.4 测定时采气流速的变化直接影响仪器的测定读数，尤其在烟道负压情况下，可导致测定结果偏低或无法测出。应选择抗负压能力大于烟道负压的仪器或将负压烟道气引出到平衡装置中，然后进行测定。

13.5 测定结果应处于仪器校准量程的20%~100%之间；超过校准量程时，应重新选择适当的校准量程，重新测定。

附录2.13A

（规范性性附录）

测量前后仪器性能审核表

实验室名称_____　　测定地点_____

仪器生产厂_____　　仪器型号、编号_____　原理_____

仪器量程（mg/m³）_____　　气体流量（L/min）_____

环境温度（℃）_____　环境压力（kPa）_____　相对湿度（RH%）_____

校准气体生产单位_____　　污染物名称及有效截止日期_____

测试人员_____　　测定时段_____年___月___日~_____年___月___日

附表2.13A-1　示值误差

标准气体		测定前			测定后		
名称	浓度A	测定值A_i	平均值$\bar{A_i}$	示值误差$(\bar{A_i}-A)/A$	测定值A_i	平均值$\bar{A_i}$	示值误差$(\bar{A_i}-A)/A$
SO_2							

注：测定值是指校准气体在直接测定模式下得到的测定结果。

附表 2.13A-2 系统偏差

校准		测试前				测试后			
名称	浓度 c	测定值 A	测定值 B	平均值之差 $A-\bar{B}$	系统偏差 $(\bar{B}-\bar{A})/C \cdot S$	测定值 A	测定值 B	平均值之差 $A-\bar{B}$	系统偏差 $(\bar{B}-\bar{A})/C \cdot S$
零气									
SO_2									

注1：测定值 A 是指校准气体在直接测定模式下得到的测定结果。

注2：测定值 B 是指校准气体在系统测定模式下得到的测定结果。

附表 2.13A-3 零点漂移和量程漂移

校准气体		时间		零点漂移				量程漂移			
名称	浓度	日期	时间	零点读数		零点漂移绝对误差 $\Delta Z=Z_t-Z_0$	校准量程 $\Delta Z/C \cdot S$ %	标准气体读数		量程漂移绝对误差 $\Delta S=S_t-S_0$	校准量程 $\Delta S/C \cdot S$ %
				起始 (Z_0)	最终 (Z_t)			起始 (S_0)	最终 (S_t)		
SO_2											

注：起始表示测试前，最终表示测试后。

附录2.13B

（资料性附录）

方法的精密度和准确度

B.1　方法的精密度

B.1.1　6家实验室对浓度水平为157mg/m³、312mg/m³、572mg/m³的二氧化硫标准气体进行测定。

a.实验室内相对标准偏差分别为：0.5%~1.2%、0.2%~0.8%、0.3%~1.2%；

b.实验室间相对标准偏差分别为：1.6%、0.9%、1.8%；

c.重复性限分别为：3.1mg/m³、4.3mg/m³、11.4mg/m³；

d.再现性限分别为：7.9mg/m³、9.5mg/m³、29.3mg/m³。

B.1.2　6家实验室对某钢铁厂烧结机排放废气中的二氧化硫浓度进行了同步测定。废气中二氧化硫浓度为35~39mg/m³，平均值38mg/m³。

a.实验室内相对标准偏差为：3.7%~11.3%；

b.实验室间相对标准偏差为：5.1%；

c.重复性限为：7.7mg/m³；

d.再现性限为：8.6mg/m³。

B.1.3　6家实验室对某热电机组排放废气中的二氧化硫浓度进行了同步测定。废气中二氧化硫浓度为117~125mg/m³，平均值121mg/m³。

a.实验室内相对标准偏差为：2.8%~8.6%；

b.实验室间相对标准偏差为：2.8%；

c.重复性限为：21.8mg/m³；

d.再现性限为：22.1mg/m³。

B.1.4　6家实验室对某大型发电机组排放废气中的二氧化硫浓度进行了同步测定。废气中二氧化硫浓度为153~170mg/m³，平均值160mg/m³。

a.实验室内相对标准偏差为：2.4%~6.8%；

b.实验室间相对标准偏差为：3.8%；

c.重复性限为：18.2mg/m³；

d.再现性限为：24.3mg/m³。

B.2　方法的准确度

6家实验室对浓度水平为157mg/m³、312mg/m³、572mg/m³的二氧化硫标准气体进行测定。

a. 相对误差分别为：-3.1%~0.9%、-1.3%~1.3%、-0.7%~4.0%；

b. 相对误差的最终值分别为：-0.6%±3.2%、0±1.8%、0.5%±3.5%。

附录 2.14　DB50/T 834—2017 环境空气二氧化硫的测定紫外荧光法

1　范围

本标准规定了测定环境空气中二氧化硫的紫外荧光法。

本标准适用于环境空气中二氧化硫的测定。

本方法二氧化硫的检出限为 $2mg/m^3$，测定下限均为 $8mg/m^3$。

2　规范性引用文件

下列文件对于本文件的应用是必不可少。凡是注日期的引用文件，仅注日期的版本适用于本文件。凡不注日期的引用文件，其最新版本（包括所有的修改单）适用于本文件。

HJ/T 193 环境空气质量自动监测技术规范

HJ/T 194 环境空气质量手工监测技术规范

HJ 654 环境空气气态污染物（SO_2、NO_2、O_3、CO）连续自动监测系统技术要求及检测方法

ISO 10498 环境空气二氧化硫的测定紫外荧光法（Ambient air–Determination of sulfur dioxide–Ultraviolet fluorescence method）

3　术语和定义

本标准采用下列术语和定义。

3.1　荧光 fluorescence

吸收了光能而被激发的分子回到其较低电子能态时释放出的特定频率范围的光。

3.2　零气 zero air

由气体净化设备产生的不含有二氧化硫和干扰气体的清洁空气。

3.3　零点漂移 zero drift

在未进行维修、保养或调节的前提下，仪器按规定的时间运行后，仪器的读数与零输入之间的偏差。

3.4 量程漂移 span drift

在未进行维修、保养或调节的前提下，仪器按规定的时间运行后，仪器的读数与已知参考值之间的偏差。

3.5 标准状态 standard state

温度为273K，压力为101.325kPa时的状态。

4 方法原理

紫外荧光法是基于分子发射光谱法。紫外灯发出紫外光（190~230nm）通过214nm的滤光片，激发二氧化硫（SO_2）分子使其成为激发态的SO_2^*，当激发态SO_2^*分子返回到基态时，会产生荧光（240~420nm）。

在低湿度条件下，当SO_2浓度相对较低时，荧光强度与SO_2浓度成线性关系。根据紫外荧光的原理，荧光总光强（I）与SO_2浓度的之间的关系可表示为：

$$I=Kc \quad\cdots\cdots\cdots\cdots\cdots\cdots\cdots\cdots\cdots（附式2.14-1）$$

附式2.14-1中，c表示SO_2样气浓度，K表示为一定物质、一定测定条件下的比例系数。比例系数K一般与反应室的长度、温度、材料、SO_2的吸收系数、空气分子质量、荧光的淬灭时间、荧光出口面积以及出口透镜的透过率等参数有关。当检测仪器系统确定后，在稳定的条件下，这些参数也随之确定，K可视为常数。因此，附式2.14-1表示的紫外荧光光强（I）与SO_2样气的浓度（c）成线性关系。这是紫外荧光法进行定量检测的重要依据。

5 干扰和消除

在室温下，环境空气中芳香烃和硫化氢等对测定结果有干扰，应在仪器反应池前使用相应的干扰物去除器。其他干扰见附录2.14A。

6 试剂和材料

6.1 零气

用于分析仪标定的零气所含的二氧化硫浓度不能在标定情况下被分析仪检出。零气是经零气发生器净化后的空气，作为分析仪的零点校准气。

6.2 二氧化硫标准气体

二氧化硫标准气体由有资质实验室生产，气体浓度控制在30~100mmol/mol。存贮二氧化硫标准气的气瓶由惰性材料制成，气瓶内表面应经过钝化处理。标准气瓶的输出压力调节应采用不锈钢双级稳压式减压阀。减压阀的压力表须经过国家计量部门质量检验和标定,且使用时还在有效期内。

6.3 二氧化硫传递标准气体

工作中所需要的传递标准气体(校准气体)浓度由多气体校准仪配出。多气体校准仪通过两个质量流量控制器控制零点校准气和二氧化硫标准气体的流量,配出所需要的校准气体浓度。

7 仪器和设备

7.1 采样管路

采样管路以及气体在其中的滞留时间应尽可能短。管路应使用对二氧化硫惰性的材料。一般以聚四氟乙烯或玻璃为制作材料。如果对采样管路的惰性存有怀疑,应使用标准气体对全部采样管路进行检验。

7.2 颗粒物过滤膜

应在样气入口处或与仪器相连的进气管线的入口处安装颗粒物过滤膜。过滤膜及其支撑体由惰性物质(例如聚四氟乙烯)制成。过滤膜孔直径宜为5mm。过滤膜能有效去除干扰分析仪正常运行的微粒。

7.3 二氧化硫分析仪

紫外荧光法测量二氧化硫的分析仪包括下面主要部件(附图2.14-1):

7.3.1 干扰物去除器

在反应池前使用一个或多个去除器可除掉如芳香烃等干扰气体。去除器不应改变二氧化硫浓度。如果大气中存在较高浓度硫化氢,还应选用选择性清除硫化氢的去除器。

7.3.2 光学部件和反应池

紫外灯的发射可通过电子或机械手段形成脉冲,以实现信号的同步检测和放大。紫外灯的电源应稳定以确保稳定的发射光强度。通常采用一个滤光片将光限制在一定的波长范围内,使其能激发二氧化硫分子,又使水气、芳香烃或一氧化氮的干扰降到最低。可采用诸如光电倍增管这样的检测器来检测反应池中二氧化硫分子发射的荧光。在检测器前放置一个选择性滤光片,以降低入射光散射造成的信号。

反应池由对二氧化硫和紫外辐射惰性的物质制成。反应池被加热在露点以上,以防止水气凝结和温度波动。反应池中的光阱可防止紫外激发光的反射。

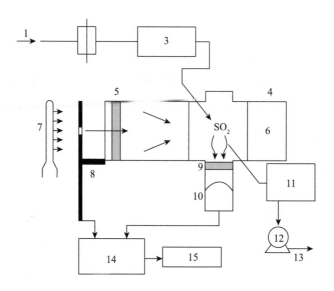

1.样气；2.采样口过滤膜；3.干扰物去除器；4.反应池；5.入口滤光片；6.光阱；7.紫外灯；8.调制器；9.出口滤光片；10.光电倍增管；11.压力补偿流量计；12.抽气泵；13.排气口；14.同步电子放大器；15.信号采集与处理系统

附图2.14-1　紫外荧光二氧化硫分析仪结构示意图

7.3.3　压力传感器

分析仪的输出信号取决于反应池中二氧化硫的密度（或二氧化硫分子数），因此与反应池的压力成正比。应该测量反应池内部压力的变化，并且对信号进行订正，或者通过压力调节器来控制池内压力。

8　分析步骤

8.1　仪器准备

8.1.1　安装地点和高度

监测点位置的周边环境应符合相关环境监测技术规范的规定。监测点周围空间应开阔，空气流动不受任何影响。避开树木和吸附力较强的建筑物。

仪器位于小型建筑内（高度不超过5m）时，采样进气口距离屋顶平面的高度以1.5~2m为宜。仪器位于大型建筑内（高度超过5m）时，采样口的位置应选择在建筑的迎风面，采样进气口距离屋顶平面的高度适当增加。在采样进气口的迎风面水平270°扇区内，阻挡物到采样进气口的距离应大于阻挡物高度的10倍。

8.1.2　安装环境

二氧化硫分析仪应平稳放置，四周有不小于0.1m的散热空间，并尽量避开其他发热、震动、电磁干扰和强烈腐蚀的影响。提供给二氧化硫分析仪的电源应稳定、可靠、接地良好，电压波动范围应在220V±5V的范围内，必要时应配备稳压电源或不间断电源系统。周围环境温度应控制在0~40℃、相对湿度≤85%范围内。

8.2 校准

校准设备主要由零气发生器和多气体动态校准仪组成。对具有自动温度和压力补偿的二氧化硫分析仪，应确认已激发此功能并能够产生正确的输出值。对不具备此补偿功能的仪器，在校准时应同时测量和记录反应池的温度和内部压力。

在二氧化硫分析仪当前量程范围内以基本等间距的方式，确定至少5个校准点的浓度。依次改变二氧化硫标准气与零气的比例，从而向二氧化硫分析仪提供不同浓度的二氧化硫标准气（当浓度为零时，即提供零气）。每次改变标准气体浓度后，应通气10分钟或以上，分别记录二氧化硫分析仪给出的稳定测量数据5个或以上，计算平均值。由此，得到5个或5个以上校准点的数据。

由二氧化硫分析仪给出的二氧化硫浓度平均值（$Y_{\phi 1}$，$Y_{\phi 2}$……$Y_{\phi n}$）和标准气源给出的二氧化硫浓度（$X_{\phi 1}$，$X_{\phi 2}$……$X_{\phi n}$），计算线性回归方程：

$$Y_{\phi}=b \times X_{\phi}+a \quad\cdots\cdots\cdots\cdots\cdots\cdots\cdots\cdots\cdots\text{（附式 2.14-2）}$$

附式2.14-2中，

Y_{ϕ}——二氧化硫分析仪给出的二氧化硫浓度平均值；

X_{ϕ}——二氧化硫标准气浓度；

b——斜率系数，无量纲；

a——截距，单位为 nmol/mol。

其中根据回归方程得到的参数应满足 $0.99 \leqslant b \leqslant 1.01$，$a<$ 满量程 ±1%，相关系数 $r>0.999$，否则应检查仪器是否工作稳定或管路连接是否正常，并重新校准。

8.3 测量

打开仪器电源开关，仪器预热，按仪器使用说明书操作，使其进入测定状态。待仪器运行稳定后，对待测气体进行连续测定。监测完毕，关闭仪器电源开关。

9 结果计算及表示

9.1 结果计算

仪器对 SO_2 测定的结果，应以标准状态下的质量浓度表示。若仪器 SO_2 显示值为 nmol/mol 时，应按附式2.14-3换算为标准状态下的质量浓度：

$$\rho(SO_2)=\varphi \times 2.86 \quad\cdots\cdots\cdots\cdots\cdots\cdots\cdots\cdots\text{（附式 2.14-3）}$$

附式2.14-3中,

φ——二氧化硫分析仪指示SO_2体积分数,nmol/mol;

2.86——SO_2体积分数(nmol/mol)换算为标准状态下质量浓度(mg/m³)的换算系数。

9.2 结果表示

二氧化硫浓度计算结果保留整数位。

10 精密度和准确度

10.1 精密度

六个实验室对浓度水平为15nmol/mol、50nmol/mol、100nmol/mol的二氧化硫标准样品进行测定:

实验室内相对标准偏差分别为:1.1%~2.3%、0.6%~0.9%、0.3%~0.7%;

实验室间相对标准偏差分别为:1.7%、0.8%、0.4%;

重复性分别为:0.72nmol/mol、1.09nmol/mol、1.34nmol/mol;

再现性分别为:0.96nmol/mol、1.50nmol/mol、1.66nmol/mol。

10.2 准确度

六个实验室对浓度水平为15nmol/mol、50nmol/mol、100nmol/mol的二氧化硫标准样品进行测定:

相对误差分别为:-2.0%~2.0%、-1.0%~1.2%、0.7%~1.7%;

相对误差的最终值为:-0.3%±3.4%、0.1%±1.6%、1.0%±0.8%。

11 质量控制和质量保证

11.1 每次测试前后应采用标准气体对仪器进行标定,为了减少测定误差,仪器的工作流量应与标定时的流量相等。

11.2 定期更换颗粒物过滤膜。可每2周更换一次;在颗粒物含量较高的地区和季节,宜适当增加更换频率;在偏远的大气清洁地区,可适当延长更换频率至每月一次。

11.3 二氧化硫分析仪应用于室外监测时,不要在强光直射下使用,雨雪天必须有遮雨雪棚,周围环境温度应控制在0~40℃、相对湿度≤85%范围内。

11.4 下列检查及仪器维护项目应至少每半年进行一次:a.测量系统的漏气检查;b.抽气泵泵膜和抽气效率的检查;c.用蒸馏水清洗或更换进气管线;d.多气体

校准仪流量控制器流量校准。

11.5　同时记录二氧化硫监测时的协同数据，如天气、风向、风速、气温、气压、相对湿度等。

附录2.14A

（规范性附录）

A.1　监测用二氧化硫分析仪的主要技术指标应满足：

——最低检出限：≤1nmol/mol

——零点漂移：　　±2nmol/mol（24小时）

——20%量程漂移：　　　±4nmol/mol（24小时）

——20%量程精密度：±2nmol/mol

A.2　选择性：以产生相当于1nmol/mol踰出信号变化所需要的干扰物的浓度：

——H_2S：在使用干扰物去除器后可忽略；

——CH_4：3.3×10^6nmol/mol；

——NO：100nmol/mol；

——$C_6H_5CH=CH_2$：nmol/mol；

A.3　温度影响：当样气温度在0℃至40℃范围内，输出信号变化小于2%。

附录 2.15 QB/T 5009—2016 白砂糖中亚硫酸盐的测定

1 范围

本标准规定了白砂糖中亚硫酸盐的测定方法。

本标准适用于白砂糖中二氧化硫的测定。

2 规范性引用文件

下列文件对于本文件的应用是必不可少的。凡是注日期的引用文件，仅所注日期的版本适用于本文件。凡是不注日期的引用文件，其最新版本（包括所有的修改单）适用于本文件。

GBAT 603 化学试剂 试验方法中所用制剂及制品的制备

GB/T 6682 分析实验室用水所用规格和试验方法

3 分光光度法（第一法）

3.1 原理

亚硫酸盐与四氯汞钠反应生成稳定的络合物，再与甲醛及盐酸副玫瑰苯胺作用生成紫红色络合物，与标准系列比较定量。本方法最低检出浓度为 1mg/kg。

3.2 仪器、设备

可见分光光度计。

3.3 试剂和材料

3.3.1 四氯汞钠吸收液：称取 13.6g 氯化高汞及 6.0g 氯化钠，溶于水中并稀释至 1000mL，放置过夜，过滤后备用。

3.3.2 氨基磺酸铵溶液（12g/L）。

3.3.3 甲醛溶液（2g/L）：吸取 0.55mL 无聚合沉淀的甲醛（36%），加水稀释至 100mL，混匀。

3.3.4 淀粉指示液：称取 1g 可溶性淀粉，用少许水调成糊状，缓缓倾入 100mL 沸水中，随加随搅拌，煮沸，放冷备用，此溶液现用现配。

3.3.5 盐酸副玫瑰苯胺溶液：称取 0.1g 盐酸副玫瑰苯胺（$C_{19}H_{18}N_2Cl \cdot 4H_2O$）于研钵中，加少量水研磨使溶解并稀释至 100mL。取出 20mL，置于 100mL 容量瓶中，加盐酸（1+1），充分摇匀后使溶液由红变黄.若不变黄再滴加少量盐酸至出现黄色，再加水稀释至刻度，混匀备用（若无盐酸副玫瑰苯胺，可用盐酸品红代替）。

3.3.6　碘溶液，$c(1/2I_2)=0.1\text{mol/L}$。

3.3.7　硫代硫酸钠标准溶液，$c(Na_2S_2O_3 \cdot 5H_2O)=0.1\text{mol/L}$。

3.3.8　二氧化硫标准溶液：称取0.5g亚硫酸氢钠，溶于200mL四氯汞钠吸收液中，放置过夜，上清液用定量滤纸过滤备用。

吸取10.0mL亚硫酸氢钠–四氯汞钠溶液于250mL碘量瓶中，加100mL水，准确加入20.00mL碘溶液（3.3.6），5mL冰乙酸，摇匀，放置于暗处2分钟后迅速以硫代硫酸钠标准溶液（3.3.7）滴定至淡黄色，加0.5mL淀粉指示液，继续滴至无色。另取100mL水，准确加入20.0mL碘溶液（3.3.6）、5mL冰乙酸，按同一方法做试剂空白试验。

计算：

$$c(SO_2) = \frac{(V_2-V_1) \times c(Na_2S_2O_3 \cdot 5H_2O) \times 32.03}{V_0} \quad\cdots\cdots\cdots\cdots\cdots\text{（附式2.15-1）}$$

附式2.15–1中，

$c(SO_2)$——二氧化硫标准溶液浓度，单位为毫克每毫升（mg/mL）；

V_2——试剂空白消耗硫代硫酸钠标准溶液体积，单位为毫升（mL）；

V_1——测定用亚硫酸氢钠–四氯汞钠溶液消耗消耗硫代硫酸钠标准溶液体积，单位为毫升（mL）；

$c(Na_2S_2O_3 \cdot 5H_2O)$——硫代硫酸钠标准溶液的摩尔浓度，单位为摩尔每升（mol/L）；

32.03——与每毫升硫代硫酸钠标准溶液$[c(Na_2S_2O_3 \cdot 5H_2O)=1.000\text{mol/L}]$相当的二氧化硫的质量，单位为毫克（mg）。

3.3.9　二氧化硫使用液：临用前将二氧化硫标准溶液以四氯汞钠吸收液稀释成每毫升相当于5mg二氧化硫。

3.3.10　氢氧化钠溶液（20g/L）。

3.3.11　硫酸（1+71）。

3.4　分析步骤

3.4.1　样品制备

准备称取白砂糖样品约10.00g均匀样品（样品量可视含量高低而定），以少量水溶解，置于50mL容量瓶中，加入2.0mL氢氧化钠溶液（3.3.10），5分钟后加入2.0mL硫酸，然后加入10.0mL四氯汞钠吸收液，以水稀释至刻度。

3.4.2 测定

3.4.2.1 标准曲线的绘制

吸取2.0mL、4.0mL、6.0mL、8.0mL、10.0mL、12.0mL二氧化硫标准使用液（相当于每10mL中二氧化硫含量5.0mg、10.0mg、15.0mg、20.0mg、25.0mg、30.0mg），分别置25mL带塞比色管中。于标准管中各加入四氯汞钠吸收液至20.0mL，然后再加入2.0mL氨基磺酸铵溶液（3.3.2），2.0mL甲醛溶液（3.3.3），及2.0mL盐酸副玫瑰苯胺溶液，摇匀，放置20分钟。用1cm比色皿，标准溶液以蒸馏水调节零点，于波长550nm处测吸光度，绘制标准曲线。

3.4.2.2 试样测定

吸取10.0mL上述试样处理液于25mL带塞比色管中。于试样加入四氯汞钠吸收液至20.0mL，然后再加入2.0mL氨基磺酸铵溶液（3.3.2），2.0mL甲醛溶液（3.3.3），及2.0mL盐酸副玫瑰苯胺溶液，摇匀，放置20分钟。用1cm比色皿，经试样调节零点，于波长550nm处测吸光度，从标准曲线中查得相应二氧化硫含量，然后进行计算。

3.5 计算

$$X=\frac{A}{m} \quad\cdots\cdots\cdots\cdots\cdots\cdots\cdots\cdots\cdots\cdots（附式2.15-2）$$

附式2.15-2中，

X——试样中二氧化硫的含量，单位为毫克每千克（mg/kg）；

A——从曲线（或计算）得到相应的二氧化硫质量，单位为微克（mg）；

m——测定时所吸取样液中所含样品的质量，单位为克（g）。

以重复性条件下获得的两次独立测定结果的算术平均值表示，保留3位有效数字。

3.6 精密度

在重复性条件下获得的两次独立测定结果的差值不应超过算术平均值的10%。

4 离子色谱法（第二法）

4.1 原理

白砂糖用碱性溶液溶解后，SO_2转变成为SO_3^{2-}。溶液中的SO_3^{2-}等阴离子随淋洗液进入离子交换柱系统，根据阴离子对交换剂有不同的亲和力而被分离，并流经抑制系统转换成具有高电导的强酸，采用电导检测器检测，以保留时间定性，峰面积定量。本方法最低检出浓度为 0.026mg/kg。

4.2　试剂

使用的试剂除特别说明外均为分析纯，水为 18.2MΩ 去离子水，经 0.45μm 滤膜过滤后使用。

4.2.1　无水亚硫酸钠（$Na_2S_2O_3$）

4.2.2　氢氧化钠（NaOH）：分析纯。

4.2.3　5% 氢氧化钠溶液：称取 5.0g 氢氧化钠（NaOH），溶于水中，放置室温后用水定容至 100mL。

4.2.4　氢氧化钠淋洗液：由淋洗液自动发生器在线产生或手工配制氢氧化钠淋洗液。

4.2.5　SO_3^{2-} 标准储备液（临用前现配）：称取 1.575g 无水亚硫酸钠，用水溶解后，加水定容到 1000mL，摇匀，即为 1000mL 的 SO_3^{2-} 标准储备液。临用时用硫代硫酸钠标准溶液标定其含量。

4.3　仪器

离子色谱仪，附电导检测器。

4.4　分析步骤

4.4.1　样品预处理

称取约 2.5g（精确至 0.001g）于 25 mL 比色管中，加入约 5% 氢氧化钠 0.5mL，用水溶解并定容至刻度，震荡 1 分钟，经 0.45μm 滤膜过滤后测定。

4.4.2　离子色谱参考条件

4.4.2.1　色谱柱：阴离子保护柱：RFIC™IonPac™AG11-HC（4mm×50mm）或相当的保护柱；阴离子分析柱：RFIC™IonPac™AS11-HC（4mm×250mm）或相当的分析柱。

4.4.2.2　淋洗液：NaOH 溶液。梯度洗脱：0~10min，14mmol/L；11~15min，24mmol/L；16~25min，14mmol/L。流量 1.0mL/min，自动抑制模式，抑制电流 96mA。

4.4.2.3　检测：抑制电导，进样量 25μL，以保留时间定性，峰面积定量。

4.4.2.4　柱温：室温。

4.4.3 校线曲线的制备

吸取 1000mg/L 亚硫酸盐（SO_3^{2-}）标准溶液 0.5mL 于 100mL 容量瓶中，加水定容到刻度，得到 5mg/L 亚硫酸盐（SO_3^{2-}）标准溶液。分别吸取 5mg/L 亚硫酸盐（SO_3^{2-}）标准溶液 0mL、0.1mL、0.2mL、0.4mL、1.0mL、2.0mL 于 10mL 容量瓶中，加水定容至刻度，得至 0mg/L、0.05mg/L、0.1mg/L、0.2mg/L、0.5mg/L、1.0mg/L 亚硫酸盐（SO_3^{2-}）标准溶液。在设定色谱条件下进样分析，以标准系列质量浓度为横坐标，峰面积为纵坐标，绘制标准曲线。标准色谱图参见附录 2.15A。

4.4.4 样品测定

在设定的色谱条件下，进样空白溶液和分析待测样液，根据 SO_3^{2-} 峰面积及校准曲线算出 SO_2 的含量。

4.5 计算

$$X = \frac{(c_1 - c_0) \times V_3}{m_1 \times 1000 \times 1000} \times 0.8 \quad\cdots\cdots\cdots\cdots\cdots（附式 2.15-3）$$

附式 2.15-3 中，

X——试样中二氧化硫的含量，单位为毫克每千克（mg/kg）；

c_1——试样溶液中亚硫酸根浓度，单位为毫克每升（mg/L）；

c_0——空白溶液中亚硫酸根浓度，单位为毫克每升（mg/L）；

V_3——定容体积，单位为毫升（mL）；

m_1——试样量，单位为克（g）；

0.8——亚硫酸根转换为二氧化硫系数。

以重复性条件下获得的两次独立测定结果的算术平均值表示，保留 3 位有效数字。

4.6 精密度

在重复性条件下获得的两次独立测定结果的差值不应超过算术平均值的 10%。

5 快速测定法（第三法）

5.1 原理

利用残留白砂糖中的 SO_2 类相关物质，在一定条件下经提取，按一定的倍数稀释后，被检样品中的 SO_2 类相关物质与显色剂在一定的条件下发生特异性反应，能生成蓝紫色络合产物，其颜色的深浅与二氧化硫的浓度成正比通过内置标准曲线的仪器检测，能自动计算出样品内二氧化硫的含量。本方法最低检出浓度为 1mg/kg。

5.2　试剂

5.2.1　二氧化硫标准标准溶液（临用前现配）：准确称取 1.969g 的无水亚硫酸钠，用蒸馏水溶解后，定容到 1000mL，摇匀，即为 1000mg/L 的二氧化硫标准储备液。临用时用硫代硫酸钠标准溶液标定其含量。

5.2.2　二氧化硫使用液（临用前现配）：临用前将已标定的二氧化硫标准溶液稀释成每毫升相当于 20mg 二氧化硫。

5.2.3　检测试剂盒：检测液 A：氨基磺酸胺的甲醛水溶液；检测液 B：盐酸副玫瑰苯胺溶液。

5.3　仪器

5.3.1　内置标准工作曲线的亚硫酸盐快速检测仪（以下简称亚硫酸盐速测仪）。

5.3.2　天平：感量 0.01g。

5.3.3　具塞三角瓶：200mL。

5.3.4　可调移液器：100~1000μL。

5.4　分析步骤

5.4.1　样品前处理

准确称取 25.00g 白砂糖样品置入 200mL 具塞三角瓶中，加入 100mL 蒸馏水，盖塞振摇溶解作为样品处理液。

5.4.2　测定

5.4.2.1　二氧化硫标准曲线制备

吸取 0.25mL、0.50mL、1.00mL、2.00mL、4.00mL 二氧化硫标准使用液，分别置于 10mL 容量瓶中，加蒸馏水定容至刻度（相当于每 10mL 溶液中含 5mg、10mg、20mg、40mg、80mg 二氧化硫）。在 1cm 比色皿中加入 2.0mL 蒸馏水，3 滴检测液 A，3 滴检测液 B，混匀，静置 8 分钟，调零。分别吸取 2.0mL 上述二氧化硫标准系列溶液于 1cm 比色皿中，加入 3 滴检测液 A，混匀，再加入 3 滴检测液 B，混匀，放置 8 分钟。放入亚硫酸盐速测仪测定二氧化硫含量，读取二氧化硫测定值，绘制标准曲线。

5.4.2.2　试样测定

吸取上述样品处理液（5.4.1）2.0mL 于 1cm 比色皿中，加入 3 滴检测液 A，混匀，放入仪器检测通道调零：调零后取出，再加入3滴检测液B，摇匀，放置8分钟，放入亚硫酸盐速测仪测定二氧化硫含量，读取二氧化硫测定值。

5.5 计算

采用亚硫酸盐速测仪，仪器界面直接显示试样中二氧化硫的含量。

以重复性条件下获得的两次独立测定结果的算术平均值表示，保留两位有效数字。

5.6 精密度

在重复性条件下获得的两次独立测定结果的差值不应超过算术平均值的10%。

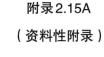

附录2.15A

（资料性附录）

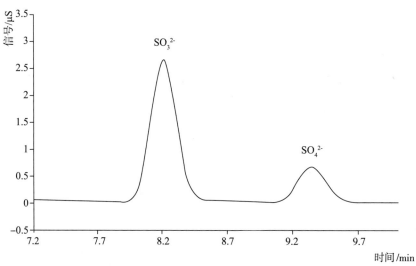

附图2.15A-1 亚硫酸盐（SO_3^{2-}，5mg/L）标准色谱图

附录2.16 NY/T 1373—2007 食用菌中亚硫酸盐的测定方法充氮蒸馏分光光度计法

1 范围

标准规定了食用菌中亚硫酸盐的分光光度计测定方法。

本标准适用于食用菌中亚硫酸盐的测定。

本方法的线性范围为0.5~20mg。

本方法的检出限为0.1mg。

2 规范性引用文件

下列文件中的条款通过本标准的引用而成为本标准的条款。凡是注日期的引用文件，其随后所有的修改单（不包括勘误的内容）或修订版均不适用于本标准，然而，鼓励根据本标准达成协议的各方研究是否可使用这些文件的最新版本。凡是不注日期的引用文件，其最新版本适用于本标准。

GB/T 601—2002 化学试剂标准滴定溶液的制备

GB/T 5009.34—2003 食品中亚硫酸盐的测定

3 原理

样品经加入盐酸充氮蒸馏，使其中的二氧化硫释放出来，并被甲醛溶液吸收生成稳定的羟甲基磺酸加成化合物。加入氢氧化钠使加成化合物分解，与甲醛及盐酸副玫瑰苯胺作用生成紫红色络合物，该络合物的吸光度值与二氧化硫的浓度成正比。

4 试剂

除非另有说明，在分析中仅使用确认为分析纯的试剂和蒸馏水或去离子水或相当纯度的水。

4.1 乙醇（CH_3CH_2OH）。

4.2 冰乙酸（CH_3COOH）。

4.3 正辛醇（$C_8H_{18}O$）。

4.4 盐酸溶液（1+1）。

4.5　氢氧化钠溶液，$c(NaOH)=1.5mol/L$。

4.6　环己二胺四乙酸二钠溶液，$c(CDTA-2Na)=0.05mol/L$：称取1.82g 1,2-反式环己二胺四乙酸（$C_{14}H_{22}N_2O_8 \cdot H_2O$），加入6.5mL氢氧化钠溶液，用水稀释至100mL。

4.7　甲醛缓冲吸收液储备液：称取2.04g邻苯二甲酸氢钾（$KHC_8H_4O_4$），溶于少量水中，加入5.5mL甲醛（CH_3OH），20mL CDTA-2Na溶液，用水稀释至100mL，在冰箱中5℃贮存，可保存1年。

4.8　甲醛缓冲吸收液：将甲醛缓冲吸收液储备液（4.7）用水稀释100倍。临用时现配。

4.9　0.05g/L盐酸副玫瑰苯胺显色液：可用市售0.5%盐酸副玫瑰苯胺溶液，或用固体盐酸副玫瑰苯胺自行制备。

4.9.1　配制方法：量取10mL 0.5%盐酸副玫瑰苯胺溶液，加入30mL磷酸和12mL盐酸，用水稀释至100mL，混匀，放置24小时，备用（避光密封保存）。

4.9.2　制备方法：盐酸副玫瑰苯胺的精制方法：按GB/T 5009.34—2003规定的方法进行。称取0.1g精制过的盐酸副玫瑰苯胺（$C_{19}H_{18}N_2C1 \cdot 4H_2O$）于研钵中，加少量水研磨使溶解并稀释至100mL。量取50mL该溶液，再分别加入30mL磷酸和12mL盐酸，用水稀释至100mL，混匀，放置24小时，备用（避光密封保存）。

4.10　淀粉指示剂：称取1g可溶性淀粉，用水调成糊状，缓缓倾入100mL沸水中，随时搅拌，煮沸，放冷备用。此溶液临用时现配。

4.11　碘溶液，$c(1/2I_2)=0.1mol/L$：称取12.7g碘（I_2），加入40g碘化钾（KI）和25mL水，搅拌至完全溶解，用水稀释至1000mL，贮存于棕色细口瓶中。

4.12　硫代硫酸钠标准溶液，$c(Na_2S_2O_3)=0.1mol/L$：配制按GB/T 601—2002规定的方法。

4.13　乙二胺四乙酸二钠溶液：称取0.25g EDTA-2Na（$C_{10}H_{14}N_2O_8Na_2 \cdot 2H_2O$），溶入500mL新煮沸但已冷却的水中。临用现配。

4.14　二氧化硫标准贮备液，100mg/L：可使用二氧化硫标准溶液（GSB 07—1273），或自行配制。

4.14.1　二氧化硫标准溶液的配制：称取0.2g亚硫酸钠（Na_2SO_3），溶于200mL EDTA-2Na溶液中，缓缓摇匀，使其溶解，放置2~3小时后标定。此溶液相当

300~400mg/L二氧化硫。

4.14.2　二氧化硫标准溶液的标定：准确吸取待标定的二氧化硫标准溶液3份，各20.0mL，分别置于250mL碘量瓶中，加入50mL新煮沸但已冷却的水，准确加入10.00mL碘溶液（0.1mol/L），1mL冰乙酸，盖塞，摇匀。放置于暗处5分钟后迅速以硫代硫酸钠（0.1mol/L）标准溶液滴定至淡黄色，加1.0mL淀粉指示液，继续滴至无色。另吸取20mL EDTA-2Na溶液，按同一方法做试剂空白试验。

平行样滴定所消耗硫代硫酸钠标准溶液体积之差应不大于0.04mL，取其平均值。二氧化硫标准溶液浓度按附式2.16-1进行计算。

$$\rho = \frac{(V_2 - V_1) \times c \times 32.03}{20} \quad\cdots\cdots\cdots\cdots\cdots\cdots（附式2.16-1）$$

附式2.16-1中，

ρ——二氧化硫标准瑢液的质量浓度，单位为毫克每升（mg/L）；

V_1——二氧化硫标准溶液消耗硫代硫酸钠标准溶液体积，单位为毫升（mL）；

V_2——试剂空白消耗硫代硫酸钠标准溶液体积，单位为毫升（mL）；

c——硫代硫酸钠标准溶液的质量浓度，单位为摩尔每升（mol/L）；

32.03——每毫升硫代硫酸钠，$c(Na_2S_2O_3 \cdot 5H_2O)=1.000mol/L$，标准溶液相当二氧化硫的质量，单位为毫克（mg）。

根据标定的二氧化硫含量，立即用甲酸缓冲吸收液（4.8）稀释为100mg/mL二氧化硫标准贮备液。在冰箱中5℃保存（可贮备6个月）。

4.15　二氧化硫标准使用液（1mg/L）：临用时将二氧化硫标准贮备液，用甲醛缓冲吸收液（4.8）准确稀释100倍。在冰箱中5℃保存（可贮备1个月）。

4.16　丙酮-乙醇溶液（5+100）。

5　仪器

5.1　分光光度计。

5.2　充氮蒸馏装置，如附图2.16-1所示。

5.3　流量计（0.1~1.0L/min）。

5.4　酒精灯。

6　分析步骤

6.1　蒸馏装置安装：按附图2.16-1接入充氮蒸馏装置。

6.2 试样制备

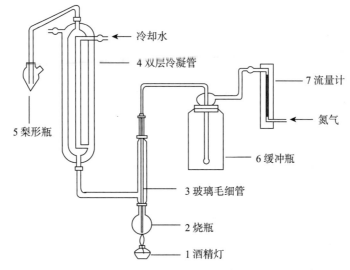

附图2.6-1　玻璃气体蒸馏装置示意图

6.2.1 干样：用4分法，分取50~100g样品，粉碎，过0.50mm筛，并立即装入样品瓶中。

6.2.2 湿样：取样方法同6.2.1。用组织捣碎机将样品捣碎，立即装入样品瓶中，并尽快进行分析测试。

6.3 蒸馏液的制备：量取20mL甲醛缓冲吸收液（4.8）于50mL梨形吸收瓶中，并接入蒸馏装置，调节氮气流量为0.5~0.6L/min。称量0.2~2g试样（精确至0.001g，视二氧化硫含量高低）于100mL烧瓶中，加入2mL乙醇、1mL丙酮－乙醇溶液、2滴消正辛醇及20mL水。迅速加入10mL盐酸溶液，并立即将烧瓶装回蒸馏装置，用酒精灯加热25分钟（控制酒精灯火焰高5cm左右，样品溶液在1.5分钟左右沸腾，以样品液面边缘无明显焦糊为度）。取下吸收瓶，以少量水冲洗导管尖嘴，并入吸收瓶中。将瓶内吸收液转入25mL容量瓶，定容，待测。同时做空白实验。

6.4 测定

6.4.1 标准曲线的制作：取12个25mL具塞试管，分A、B两组，分别对应编号。A组各管分别准确加入0mL，1mL，3mL，5mL，8mL，10mL二氧化硫标准使用液（相当于0.00，1.00mg，3.00mg，5.00mg，8.00mg，10.00mg二氧化硫），用甲醛缓冲吸收液调节总体积为10.00mL。B组各管分别加入1.00mL 0.05%盐酸副玫瑰苯胺溶液。A组各管分别加入0.50mL 1.5mol/L氢氧化钠溶液，混匀后，迅速倒入相应编号的B管，立即混匀显色。根据不同室温按附表2.16-1选择显色时间。

附表2.16-1　温度与显色时间和显色后稳定时间对照表

显色室温（℃）	10	15	20	25	30
显色时间（min）	40	25	20	15	5
稳定时间（min）	35	25	20	15	10

用1cm比色皿，以零管调节零点，在波长577nm处测吸光度。

6.4.2　蒸馏液的测定

据试样二氧化硫含量高低，吸取0.50~10.00mL上述蒸馏液（不足时，补加甲醛缓冲吸收溶液至10.00mL），于25mL具塞试管中，测定步骤同6.4.1，同时作空白对照。

7　结果计算

试样中二氧化硫含量以质量分数w计，单位以毫克每千克（mg/kg）表示，按附式2.16-2进行计算。

$$w = \frac{(m_1 - m_0) \times V_3 \times 1000}{m_2 \times V_4 \times 1000} \quad \cdots\cdots\cdots\cdots\cdots（附式2.16-2）$$

附式2.16-2中，

m_1——由标准曲线中查得的测定用试液中二氧化硫的质量，单位为微克（mg）；

m_0——由标准曲线中查得的测定用空白溶液中二氧化硫的质量，单位为微克（mg）；

m_2——试样的质量，单位为克（g）；

V_3——试样蒸馏液定容体积，单位为毫升（mL）；

V_4——测定用蒸馏液体积，单位为毫升（mL）。

计算结果二氧化硫含量≥10mg/kg时，保留三位有效数字，二氧化硫含量<10mg/kg时，保留至小数点后一位。

8　精密度

当样品含量≥10mg/kg时，在重复性条件下获得的两次独立测试结果的绝对差值不大于这两个测定值的算术平均值的10%，以大于这两个测定值的算术平均值的

10%情况不超过5%为前提。

当样品含量<10mg/kg时，在重复性条件下获得的两次独立测定结果的绝对差值不大于这两个测定值的算术平均值的20%，以大于这两个测定值的算术平均值的20%情况不超过5%为前提。

附录 2.17　SN/T 2918—2011 出口食品中亚硫酸盐的检测方法离子色谱法

1　范围

本标准规定了出口食品中亚硫酸盐残留量的离子色谱检测方法。

本标准适用于白砂糖、饼干、果脯、虾肉、柠檬茶饮料、啤酒、淀粉、葡萄、辣椒、白萝卜、魔芋精粉中亚硫酸盐残留量的检测。

2　规范性引用文件

下列文件对于本文件的应用是必不可少的。凡是注日期的引用文件，仅注日期的版本适用于本文件。凡是不注日期的引用文件，其最新版本（包括所有的修改单）适用于本文件。

GB/T 601 化学试剂标准滴定溶液的制备

3　方法提要

3.1　辛辣类食品、高蛋白食品、高吸水膨胀性食品：在密闭容器中对样品进行酸化，在氮气流的保护下蒸馏，释放出其中的二氧化硫，释放物用甲醛溶液吸收，将吸收液用配有电导检测器的离子色谱仪测定外标法定量。

3.2　除 3.1 以外的食品：用碱将食品中结合型的亚硫酸释放出来，与甲醛生成稳定的羟甲基磺酸，经 ENVI-CARB 活性碳小柱除去提取液中的色素，石油醚除去提取液中的油脂，用配有电导检测器的离子色谱仪测定，外标法定量。

4　试剂和材料

除特殊说明之外，所有试剂均为分析纯，所用水均为超纯水（电阻率为 18.2MΩ·cm）。

4.1　无水碳酸钠：基准试剂。

4.2　氢氧化钠：优级纯。

4.3　石油醚：色谱纯。

4.4　甲醛：37%。

4.5　磷酸：≥85%。

4.6　氢氧化钠溶液（1.0mol/L）：称取4.0g氢氧化钠，溶解，定容至100mL。

4.7　磷酸溶液：1+1（体积比）。

4.8　Na_2CO_3–NaOH混合溶液：Na_2CO_3为8mmol/L、NaOH为2.5mmol/L。称取0.848g无水碳酸钠溶解，并吸取2.5mL 1.0mol/L的氢氧化钠（4.6）于容量瓶中，定容至100mL。

4.9　亚硫酸钠标准品（sodium sulfite，分子式Na_2SO_3，CAS编号7757–83–7）：含量需根据亚硫酸钠纯度校正，校正方法参见附录2.17A。

4.10　二氧化硫标准储备溶液（1000mg/mL）：准确称取0.1969g亚硫酸钠溶解，并吸取2.0mL甲醛于容量瓶中，定容至100mL。

4.11　二氧化硫标准稀释液（100mg/mL）：吸取二氧化硫标准储备溶液（4.10）10.0mL，加入2.0mL甲醛，用水定容至100mL。

4.12　二氧化硫标准工作曲线溶液：分别取二氧化硫标准稀释液（4.11）0.2mL、0.5mL、1.0mL、2.0mL、3.0mL、4.0mL、6.0mL于100mL的容量瓶中，加入2.0mL甲醛，用水定容至刻度，该标准工作曲线浓度为0.2mg/mL、0.5mg/mL、1.0mg/mL、2.0mg/mL、3.0mg/mL、4.0mg/mL、6.0mg/mL。

4.13　ENVI–CARB石墨化碳黑小柱：0.25g，或相当者。

4.14　水相滤膜：0.2mm。

5　仪器和设备

5.1　离子色谱仪：配电导检测器。

5.2　离心机：转速不低于9000r/min。

5.3　组织捣碎机。

5.4　涡旋振荡器。

5.5　天平：感量分别为0.01g和0.0001g。

5.6　pH计。

5.7　全玻璃蒸馏器。

5.8　超滤器：截留相对分子质量10000，使用容量为4mL样品杯。

6　试样制备和保存

6.1　试样制备

6.1.1　水果蔬菜类

取葡萄、果脯、白萝卜、辣椒等水果及蔬菜样品至少500g，或去皮、去壳、去根、去冠、去茎（不可水洗），将可食部分切碎后，用组织捣碎机将样品加工成浆状，混匀后，均分为两份作为试样，分装入洁净的盛样袋内，密闭并标识。

6.1.2　饼干类

取饼干类样品至少300g，用粉碎机粉碎并通过2.0mm圆孔筛，混匀，均分成两份作为试样，分装入洁净盛样袋内，密闭并标识。

6.1.3　肉及肉制品

取肉及肉制品至少500g，切碎后用组织捣碎机将样品加工成浆状，混匀，均分成两份作为试样，分装入洁净盛样袋内，密闭并标识。

6.1.4　淀粉、魔芋精粉、白砂糖类

6.1.4.1　取淀粉、魔芋精粉样品至少500g，充分混匀后，通过2.0mm圆孔筛，均分成两份作为试样，分装入洁净盛样袋内，密闭并标识。

6.1.4.2　取有代表性白砂糖样品至少500g，充分混匀后，均分成两份作为试样，分装入洁净盛样袋内，密闭并标识。

6.1.5　啤酒、柠檬茶饮料类

取啤酒、柠檬茶饮料类样品至少500g，混匀后，均分成两份作为试样，分装入洁净容器内，密闭并标识。

6.2　试样保存

6.2.1　饼干类、淀粉、魔芋精粉、白砂糖类、啤酒、柠檬茶饮料类、水果、蔬菜等试样在4℃保存，肉和肉制品等试样在−18℃保存。

6.2.2　在制样过程中，应防止样品受到污染或发生残留物含量的变化。

7　测定步骤

7.1　提取

7.1.1　啤酒、白砂糖、淀粉、果脯、饼干样品

准确称取2.5g均匀试样（精确至0.001g）置于50mL的具塞刻度塑料离心管中，以少量水润湿，加入1.0mol/L氢氧化钠溶液（4.6）1.0mL，摇匀，加入1.0mL甲醛，以水稀释至25mL。在涡旋振荡器上混匀5分钟，以9000r/min离心30分钟，上清液备用。

7.1.2　柠檬茶饮料、葡萄等酸性样品

准确称取2.5g均匀试样（精确至0.001g）置于50mL的具塞刻度塑料离心管中，

加入，15mL水和1.0mol/L氢氧化钠溶液1.0mL，摇匀，加入1.0mL甲醛，摇匀，以1.0mol/L氢氧化钠溶液（4.6）调节稀释液的pH值大于11，摇匀，以水稀释至25mL。在涡旋振荡器上混匀5分钟，以9000r/min离心30分钟，上清液备用。

7.1.3 辣椒、虾、白萝卜、魔芋精粉等辛辣类食品、高蛋白食品、高吸水膨胀性的样品

按附图2.17-1所示，连接测定装置。K管通入氮气，F管通入水，在1000mL的圆底烧瓶C中加入500mL水，1000mL的圆底蒸馏烧瓶E中加入50mL水，在200mL的茶色容量瓶G中加入的吸收液为8mL甲醛和7mL水，冷凝管下端应插入吸收液中。称取粉碎均匀的样品10g（精确至0.001g）置于圆底蒸馏烧瓶E中，快速加入20mL磷酸溶液（4.7），随即盖上瓶塞。接通N_2保护，控制其流量为500 ~2000mL/min，经缓冲瓶B、弯管I通入圆底蒸馏烧瓶E；打开电炉加热瓶C，使瓶内溶液保持沸腾，产生的水蒸气由T型管J通入圆底蒸馏烧瓶E，T型管下端连接一段带有螺旋夹L的乳胶管，打开螺旋夹L，可以及时放掉蒸汽冷凝形成的水滴；待馏出液达到容量瓶G的刻度线时停止接收，混匀后供离子色谱仪测定。

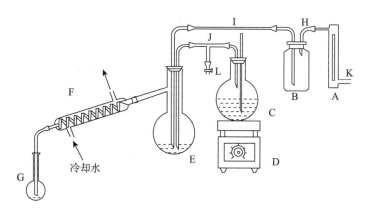

附图2.17-1　水蒸气蒸馏法测定二氧化硫的装置（A.流量计；B.缓冲瓶；C.圆底烧瓶；D.电炉；E.圆底蒸馏烧瓶；F.冷凝管；G.容量瓶；H、I.弯管；J.T型管；K.直管；L.螺旋夹）

7.2 净化

7.2.1 饼干等含油脂较多的样品

取出上清液（7.1.1）10mL于另一50mL具塞塑料离心管中，加入10mL石油醚，在涡旋振荡器上混匀1分钟，以9000r/min离心10分钟。弃去上层有机相，再加入10mL的石油醚，重复提取一次。弃去上层有机相，收集下清液。

7.2.2　果脯、葡萄、柠檬茶饮料等含色素较多的样品

取上清液（7.1.1、7.1.2）5mL过ENVI-CARB石墨化碳黑小柱（以5mL水预淋洗），调整流速在1.5mL/min左右，弃去前3mL样品流出液，收集后2mL样品溶液于具塞玻璃管中备用。

7.2.3　超滤法去除样品提取液中的水溶性大分子

将7.1.1、7.2.1、7.2.2中收集液经0.2mm的水相滤膜过滤后，注入超滤器（5.8）样品杯中，于9000r/min下离心30分钟进行超滤，超滤液供离子色谱仪测定。

注1：如样品中的二氧化硫含量高，超出标准工作曲线的浓度范围，可减少样品的取样量或增加其稀释倍数。

注2：由于亚硫酸盐容易氧化成硫酸盐，因此样品和标准溶液都应是新鲜配制的，并减少暴露在空气中的时间。样品和标准溶液在甲醛稳定液中的稳定时间是24小时。样品开封后应尽快分析。

7.3　离子色谱测定

7.3.1　色谱条件

7.3.1.1　色谱柱：AS 9-HC高容量阴离子分离柱，4mm×250mm（带AG9-HC，4mm×50mm保护柱），或性能相当的离子色谱柱。

7.3.1.2　流动相：8mmol/L Na_2CO_3-2.5mmol/L NaOH。

7.3.1.3　流速：1.0mL/min。

7.3.1.4　抑制器：4mm阴离子抑制器；外加水抑制模式，抑制电流50mA。

7.3.1.5　检测器：电导检测器，检测池温度为30℃。

7.3.1.6　进样量：进样25mL（可根据样液中二氧化硫含量进行调整）。

7.3.2　测定

根据样液中二氧化硫含量情况，选定浓度相近的标准工作溶液，标准工作溶液和待测样液中二氧化硫的响应值均应在仪器检测的线性范围内。标准工作溶液和样液等体积穿插进样测定。在上述色谱条件下二氧化硫的保留时间约为16.6分钟，标准品的色谱图参见附图2.17B-1。

8　结果计算和表述

按附式2.17-1计算样品中二氧化硫的残留含量：

$$X = \frac{A \times c \times V}{A_s \times m} \quad\cdots\cdots\cdots\cdots\cdots\cdots\cdots（附式2.17-1）$$

附式2.17–1中,

X——试样中二氧化硫的残留含量,单位为毫克每千克(mg/kg);

A——样液中二氧化硫的峰面积;

c——标准工作液中二氧化硫的浓度,单位为微克每毫升(mg/mL);

V——样液最终定容体积,单位为毫升(mL);

A_s—标准工作液中二氧化硫的峰面积;

m——最终样液所代表的试样质量,单位为克(g)。

若结果以亚硫酸钠计时,除以系数0.508。

9 测定低限、回收率

9.1 测定低限

本方法的测定低限为4.0mg/kg。

9.2 回收率

二氧化硫添加浓度及回收率的实验数据见附表2.17–1。

附表2.17–1 二氧化硫添加浓度及回收率的实验数据

样品名称	添加水平(mg/kg)	回收率范围(%)	样品名称	添加水平(mg/kg)	回收率范围
淀粉	4.0	81.0~94.5	果脯	4.0	86.2~101.5
	10.0	85.6~96.6		10.0	82.1~97.3
	30.0	90.7~94.0		350.0	96.5~100.1
啤酒	4.0	87.0~97.8	葡萄	4.0	81.5~96.5
	10.0	81.3~94.0		10.0	85.7~95.9
	30.0	89.9~94.3		50.0	84.6~94.0
白萝卜	4.0	89.0~105.8	饼干	4.0	87.8~101.2
	10.0	89.0~105.2		10.0	84.4~96.3
	500.0	85.7~89.1		100.0	92.3~96.2
魔芋精粉	4.0	87.0~107.5	辣椒	4.0	90.2~107.8
	10.0	86.7~102.0		10.0	88.2~102.1
	500.0	93.5~97.3		500.0	90.0~93.5

续表

样品名称	添加水平（mg/kg）	回收率范围（%）	样品名称	添加水平（mg/kg）	回收率范围
柠檬茶饮料	4.0	80.5~99.5	虾	4.0	84.0~99.5
	10.0	86.1~101.8		10.0	81.3~96.5
	50.0	91.0~94.4		100.0	91.1~95.1
白砂糖	4.0	82.5~101.8			
	10.0	87.6~98.7			
	100.0	90.8~94.6			

附录2.17A

（资料性附录）

亚硫酸钠纯度的测定

A.1　方法提要

以间接碘量法测定亚硫酸钠的含量。碘与亚硫酸钠发生氧化还原反应，以淀粉作指示剂，再以硫代硫酸钠滴定过剩的碘，测定亚硫酸钠的含量。

A.2　试剂和材料

A.2.1　碘。

A.2.2　碘化钾。

A.2.3　硫代硫酸钠。

A.2.4　浓盐酸：36.5%。

A.2.5　碘溶液（0.1mol/L）：称取13.5g碘，加入36g碘化钾和50mL水，溶解后加入3滴盐酸及适量水稀释至1000mL，置于阴凉处，密闭，避光保存。

A.2.6　硫代硫酸钠标准溶液（0.1mol/L）：按GB/T 601制备并标定。

A.2.7　淀粉指示剂（1%）：称取1g的可溶性淀粉，用少许水调成糊状，缓缓倾入100mL沸水中。随加随搅拌，煮沸，放冷备用，此溶液临用现配。

A.3　滴定

称取约0.25g（精确至0.001g）亚硫酸钠于盛有0.1mol/L碘溶液（A2.5）50mL的碘量瓶中，在室温下放置5分钟，加入1mL浓盐酸，摇匀，立即用0.1mol/L的硫代硫酸钠标准溶液（A.2.6）滴定过剩的碘至淡黄色，加入0.5mL淀粉指示剂（A.2.7），继续滴定至无色。同时做试剂空白试验。

A.4 计算

按照附式2.17-2计算亚硫酸钠的含量：

$$\rho = \frac{c \times (V_1 - V_2) \times 63.02}{m} \times 100 \quad\cdots\cdots\cdots\cdots\cdots（附式2.17-2）$$

附式2.17-2中，

X——亚硫酸钠的含量

c——硫代硫酸钠标准溶液浓度，单位为摩尔每升（mol/L）；

V_1——试剂空白消耗硫代硫酸钠标准溶液的体积，单位为毫升（mL）；

V_2——加入亚硫酸钠消耗硫代硫酸钠标准溶液的体积，单位为毫升（mL）；

63.02——每毫升1mol/L硫代硫酸钠溶液相当的亚硫酸钠的毫克数；

m——亚硫酸钠的质量，单位为毫克（mg）。

附录2.17B

（资料性附录）

亚硫酸盐标准品的离子色谱图

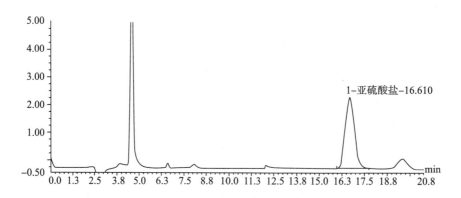

附图2.17B-1 亚硫酸盐标准品的离子色谱图

附录2.18　SN/T 3528—2013进出口化妆品中亚硫酸盐和亚硫酸氢盐类的测定离子色谱法

1　范围

本标准规定了进出口化妆品中亚硫酸盐和亚硫酸氢盐类含量［通过亚硫酸钠（Na_2SO_3）折算，总量以二氧化硫计］的离子色谱测定方法。

本标准适用于润肤露、洁面乳、洗发水、防晒霜、卸妆液、按摩膏、面膜中亚硫酸盐和亚硫酸氢盐类含量的测定。

2　规范性引用文件

下列文件对于本文件的应用是必不可少的。凡是注日期的引用文件，仅注日期的版本适用于本文件。凡是不注日期的引用文件，其最新版本（包括所有的修改单）适用于本文件。

GB/T 601 化学试剂　标准滴定溶液的制备

GB/T 6682 分析实验室用水规格和试验方法

3　原理

试样中的亚硫酸盐及亚硫酸氢盐经乙腈提取、离心及净化后，以氢氧化钾溶液为淋洗液，阴离子交换柱分离，电导检测器检测。以保留时间定性，外标法定量。

4　试剂

除另有规定外，所用试剂均为分析纯，实验用水应符合GB/T 6682中一级水的规定。

4.1　亚硫酸钠（sodiumsulfite，分子式Na_2SO_3，CAS No.7757-83-7）：纯度≥98%。

4.2　乙腈（CH_3CN）色谱纯。

4.3　甲醛（HCHO，含量37.0%~40.0%）：优级纯。

4.4　亚硫酸钠标准溶液（含量以二氧化硫计）：称取0.5g的亚硫酸钠（4.1），置于100mL容量瓶中，加水溶解并稀释至刻度。标准溶液的标定方法见附录2.18A。

4.5　亚硫酸钠标准储备液（含量以二氧化硫计）：准确移取亚硫酸钠标准溶液

（4.4）40mL至100mL容量瓶中，加入1.5mL甲醛（4.3），并用水稀释至刻度，摇匀。0~4℃下避光密封保存，有效期1个月。

4.6 亚硫酸钠标准使用液（含量以二氧化硫计）：准确移取亚硫酸钠标准储备液（4.5）10.00mL于100mL容量瓶中，用水稀释至刻度，摇匀。现用现配。

4.7 尼龙滤膜：0.22μm。

4.8 RP柱（1.0mL），或性能相当的能去除有机物质的前处理小柱，使用前依次用5mL甲醇（色谱纯）、10mL水活化，放置30分钟后使用。

5 仪器和设备

5.1 离子色谱仪：配电导检测器。

5.2 离心机：转速不低于6000r/min。

5.3 涡旋振荡器。

5.4 分析天平：感量0.1mg、0.01g。

5.5 具塞比色管：10mL。

6 分析步骤

6.1 试样处理

称取2g（精确至0.01g）样品，置于10mL（V_1）具塞比色管中，加入1mL甲醛（4.3），用乙腈（4.2）稀释至刻度，涡旋混匀2分钟，以6000r/min的转速离心5分钟。准确移取上层清液0.50mL（V_2）至10mL（V_3）具塞比色管中，用水稀释至刻度并混匀。取上述溶液适量，依次过0.22μm滤膜、RP柱或性能相当者，弃去前3mL滤液，收集后面滤液供离子色谱仪测定。可根据样品中二氧化硫含量情况，用水适当稀释待测样品溶液。

6.2 色谱分析条件

6.2.1 色谱柱：氢氧化物选择性可、兼容梯度洗脱的高容量阴离子交换柱，如IonPac®AS11-HC型分离柱4mm×250mm（配备IonPac®AG11-HC型保护柱4mm×50mm），或性能相当的离子色谱柱。

6.2.2 柱温箱温度：30℃。

6.2.3 淋洗液：氢氧化钾溶液，浓度为8~40mmol/L，采用自动淋洗液发生器OH⁻型自动配制，梯度淋洗，淋洗液OH⁻浓度见附表2.18-1。

附表2.18-1淋洗液OH⁻浓度表

时间（min）	流速（mL/min）	OH⁻浓度（mmoL/L）
0.0~25.00	1.20	8.0
25.00~26.00	1.20	8.0~40.0
26.00~34.00	1.20	40.0
34.00~39.00	1.20	8.0

6.2.4　抑制器：ASRS 4mm阴离子抑制器，或选用其他具有相同功能的抑制器；外加水抑制模式，抑制电流119mA。

6.2.5　淋洗液流速：1.2mL/min。

6.2.6　进样体积：100mL。

6.2.7　检测器：电导检测器。

6.3　绘制标准曲线

取亚硫酸钠标准使用液（含量以二氧化硫计）（4.6），根据需要用水稀释制取系列标准工作溶液（参考线性范围为0.1~20mg/mL），按色谱分析条件（6.2），由低到高浓度依次进样测定。根据所得色谱图，以二氧化硫的浓度为横坐标，以峰面积（或峰高）响应值为纵坐标，绘制标准曲线，并计算线性回归方程。典型离子色谱图参见附录2.18B。

6.4　样品分析

将样品溶液按色谱分析条件（6.2）进行测定，记录色谱图。根据二氧化硫保留时间定性，测量样品溶液的峰面积（或峰高）响应值，采用外标法定量。样品溶液中二氧化硫的响应值应在标准线性范围内。

6.5　空白试验

随同试样进行空白试验。

7　结果计算

试样中二氧化硫的含量附式2.18-1计算，计算结果保留三位有效数字：

$$X=\frac{(c-c_0) \times V_1 \times V_3 \times 1000}{m \times V_2 \times 1000} \cdots\cdots\cdots\cdots\cdots\cdots（附式2.18-1）$$

附式2.18-1中，

X——试样中二氧化硫的含量，单位为毫克每千克（mg/kg）；

c——样品溶液中二氧化硫的浓度，单位为微克每毫升（mg/mL）；

c_0——空白溶液中二氧化硫的浓度，单位为微克每毫升（mg/mL）；

V_1——样品用乙腈提取时定容体积，单位为毫升（mL）；

V_3——提取液用水稀释时定容体积，单位为毫升（mL）；

m——试样质量，单位为克（g）；

V_2——用水稀释时移取提取液的体积，单位为毫升（mL）。

8 测定低限

本方法对化妆品中亚硫酸盐和亚硫酸氢盐类（以二氧化硫计）的测定低限为10mg/kg。

9 回收率与精密度

样品添加回收率及精密度实验数据参见附录2.18C。

附录2.18A

（规范性附录）

亚硫酸钠标准溶液的标定

A.1 方法提要

以碘量法间接测定亚硫酸钠标准溶液（以二氧化硫计）的浓度。碘与亚硫酸钠发生氧化还原反应，以淀粉作指示剂，再以硫代硫酸钠滴定过量的碘，测定亚硫酸钠（以二氧化硫计）的含量。

A.2 试剂和材料

A.2.1 碘（I_2）：分析纯。

A.2.2 碘化钾（KI）：分析纯。

A.2.3 硫代硫酸钠（$Na_2S_2O_3$）：分析纯。

A.2.4 冰乙酸（CH_3COOH）：分析纯。

A.2.5 碘溶液［$c(1/2I_2) = 0.1mol/L$］：称取13g碘（A.2.1）及35g碘化钾（A.2.2）溶于100mL水中，稀释至1000mL，摇匀，贮存于棕色瓶中。

A.2.6 硫代硫酸钠标准溶液（0.1mol/L）：按GB/T 601制备并标定。

A.2.7 淀粉指示剂（1%）：称取1g可溶性淀粉，用少许水调成糊状，缓缓倾入100mL沸水中。随加随搅拌，煮沸，放冷备用，此溶液临用时现配。

A.3 滴定

移取10.00mL现配的亚硫酸钠标准溶液（4.4）至碘量瓶中，加水100mL，准确加入20.00mL碘溶液（A.2.5）、5mL冰乙酸（A.2.4），摇匀，于暗处放置2分钟后，迅速用硫代硫酸钠标准溶液（A.2.6）滴定至淡黄色，加0.5mL淀粉指示剂（A.2.7），继续滴定至无色。另取100mL水，准确加入20.00mL碘溶液（A.2.5）、5mL冰乙酸（A.2.4），按同一方法做试剂空白试验。

A.4 计算

亚硫酸钠标准溶液（以二氧化硫计）的浓度按附式2.18A-1计算：

$$X = \frac{(V_2 - V_1) \times c \times 32.03}{10} \quad\cdots\cdots\cdots\cdots\cdots\cdots（附式2.18A-1）$$

附式2.18A-1中，

X——亚硫酸钠标准溶液（以二氧化硫计）的浓度，单位为克每升（g/L）；

V_0——试剂空白消耗硫代硫酸钠标准溶液的体积，单位为毫升（mL）；

V_1——加入亚硫酸钠消耗硫代硫酸钠标准溶液的体积，单位为毫升（mL）；

c——硫代硫酸钠标准溶液的浓度，单位为摩尔每升（mol/L）；

32.03——与1mol硫代硫酸钠相当的二氧化硫的克数。

附录2.18B

（资料性附录）

标准溶液离子色谱图

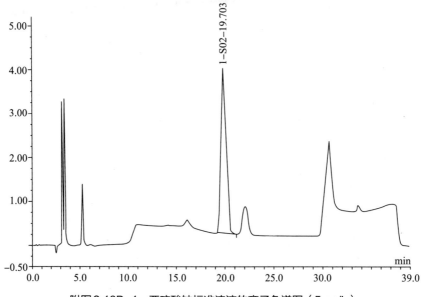

附图2.18B-1　亚硫酸钠标准溶液的离子色谱图（5mg/L）

附录2.19 DB22/T 1811—2013 食品中亚硫酸盐的测定 离子色谱法

警告：使用本标准的人员应有正规实验室工作的实践经验。本标准并未指出所有可能的安全问题。使用者有责任采取适当的安全和健康措施，并保证符合国家有关法规规定的条件。

1 范围

本标准规定了食品中亚硫酸盐的测定方法。

本标准适用于食品中亚硫酸盐的测定。

2 规范性引用文件

下列文件对于本文件的应用是必不可少的。凡是注日期的引用文件，仅所注日期的版本适用于本文件。凡是不注日期的引用文件，其最新版本（包括所有的修改单）适用于本文件。

GB/T 6682 分析实验室用水规格和试验方法

3 方法原理

试料经水提取，再经过反相柱净化，以氢氧化钾溶液为淋洗液，经阴离子交换柱分离，离子色谱法（电导检测器）测定，外标法定量。

4 试剂与材料

除非另有说明，本方法所用试剂均为分析纯，水为 GB/T 6682 规定的一级水。

4.1 超纯水：电阻率>18.2MΩ·cm。

4.2 甲醛（CH_2O）：分析纯（含量36%~40%，CAS号50000）。

4.3 甲醛溶液（0.15g/L）：吸取0.4mL无聚合沉淀的甲醛（4.2）至1000mL容量瓶中，加超纯水（4.1）稀释至刻度，混匀。

4.4 氢氧化钾（KOH）：分析纯（含量不少于85.0%，CAS号1310-58-3）。

4.5 亚硫酸根离子标准储备液（以SO_2计），1000mg/L，甲醛溶液（4.3）为基体：精密称取1.6260g亚硫酸氢钠［$NaHSO_3$，含量（以SO_2计）：58.5%~65.0%，CAS号7631905］于1000mL容量瓶中，用甲醛溶液（4.3）溶解并定容至刻度，摇匀，4℃冰箱储藏。临用时用硫代硫酸钠（$Na_2S_2SO_3 \cdot 5H_2O$，含量≥99.0%，CAS号7772-98-7）标准溶液标定亚硫酸根离子（以SO_2计）的含量。

4.6　吸取10.0mL亚硫酸氢钠溶液于250mL碘量瓶中，准确加入20.00mL碘标准滴定溶液（0.050mol/L），摇匀，放置5分钟。加20%盐酸溶液2mL，用硫代硫酸钠标准滴定溶液（0.100mol/L）滴定，近终点时，加10g/L淀粉指示液0.5mL，继续滴定至溶液蓝色消失。按同一方法做试剂空白试验。

亚硫酸根离子标准溶液（以SO_2计）的浓度按附式2.19-1进行计算。

$$X = \frac{(V_0 - V_1) \times c \times 32.03}{10} \quad \cdots\cdots\cdots\cdots\cdots\cdots\cdots（附式2.19-1）$$

附式2.19-1中，

X——亚硫酸根离子标准溶液（以SO_2计）浓度，单位为毫克每毫升（mg/mL）；

V_1——测定用亚硫酸氢钠溶液消耗硫代硫酸钠标准溶液体积，单位为毫升（mL）；

V_2——试剂空白消耗硫代硫酸钠标准溶液体积，单位为毫升（mL）；

c——硫代硫酸钠标准溶液的摩尔浓度，单位摩尔每升（mol/L）；

32.03——每毫升硫代硫酸钠标准溶液相当于二氧化硫的质量，单位为毫克（mg）。

亚硫酸根离子标准使用液（以SO_2计）：准确移取亚硫酸根离子标准溶液（4.5）1mL于100mL容量瓶中，用甲醛溶液（4.3）稀释至刻度，此溶液每1L含亚硫酸根离子（以SO_2计）10mg。

5　仪器

5.1　离子色谱仪：包括电导检测器，配有抑制器，阴离子交换柱，200mL定量环。

5.2　天平：感量0.1mg和1mg。

5.3　粉碎机。

5.4　自动匀浆机。

5.5　超声波清洗器。

5.6　离心机：转速≥10000r/min。配有50mL离心管。

5.7　净化柱：包括反相（RP）柱，Ag柱和Na柱或等效柱。

5.8　滤膜：0.22μm，水相。

5.9　注射器，5mL 或 10mL。

注：所有玻璃器皿使用前均需依次使用 2mol/L 氢氧化钾溶液和水分别浸泡 4 小时，然后用超纯水冲洗 3~5 次，晾干备用。

6　试样制备

6.1　试样预处理

6.1.1　新鲜蔬菜、水果及其罐头制品：如有需要，可将样品用干净纱布擦去样本表面的附着物，取可食部切碎混匀，用四分法取适量，用粉碎机制成匀浆备用。如需加水应记录加水量。

6.1.2　肉类、水产及其制品：用四分法取适量或取全部，用粉碎机制成匀浆备用。

6.1.3　水溶性固体试样（如白砂糖、淀粉等）：将试样装入能容纳两倍试样体积的带盖容器中，通过反复摇晃和颠倒容器，使样品充分混匀直到使试样均一化。

6.1.4　水不溶性固体试样（坚果、果脯、干制蔬菜、肉类等）：用四分法取适量或取全部，用粉碎机粉碎、混匀后备用。

6.2　提取

6.2.1　液体试样（如葡萄酒、饮料等）：称取约 2.5g 试料，精确至 0.01g，置于 50mL 容量瓶中，加甲醛溶液（4.3）混匀并定容至刻度。超声提取 30 分钟，上清液备用。

6.2.2　水溶性固体试样（如白砂糖、淀粉等）：称取约 2.5g 试料，精确至 0.01g，置于 50mL 容量瓶中，加甲醛溶液（4.3）适量，振荡溶解后，加甲醛溶液定容至刻度。超声提取 30 分钟，溶液经滤纸过滤，上清液备用。

6.2.3　蔬菜、水果及其罐头制品、肉类、水产及其制品：称取试样匀浆约 2.5g，精确至 0.01g，置于 50mL 容量瓶中，加甲醛溶液（4.3）适量，振荡后定容至刻度。超声提取 30 分钟，溶液经滤纸过滤，取部分溶液于 10000r/min 离心 10 分钟，上清液备用。

6.2.4　水不溶性固体试样（坚果、果脯、干制蔬菜、肉类等）：称取粉碎后试样约 2.5g，精确至 0.01g，置于 100mL 锥形瓶中，精确加入甲醛溶液（4.3）50mL，超声提取 30 分钟，每 5 分钟振摇一次，保持固相完全分散。溶液经滤纸过滤，取部分溶液于10000r/min离心10分钟，上清液备用。

6.3 净化

取上述备用的上清液约15mL，通过0.22μm水性滤膜、RP柱，弃去前面的5mL（如果样品中氯离子大于100mg/L，则需要依次通过0.22μm水性滤膜、RP柱、Ag柱和Na柱，弃去前面7mL），收集后面洗脱液待测。

注：固相萃取柱使用前需进行活化，如使用RP柱（1.0mL）、Ag柱（1.0mL）和Na柱（1.0mL），其活化过程为RP柱（1.0mL）使用前依次用10mL甲醇、15mL水通过，静置活化30分钟。柱（1.0mL）和Na柱（1.0mL）使用前用10mL水通过，静置活化30分钟。

7 分析步骤

7.1 色谱参考条件

7.1.1 色谱柱：氢氧化物选择性，可兼容梯度洗脱的阴离子交换柱，如AS 11-HC阴离子交换色谱柱4mm×250mm（带AG 11-HC阴离子交换保护柱4mm×50mm）；柱温30℃。

7.1.2 淋洗液：氢氧化钾溶液，浓度为11～50mmol/L；洗脱梯度为11mmol/L 25分钟，50mmol/L 15分钟，11mmol/L 10分钟；流速：1mL/min。

7.1.3 抑制器：阴离子抑制器，抑制电流100mA。

7.1.4 检测器：电导检测器，检测池温度35℃。

7.1.5 进样体积：200mL（可根据试样中被测离子含量进行调整）。

7.2 测定

7.2.1 标准系列溶液的配制

精密移取亚硫酸根离子（以SO_2计）标准使用液0mL、2.5mL、5.0mL、10.0mL、20.0mL、50.0mL于100mL容量瓶中，加甲醛溶液（4.3）稀释，制成系列标准溶液，含亚硫酸根离子（以SO_2计）浓度为0.00mg/L、0.25mg/L、0.50mg/L、1.00mg/L、2.00mg/L、5.00mg/L的标准溶液；从低到高浓度依次进样。得到上述浓度标准溶液的色谱图。以亚硫酸根离子（以SO_2计）的浓度（mg/L）为横坐标，以峰高（ms）或峰面积为纵坐标，绘制标准曲线或计算线性回归方程。

7.2.2 试样的测定

吸取试样溶液，注入离子色谱仪中，记录色谱图，测定。

7.2.3 平行试验

按以上步骤，对同一试样进行平行试验测定。

7.2.4 空白试验

除不称取试样外，均按上述步骤进行。

8 结果的计算与表述

结果按附式2.19–2计算：

$$X=\frac{(C-C_0)\times V\times f}{m}\cdots\cdots\cdots\cdots\cdots\cdots（附式2.19-2）$$

附式2.19–2中，

X——试样中亚硫酸根离子的含量（以SO_2计），单位为毫克每千克（mg/kg）；

C——测定用试样溶液中亚硫酸根离子的浓度（以SO_2计），单位为毫克每升（mg/L）；

C_0——试剂空白溶液中亚硫酸根离子的浓度（以SO_2计），单位为毫克每升（mg/L）；

V——试样定容体积，单位为毫升（mL）；

f——试样溶液稀释倍数；

m——样品称取量，单位为克（g）。

以重复条件下获得的两次独立测定结果的算术平均值表示，结果保留2位有效数字。

9 精密度

在重复性条件下获得的两次独立测定结果的绝对差值不得超过算术平均值的10%。

10 线性范围和定量限

本方法线性范围为0.25 ~ 5.0mg/L。取样量2.5g，定量限为5mg/kg。

附录2.19A

（资料性附录）

亚硫酸根离子的色谱图

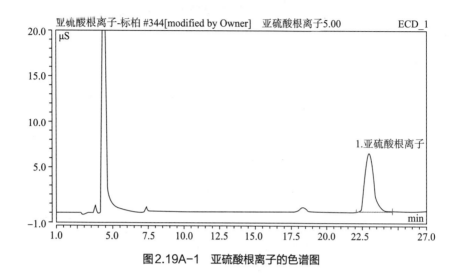

图2.19A-1 亚硫酸根离子的色谱图

注：图中亚硫酸根离子（以SO_2计）浓度为5mg/L，保留时间为22.88分钟。

附录 2.20 DB22/T 1842—2013 干果中亚硫酸盐的测定

1 范围

本标准规定了测定干果中亚硫酸盐的方法。

本标准适用于干果中亚硫酸盐的含量测定。

本标准检出限为 0.8mg/kg。

2 规范性引用文件

下列文件对于本文件的应用是必不可少的。凡是注日期的引用文件，仅所注日期的版本适用于本文件。凡是不注日期的引用文件，其最新版本（包括所有的修改单）适用于本文件。

GB/T 6682 分析实验室用水规格和试验方法

3 原理

样品中亚硫酸盐与 EDTA-2Na 形成稳定络合物，再与盐酸及盐酸副玫瑰苯胺作用生成紫红色络合物，与标准系列比较定量。

4 试剂与材料

4.1 水：符合 GB/T 6682 规定的二级水要求。

4.2 盐酸。

4.3 磷酸。

4.4 冰乙酸。

4.5 甲醛。

4.6 乙酸锌。

4.7 氨基磺酸铵。

4.8 乙二胺四乙酸二钠（EDTA-2Na）。

4.9 盐酸副玫瑰苯胺（0.2%）。

4.10 亚铁氰化钾。

4.11 氢氧化钠。

4.12 亚硫酸氢钠。

4.13 邻苯二甲酸氢钾。

4.14 硫代硫酸钠（$Na_2S_2O_3 \cdot 5H_2O$）。

4.15 碘溶液（0.100mol/L）。

4.16 氢氧化钠溶液（1mol/L）：称取40g氢氧化钠（4.10），用水定容至1000mL。

4.17 淀粉指示剂：称取1g可溶性淀粉，用少许水调成糊状，缓缓倾入100mL沸水中，边加边搅拌，煮沸，放冷备用，此溶液现用现配。

4.18 磷酸溶液（30%）：取30mL磷酸（4.2），用水定容至1000mL。

4.19 氨基磺酸铵溶液（0.3%）：称取0.30g氨基磺酸铵（4.6），用少量水溶解，加入3mL氢氧化钠溶液（4.15），以水定容至100mL。

4.20 EDTA-2Na溶液（0.05mol/L）：称取1.86g EDTA-2Na（4.7）溶于新煮沸后已冷却的水中，定容至100mL。

4.21 EDTA-Na₂吸收贮备液：称取2.04g邻苯二甲酸氢钾（4.12），用少许水溶解后，加入20mL EDTA-2Na溶液（4.19）和5.5mL甲醛（4.4），用水定容至100mL。

4.22 EDTA-2Na吸收工作液：临用前将EDTA-2Na吸收贮备液（4.20）用水稀释100倍。

4.23 盐酸副玫瑰苯胺使用液（0.02%）：吸取10mL盐酸副玫瑰苯胺（4.8）于100mL容量瓶中，磷酸溶液（4.17）定容至刻度。

4.24 亚铁氰化钾溶液：称取10.6g亚铁氰化钾（4.9），加水溶解并稀释至100mL。

4.25 乙酸锌溶液：称取2.2g乙酸锌（4.5）溶于少量水中，加入3mL冰乙酸（4.3），用水稀释至100mL。

4.26 硫代硫酸钠溶液（0.1mol/L），称取26.0g硫代硫酸钠（4.13），溶于1000mL水，缓缓煮沸10分钟，冷却，放置2周后滤过备用。

4.27 二氧化硫标准溶液：称取0.5g亚硫酸氢钠（4.11），溶于EDTA-2Na吸收工作液（4.21）中，放置过夜，上清液用定量滤纸过滤备用。吸收10.0mL亚硫酸氢钠-EDTA-2Na溶液（4.26）于250mL碘量瓶中，加100mL水，准确加入20.00mL碘溶液（4.14），5mL冰乙酸（4.3），摇匀，放置于暗处，2分钟后迅速以硫代硫酸钠溶液（4.25）标准溶液滴定至淡黄色，加0.5mL淀粉指示液（4.16），继续滴至无色。

另取 100mL 水，准确加入碘溶液（4.25），5mL 冰乙酸（4.3），按同一方法做试剂空白试验。二氧化硫标准溶液的浓度可按消耗硫代硫酸钠溶液计算。

4.28　二氧化硫使用液：临用前将二氧化硫标准溶液以 EDTA-2Na 吸收工作液稀释成每毫升相当于 2mg 二氧化硫。现用现配。

5　仪器

5.1　分析天平：感量 0.1mg。

5.2　可见分光光度计。

5.3　组织粉碎机。

5.4　超声波仪。

6　分析步骤

6.1　试样制备

将干果样品粉碎后，备用。

6.2　试样处理

称取于 5g 试样（精确至 0.01g）于 50mL 比色管，加入 EDTA-2Na 吸收工作液（4.21），用超声波仪超声处理 90 分钟后，加入 2.5mL 亚铁氰化钾溶液（4.23）和 2.5mL 乙酸锌溶液（4.24），用水转移至 100mL 容量瓶，水定容至刻度。

6.3　测定

吸取系列二氧化硫标准使用液置于 25mL 带塞比色管中，加入试剂量，参见附录 2.20A。

另吸取 5mL 样品滤液加入 25mL 带塞比色管中，于试样及标准管中各加入 5mL EDTA-2Na 吸收工作液（4.21）、0.5mL 氨基磺酸铵溶液（4.18），放置 5 分钟后加入 1mL 氢氧化钠溶液（4.15）及 0.5mL 盐酸副玫瑰苯胺使用液（4.22），混匀，放置 20 分钟，待用。于波长 550nm 处测吸光度，绘制标准曲线比较。

7　结果计算

可按附式 2.20-1 计算：

$$X = \cfrac{A}{m \times \cfrac{V}{100} \times 1000} \quad\cdots\cdots\cdots\cdots\cdots（附式\ 2.20\text{-}1）$$

附式 2.20-1 中，

X——试样中二氧化硫的含量，单位为克每百克（mg/kg）；

A——测定用样品液中二氧化硫的含量，单位为微克（mg）；

m——样品的质量，单位为克（g）；

V——测定用样液的体积，单位为毫升（mL）；

结果保留两位有效数字。

8 精密度

在重复性条件下获得的两次独立测定结果的绝对差值不得超过算术平均值的10%。

附录2.20A

（规范性附录）

建立标准曲线的试剂用量方案

附表2.20A-1 标准曲线的试剂用量

试管编号	0	1	2	3	4	5	6
二氧化硫标准使用液（mL）	0.0	0.2	0.4	0.6	0.8	1.0	2.0
EDTA-2Na吸收工作液（mL）	10.0	9.8	9.6	9.4	9.2	9.0	8.0
氨基磺酸铵溶液（mL）	0.5	0.5	0.5	0.5	0.5	0.5	0.5
氢氧化钠溶液（mL）	1.0	1.0	1.0	1.0	1.0	1.0	1.0
盐酸副玫瑰苯胺（mL）	0.5	0.5	0.5	0.5	0.5	0.5	0.5

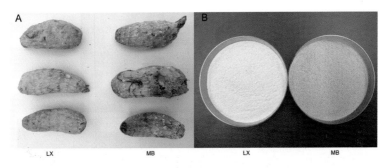

彩图4-1　硫熏和霉变处理天麻照片（LX.硫熏组；MB.霉变组）

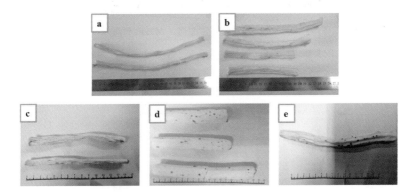

彩图7-1　不同干燥方法干燥的山药（a.风干山药；b.硫熏山药；c.热风干燥山药；d.冷冻干燥山药；
e.微波干燥山药）

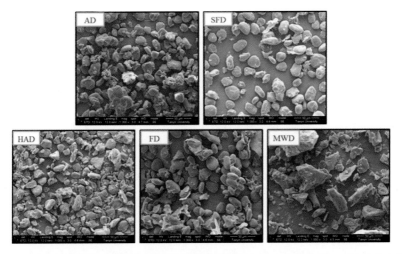

彩图7-2　不同干燥方法干燥山药粉末的扫描电镜图（SEM）（AD.风干山药；SFD.硫熏山药；HAD.
热风干燥山药；FD.冷冻干燥山药；MWD.微波干燥山药）

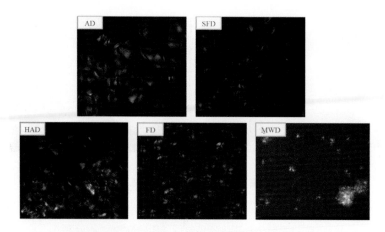

彩图7-3　不同干燥方法干燥山药粉末的偏光显微镜图像（AD.风干山药样品；SFD.硫熏山药；HAD.热风干燥山药；FD.冷冻干燥山药；MWD.微波干燥山药）

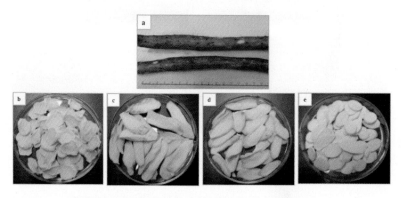

彩图7-4　鲜山药及不同干燥方法干燥的山药片（a.鲜山药；b.风干山药；c.硫熏山药；d.热风干燥山药；e.冷冻干燥山药）

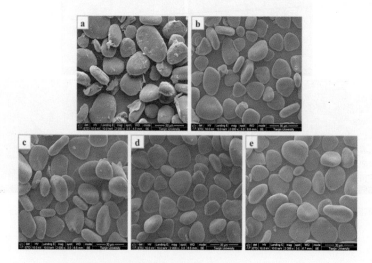

彩图7-5　不同干燥方法干燥山药粉末的扫描电镜图（SEM）（a.新鲜山药淀粉；b.风干山药淀粉；c.硫熏山药淀粉；d.热风干燥山药淀粉；e.冷冻干燥山药淀粉）

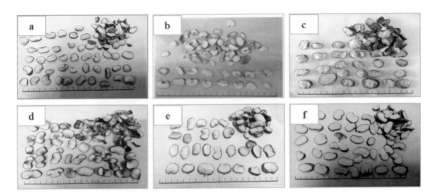

彩图8-1　不同干燥方法干燥的浙贝母（a.晒干浙贝母；b.硫熏浙贝母；c.微波干燥浙贝母；d.红外干燥浙贝母；e.热风干燥浙贝母；f.冷冻干燥浙贝母）

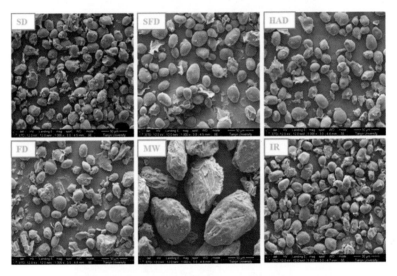

彩图8-2　不同干燥方法干燥浙贝母粉末的扫描电镜图（SEM）（SD.晒干；SFD.硫熏干燥；HAD.热风干燥；FD.冷冻干燥；MWD.微波干燥；IR.红外干燥）

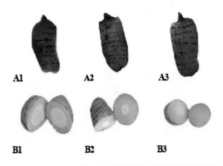

彩图9-1　95℃下不同蒸制时间对天麻影响

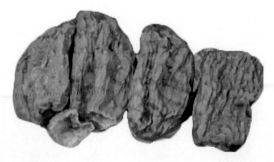

彩图9-2　一步恒温干燥法干燥的天麻外观形态

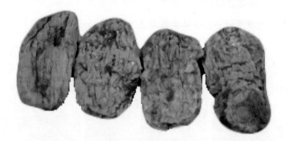

彩图9-3　二步快速升温干燥法干燥的天麻外观形态

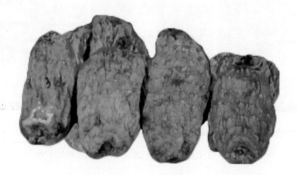

彩图9-4　三步缓慢升温干燥法干燥的天麻外观形态

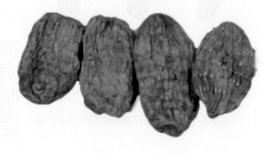

彩图9-5　四步缓慢升温干燥法干燥的天麻外观形态

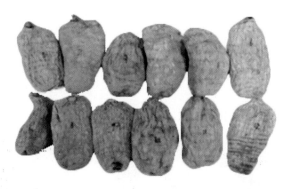

彩图9-6　改进四步缓慢升温干燥法干燥的天麻外观形态

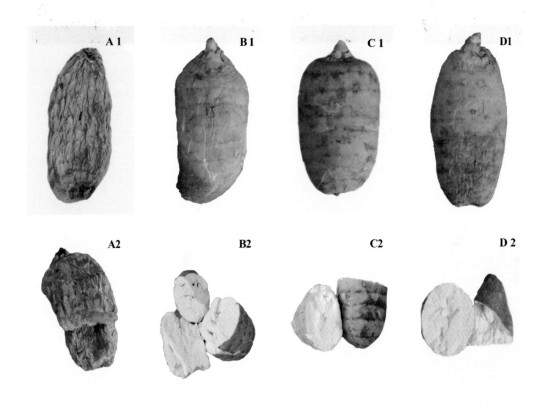

彩图9-7　不同干燥工艺下天麻外观及切面形态（A1、A2分别为40℃烘干天麻外观及横切面；B1、B2分别为直接真空冷冻干燥天麻外观及横切面；C1、C2分别为95℃蒸制后真空冷冻干燥天麻外观形态及横切面；D1、D2分别为120℃蒸制后真空冷冻干燥天麻外观形态及横切面）

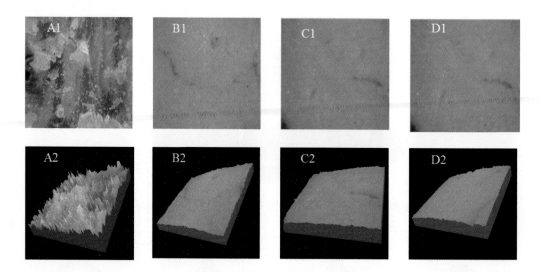

彩图9-8 不同干燥工艺下天麻微观平面图与模拟立体图（A1、A2分别为40℃烘干天麻切面微观平面图与模拟立体图；B1、B2分别为直接真空冷冻干燥天麻切面微观平面图与模拟立体图；C1、C2分别为95℃蒸制后真空冷冻干燥天麻切面观微观平面图与模拟立体图；D1、D2分别为120℃蒸制后真空冷冻干燥天麻切面微观平面图与模拟立体图；20×10倍）